新文京開發出版股份有限公司

NEW WCDP

新世紀．新視野．新文京－精選教科書．考試用書．專業參考書

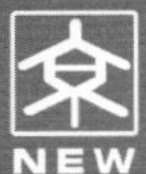

New Wun Ching Developmental Publishing Co., Ltd.

New Age · New Choice · The Best Selected Educational Publications — NEW WCDP

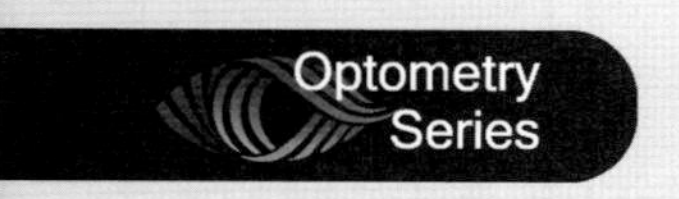

第4版

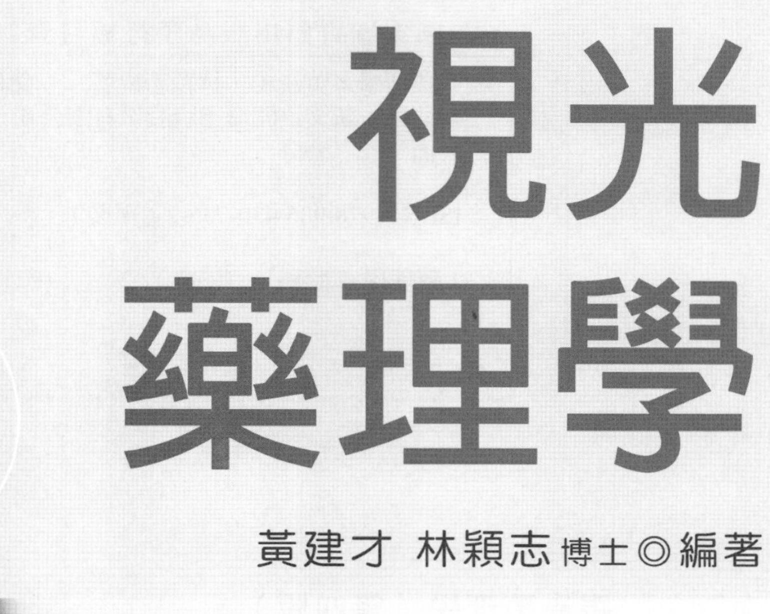

視光藥理學

黃建才 林穎志博士◎編著

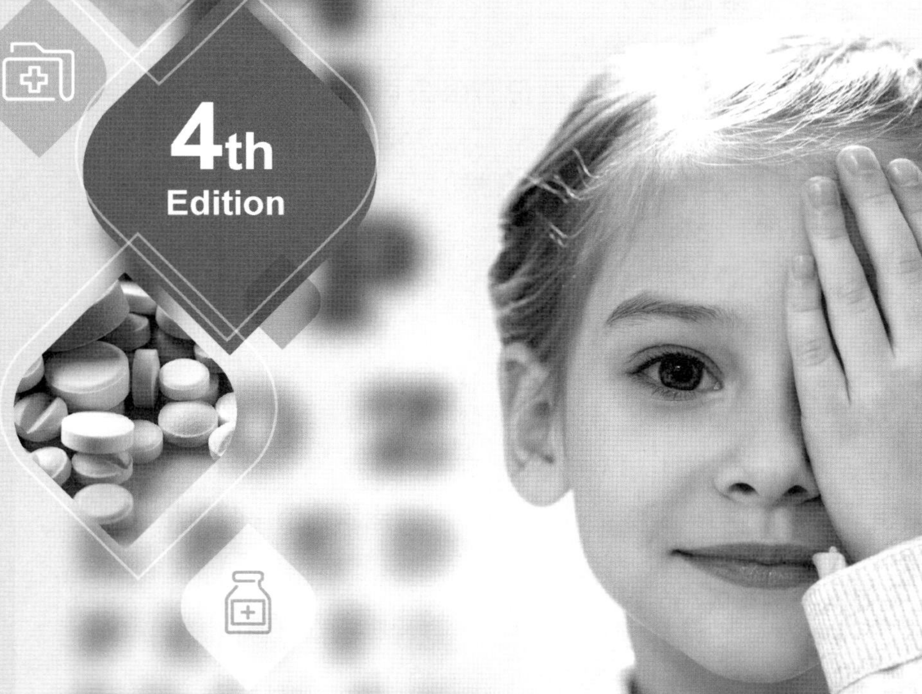

OCULAR PHARMACOLOGY

國家圖書館出版品預行編目資料

視光藥理學／黃建才、林穎志編著. － 第四版. －
新北市：新文京開發出版股份有限公司，2021.06
面 ； 公分

ISBN 978-986-430-735-7（平裝）

1.藥理學 2.眼科

416.7052 110008647

視光藥理學（第四版） （書號：B337e4）

編 著 者	黃建才 林穎志
出 版 者	新文京開發出版股份有限公司
地 址	新北市中和區中山路二段 362 號 9 樓
電 話	(02) 2244-8188（代表號）
F A X	(02) 2244-8189
郵 撥	1958730-2
初 版	西元 2010 年 03 月 05 日
第 二 版	西元 2015 年 03 月 10 日
第 三 版	西元 2018 年 02 月 14 日
第 四 版	西元 2021 年 07 月 01 日

建議售價：470 元

法律顧問：蕭雄淋律師

ISBN 978-986-430-735-7

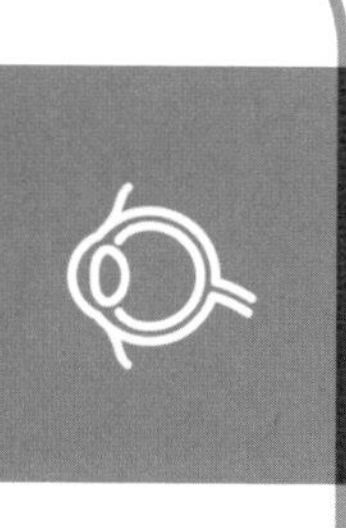

四版序

藥理學為銜接基礎醫學與臨床醫學重要學門之一。為了滿足臨床之實際需要，作者總結了從事視光基礎醫學與藥理學教學經驗，並涉獵國內外文獻而出版本書。其內容簡要但能完整涵蓋基本視光藥理學領域，不但可供初學者精簡完備的視光藥理學概念，更適合諸多已修習本學門之醫護人員複習之用。

第四版除勘正疏誤外，更依據現況更新專有名詞的內容，並於此版新增臨床眼科常見藥物，盼能讓讀者掌握最新穎的內容。

本書付梓匆匆，校對疏漏之處在所難免，尚祈諸位大德不吝賜教，使其更臻完善。

編著者 謹識

目錄

01 UNIT 眼科藥理學的基本觀念 1

02 UNIT 眼科藥物的藥理學 45

UNIT

1

眼科藥理學的基本觀念

01. 藥理學的基本觀念 (Fundamental Concepts)
02. 藥物動力學 (Pharmacokinetics)
03. 藥物效力學 (Pharmacodynamics)
04. 藥物的生物轉變 (Biotransformation)

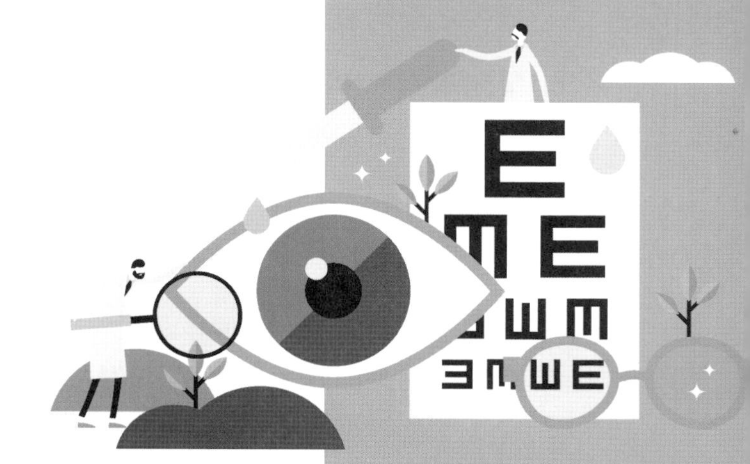

藥理學的基本觀念
(Fundamental Concepts)

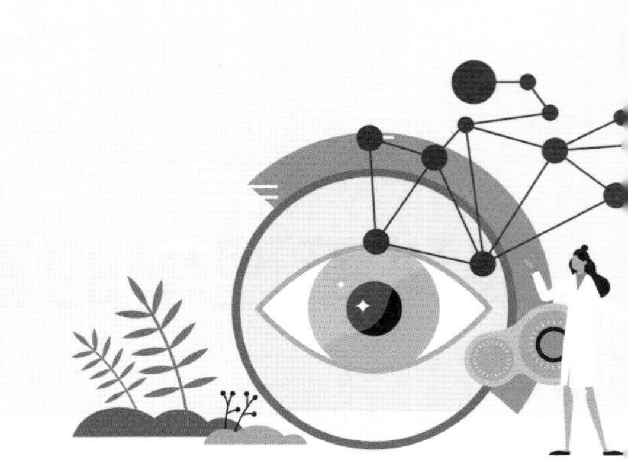

一、重要名詞

1. 藥理學(Pharmacology)

　　研究藥物與人體間的相互反應，也研究藥物在體內組織的運送科學。

2. 藥物(Drug)

　　藥物是一種物質，用於診斷、治療、減輕或預防人類疾病之物質。

3. 藥物效力學(Pharmacodynamics)

　　研究有關藥物在體內的生物化學與生理作用及其藥物作用機轉之學問。

4. 藥物接受器，藥物受體(Drug receptors)

　　藥物接受器是一種大分子、胜肽(peptide)、蛋白質、器官、細胞型式、酵素、細胞膜組成、或核酸等，大部分的藥物分子會與體內的特殊分子有相互作用，能產生生理作用及醫療反應。

5. 藥物動力學(Pharmacokinetics)

　　研究有關藥物的吸收、分布、代謝、及排泄之學問；研究體液及組織中之藥物濃度及影響濃度之變數的學問。

6. 藥理基因學(Pharmacogenetics)

　　研究有關藥物作用與遺傳基因關係之學問。

7. 毒物學(Toxicology)

　　研究藥物與其在人體產生毒性反應或不良反應的學問。

8. 生物外的物質(Xenobiotics)

　　生物外的物質是一種不在人體內合成的化學物質或藥物。

二、藥物的來源

藥物的重要來源包括：

1. 植物界
   例如：毛果芸香鹼(pilocarpine)、阿托品(atropine)。
2. 動物界
   例如：胰島素(insulin)。
3. 礦物界
   例如：硫酸亞鐵(ferrous sulfate)。
4. 微生物
   例如：抗生素(antibiotics)、酵素製劑(enzymes)。
5. 人工合成
   例如：腎上腺皮質類固醇(corticosteroids)。
6. DNA 重組的藥物
   例如：人類胰島素(human insulin)、干擾素(interferons)。
7. 單株抗體(monoclonal antibody)
   例如：Abciximab, Infliximab, Rituximab。

三、藥物的性質

1. 藥物的分子大小
   (1) 藥物的分子大小，由最小的鋰離子（分子量 7）至較大分子量的蛋白質藥物 alteplase (t-PA)（分子量 59,050）。
   (2) 大多數藥物的分子量介於 100~1,000。
   (3) 低分子量的藥物較易穿透生物細胞膜。
   (4) 分子量較大的藥物（分子量 > 1,000）較不易穿透生物細胞膜。

2. 藥物的水溶解度與脂溶解度

(1) 水溶解度

藥物的水溶解度取決於藥物的解離度及其極性基團。

(2) 脂溶解度

大多數藥物是弱鹼或弱酸，媒液的 pH 值會決定藥物的離子型(ionized)與非離子型(nonionized)的比例，非離子型藥物具有較高的脂溶解度。

假如：藥物的 pKa 值及媒液的 pH 值已知，則可利用韓德森方程式(Henderson-Hasselbalch equation)計算離子型分子的比例。

Log（離子型／非離子型）= pKa – pH

3. 弱鹼性或弱酸性藥物的解離(ionization)

(1) 弱鹼性藥物的解離：

$RNH_3^+ \leftrightarrow RNH_2 + H^+$

（水溶性）　（脂溶性，非離子型）

(2) 弱酸性藥物的解離：

$RCOOH \leftrightarrow RCOO^- + H^+$

（脂溶性）　（水溶性，離子型）

利用韓德森方程式(Henderson-Hasselbalch equation)可計算藥物在二種不同 pH 值室腔的比例。例如：離子型分子較易被腎臟排泄；非離子型分子較易被腎小管再吸收。

以碳酸氫鈉(sodium bicarbonate)將尿液鹼化，可促進弱酸性藥物（例如：Sulfonamides, Aspirin）由尿液排泄。

以氯化胺(ammonium chloride)將尿液酸化，可促進弱鹼性藥物（例如：Amphetamine, Quinidine）由尿液排泄。

4. 藥物的結構與作用

具有不對稱碳(chiral center)的藥物，會具有光學異構物，光學活性不同的異構物，其藥理活性也不同。例如：(–)－quinine 用於治療瘧疾，(+)－quinidine 治療心律不整。

四、藥物在體內的移動

藥物在胃腸道被吸收之後，必需移動至其作用的受體位置，才能產生藥理作用。藥物在體內的移動方式如下：

1. 滲透(Permeation)

藥物經由滲透方式進入生物體內，涉及下列過程：

(1) 水性擴散(aqueous diffusion)

毛細管有水性孔道，允許水溶性分子穿透。

(2) 脂質性擴散(lipid diffusion)

脂質性藥物及脂溶性較大的非離子型(nonionized)藥物通常以被動性擴散(passive diffusion)穿透生物細胞膜；水溶性較大的離子型(ionized)藥物不易穿透脂質性細胞膜。

(3) 費克擴散定律(Fick's law of diffusion)

Fick's law 可預測分子穿透細胞膜屏障的速率；利用濃度梯度 $(C_1 - C_2)$、藥物的穿透係數及細胞膜的厚度可計算擴散的速率。

$$\text{Rate} = (C_1 - C_2) \times (\text{穿透係數}/\text{厚度}) \times \text{面積}$$

2. 依靠特殊載體蛋白(Carrier)輸送

(1) 在血腦屏障的胺基酸載體(amino acid carrier)。

(2) 在腎小管的弱酸性載體(weak acid carrier)的主動分泌。

(3) 膽汁的主動分泌。

(4) 胃腸道上皮的 P-醣蛋白(P-glycoproteins)，是一種流出蛋白質。

3. 胞吞作用(Endocytosis)及胞飲作用(Pinocytosis)
   (1) 胞吞作用是以細胞膜內陷的方式將大分子的物質攝入。
   (2) 胞飲作用能將細胞外液中大分子的蛋白質攝入。

4. 胞吐作用(Exocytosis)
   是逆向的胞吞作用，是細胞內含物分泌至細胞外的機制。

五、藥物與其作用位置的結合方式

藥物與受體或酵素等之結合方式，有下列化學鍵及吸引力，大部分藥物與其受體之相互作用是以可逆性離子鍵（ionic 或 weaker bond）結合，僅有少部分藥物與其受體之相互作用是以共價鍵結合。

1. 共價鍵(Convalent Bond)：= N−C
   藥物與受體之相互作用若是以共價鍵結合，能量最大，約 50~150 kcal/mol，則為不可逆結合。
   例如：Phenoxybenzamine, Mechlorethamine, Organophosphates。

2. 離子鍵(Ionic Bond)：$=N^{+}$—O−CO−
   鍵結能量約 5~10 kcal/mol。

3. 氫鍵(Hydrogen Bond)：=N−H−−−O=C=
   鍵結能量約 2~5 kcal/mol。

4. 斥水鍵(Hydrophobic Bond)：Alipatic:::Alipatic
   斥水鍵的鍵結非常弱，高度脂溶性藥物與細胞膜的脂質鍵結，是依靠斥水鍵，鍵結能量約 0.5~1 kcal/mol。

5. 凡得瓦爾力(Van der Walls Force)：H−C−H−−−H−NH−

六、藥物的給藥方式

藥物被吸收之後進入人體內的血流，再經由循環系統才到達作用位置或目標組織。

1. 口服給藥(Per Os, PO)

   藥物以口服給藥，口服較安全、方便；但會遭遇胃腸道及肝臟的首渡代謝(first-pass effect)，口服給藥的生體可用率會比注射給藥低。

2. 靜脈注射(Intravenous, IV)

   藥物以靜脈注射給藥，可完全被吸收及進入系統性血流（生體可用率100%），雖藥效快，但較危險。

3. 肌肉注射(Intramuscular, IM)

   藥物以肌肉注射給藥，作用比口服給藥快，及生體可用率比口服給藥高。具刺激性的脂溶性懸浮藥物適合使用肌肉注射給藥。

4. 皮下注射(Subcutaneous, SC)

   藥物以皮下注射給藥，吸收比肌肉注射給藥慢，皮下注射給藥可避免首渡代謝。

5. 皮內注射(Intradermal, ID)

   用量最少的注射，用於診斷，例如青黴素過敏反應。

6. 口頰給藥及舌下給藥(Buccal & Sublingual)

   藥物以口頰給藥或舌下給藥，藥物直接進入靜脈循環，可避免首渡代謝，例如：Nitroglycerin 舌下錠。

7. 肛門栓劑給藥(Rectal Suppository)

   藥物以肛門栓劑給藥，可產生局部或全身作用，以肛門栓劑給藥可減少首渡代謝。

8. 陰道栓劑給藥(Vaginal Suppository)

   藥物以陰道栓劑給藥，可產生局部或全身作用。

9. 吸入給藥(Inhalation)

   呼吸道疾病及氣喘病患以吸入給藥，藥物可達到目標組織，及可以避免首渡代謝。

10. 局部給藥(Topical)

藥物以局部給藥，藥物用於皮膚或黏膜，治療疾病。

11. 穿皮給藥(Transdermal)

藥物以穿皮給藥（例如：貼布），由皮膚穿皮吸收可產生系統性作用，及可以避免首渡代謝。經皮吸收給藥可延長藥物作用時間，例如 Nitroglycerin 貼布。

12. 眼用溶液(Ophthalmic Solution)

眼用溶液為無菌溶液，應無異物，並經適當之調配及包裝，適宜於點入眼內。

13. 眼用軟膏(Ophthalmic Ointment)

眼用軟膏為專供使用於眼內之半固體軟膏劑，以滅菌藥品於嚴格無菌操作下製成，並符合無菌試驗法之規定。

14. Ocusert

Ocusert 是一種薄膜控制藥物釋放系統製劑，用於治療青光眼(glaucoma)。能以每小時恆定速率釋放 20 或 40 μg 的 Pilocarpine，療效可達 4 或 7 天。

七、兒童劑量換算公式

1. Young's rule：用於 2 歲以上兒童。

$$兒童劑量=成人劑量\times\frac{年齡}{年齡+12}$$

2. Fried's rule：用於嬰兒至 2 歲兒童

$$兒童劑量=成人劑量\times\frac{月齡}{150}$$

3. Cowling's rule

$$兒童劑量=成人劑量\times\frac{年齡+1}{24}$$

4. Clark's rule

$$兒童劑量=成人劑量\times\frac{兒童體重（磅）}{150}$$

5. Crawford rule：用體表面積計算兒童劑量較準確。

$$兒童劑量=成人劑量\times\frac{兒童體表面積(m^2)}{1.73\ m^2(成人之平均體表面積／70公斤)}$$

$$體表面積=（體重)^{0.425}\times(身長)^{0.725}\times 71.84$$

複習試題 01

A 01. 下列何者主要是研發藥物之生化與生理作用及作用機轉的學問？
(A)Pharmacodynamics (B)Pharmacogenetics
(C)Pharmacokinetics (D)Pharmacotherapeuics

C 02. 鹼化尿液將會加速何種藥物之排泄速率？
(A)Scopolamine (B)Hexamethonium
(C)Sodium salicyclate (D)Methylatropine

D 03. 下列何種給藥方式，雖藥效快，但危險性卻最高？
(A)皮下注射 (B)口服 (C)肌肉注射 (D)靜脈注射

D 04. 下列給藥途徑中，何者之吸收較不規則，藥效較慢？
(A)皮下注射 (B)靜脈注射 (C)肌肉注射 (D)口服

C 05. 下列給藥途徑之敘述中，何者不正確？
(A)口服比靜脈注射之生體可用率為低
(B)舌下給藥可避免肝臟之首渡(first-pass)排除
(C)直腸給藥之首渡排除低於經皮(transdermal)吸收給藥
(D)經皮吸收給藥可延長藥物作用時間

A 06. 首渡效應(First-pass effect)高的藥物，不宜以何種方式給藥？
(A)口服 (B)肌肉注射 (C)靜脈注射 (D)皮下注射

D 07. 對組織有刺激性之藥物，為避免引起潰爛，不適宜用下列何種注射方法給藥？(A)肌肉注射 (B)鞘內注射 (C)靜脈注射 (D)皮下注射

B 08. 4 歲兒童之劑量以 Young's rule 計算約為成人劑量之？
(A)1/3 (B)1/4 (C)1/5 (D)1/10

B 09. 某藥成人劑量為 240 mg，則體重 25 lb 之幼兒之劑量為多少 mg？
(A)10 (B)40 (C)50 (D)85

C 10. 某藥成人劑量為 200 mg，則體重 30 lb 之乳幼兒之劑量為多少？
(A)5 mg (B)30 mg (C)40 mg (D)100 mg

B 11. 下列何種藥物之給藥方式正確？
(A)口服 Saralasin (B)IV 注射 Anistreplase
(C)IM 注射 Alteplase (D)口服 Lidocaine

B 12. 比較口服及注射方法給藥，下列何者之敘述錯誤？
(A)注射給藥，藥物之吸收及排泄較口服準確，容易控制
(B)有些病人如昏迷者，口服給藥比注射給藥安全
(C)口服較安全、方便
(D)有些藥物其脂溶性太低，僅能口服給藥

A 13. 具刺激性的脂溶性懸浮藥物應採用何種注射給藥方式？
(A)肌肉注射　(B)皮下注射　(C)靜脈注射　(D)動脈注射

D 14. 下列何者以共價鍵與作用的接受體結合？
(A)Atenolol　(B)Pindolol　(C)Prazosin　(D)Phenoxybenazmine

MEMO

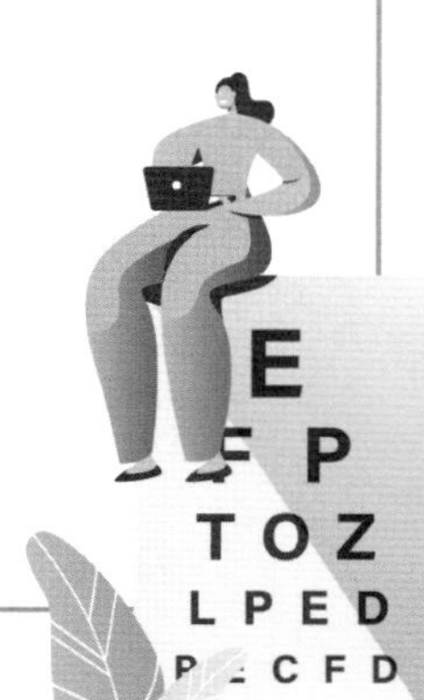

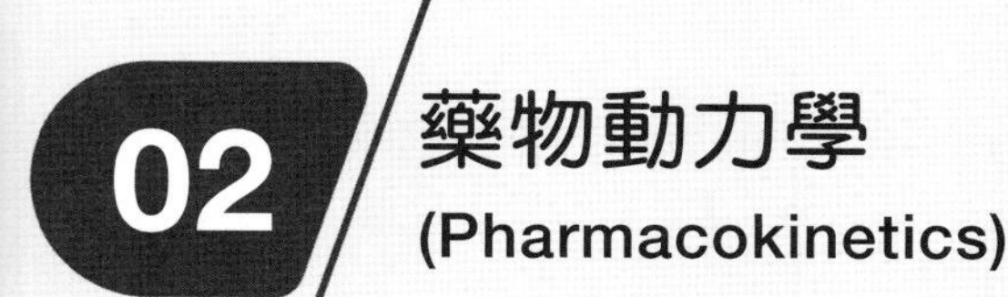

02 藥物動力學 (Pharmacokinetics)

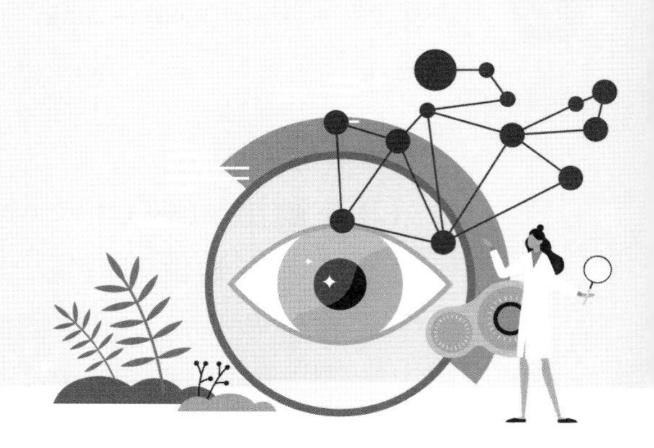

一、藥物動力學的重要名詞

1. 藥物動力學(Pharmacokinetics)

　　研究有關藥物的吸收、分布、代謝及排泄之學問；研究體液及組織中之藥物濃度及影響濃度之變數的學問。

2. 藥物的動向(Dispositions)

　　藥物經吸收之後、在體內進行分布、代謝及排泄之動態。

3. 藥物的排除(Elimination)

　　藥物經吸收之後、在體內進行代謝(metabolism)及排泄(excretion)之動態，稱之排除。

二、藥物的吸收

1. 生體可用率(Bioavailability)

　　表示藥品有效成分由製劑中釋放，吸收進入全身血液循環或到達作用部位之數量與速率之指標。

2. 生體相等性(Bioequivalence)

　　為二個具有化學相等性之同劑型藥品，當以相同條件投與同一組人體時，其藥理效應或有效成分吸收進入全身血液循環或作用部位之量與速率，無統計學上顯著之差異。

3. 藥物穿透生物細胞膜，進入人體內之主要的方法是：

(1) 被動性擴散(Passive diffusion)

　　脂水溶性較大較易通過細胞膜，含有三級胺較快通過細胞膜，細胞內外濃度差愈大愈快通過細胞膜，分子量愈小通常通過細胞膜速度愈快。

(2) 主動性運輸(Active transport)

主動性運輸是一項載體媒介(carrier-mediate)穿透細胞膜過程，在許多藥物及代謝物的腎臟與膽道分泌扮演重要角色。

水溶性維生素、鐵劑及胺基酸，可經由主動性運輸由胃腸道吸收。主動性運輸的特性是藥品能以抗濃度差異被輸送，例如：由低濃度往高濃度輸送。需要能量 ATP 消耗之系統。

(3) 促進性擴散(Facilitated Diffusion)

促進性擴散需要載體輸送系統，與主動性運輸不同的是藥品的輸送是依循濃度差異，例如：藥品是由高濃度區往低濃度區輸送。因此，促進性擴散系統不需要消耗能量，但此系統需要載體介質，所以有飽和性，輸送速率與藥物濃度成非線性關係，及結構相似的藥品會產生競爭。氰鈷胺(Cyanocobalamin, Vitamin B_{12})是依靠促進性擴散被吸收。

4. 血中濃度－時間曲線下面積

血中濃度–時間曲線下面積(the area under the blood concentration-time curve, AUC, μg hr / mL)常用於評估生體可用率的高低；口服給藥之生體可用率(bioavailability)低於靜脈注射給藥方式。

5. 依 pH partition 理論，大部分弱酸或弱鹼性藥物在胃與腸的吸收，是取決於胃與腸的 pH 值之差異，弱酸或弱鹼性藥物在胃與腸的解離程度不同，因此吸收的程度也不同。弱鹼性藥物在小腸較不易解離，因此較易在小腸被吸收。

依費克擴散定律(Fick’s law of diffusion)，吸收位置的面積與藥物被吸收的數量呈正比，因此大部分弱酸或弱鹼性藥物口服液，其主要經由小腸吸收，是因為小腸的表面積比其他部位大。

6. 藥物的口服在胃腸的吸收及其生體可用率，在新生兒、兒童及成年人有差異。

藥物	在新生兒及兒童的口服吸收
1.Acetaminophen	減少
2.Phenobarbital	減少
3.Phenytoin	減少
4.Ampicillin	增加
5.Penicillin G	增加
6.Diazepam	正常
7.Digoxin	正常
8.Sulfamethoxazole	正常

三、藥物的分布

1. 分布(Distribution)

    藥物進入人體全身循環（血流）之後，藥物會穿透血管分布於組織間液或細胞液。藥物與血漿蛋白質結合率、心臟博出、血流速率、毛細血管通透性及組織體積會決定藥物的分布。

2. 血漿蛋白質(Plasma Proteins)

    藥物進入人體全身循環（血流）之後，藥物會與血漿蛋白質結合；酸性藥物主要與白蛋白(albumin)結合，鹼性的藥物主要與酸性醣蛋白(α_1-acid glycoprotein)結合。

    大多數藥物與血漿蛋白的結合是可逆性的；但烷化劑(alkylating agents)是以共價鍵與組織蛋白結合。

3. 藥物與組織結合(Tissue Binding)

    許多藥物會蓄積於組織，例如：長期使用抗瘧藥 Quinacrine，藥物會蓄積於肝臟組織。

4. 藥物的重新分布(Redistribution)

    高度脂溶性藥物靜脈或吸入之後、迅速分布於高度血流灌注的組織，再迅速分布於低度血流灌注的組織。例如：Thiopental。

5. 藥物穿透血腦屏障(Blood-Brain Barrier, B.B.B.)

　　脂溶性較大（分配係數大者）之非離子型及蛋白未結合型藥物較易以被動性擴散穿透血腦屏障(B.B.B.)進入中樞神經。胺基酸藥物較易以主動性輸送穿透血腦屏障進入中樞。

6. 藥物穿透胎盤(Placental Transfer)

　　藥物的分子量、脂溶解度、離子化程度及血漿蛋白結合程度會影響藥物穿透胎盤。

四、藥物的代謝

1. 脂溶性藥物進入人體之後，藥物在體內最重要的代謝器官為肝臟，大多數藥物被代謝之後，會形成水溶性及極性較大的代謝物(metabolites)，此類代謝物較易被腎臟排泄。

2. 代謝或生物轉變(Drug metabolism or Biotransformation)

　　代謝或生物轉變可分為：

(1) 第一相 Phase I 功能基反應(functionalization)多在內質網進行。

(2) 第二相 Phase II 共軛反應(conjugation)多在細胞質進行。

3. 第一相(Phase I)功能基反應(Functionalization)

　　第一相在平滑（無顆粒）內質網(endoplasmic reticulum)進行，細胞色素(cytochrome P450, CYPs)是在內質網，含有血基質(heme)的蛋白，參與代謝反應，人類肝臟細胞色素 P450 (cytochrome P450)酵素之異型(isoform)中以 CYP3A4 含量最多，其他 CYP2D 及 CYP2C 占少數。

　　第一相(Phase I)功能基反應包括：

(1) 氧化反應(Oxidation)

　　藥物的氧化代謝涉及 cytochrome P450、NADPH-cytochrome P450 還原酶(reductase)（含有一分子 NADH 或 NADPH cofactor)及分子氧(molecular oxygen)。

(2) 還原反應(reduction)

(3) 水解反應(hydrolysis)

4. 第二相(Phase II)共軛反應(conjugation)包括：

(1) 葡萄糖醛酸共軛反應(Glucuronic acid conjugation)

藥物進行葡萄糖醛酸共軛反應，須要葡萄糖醛酸轉移酶(UTP-glucuronyl transferase)，易與含 OH-及-COOH 基藥物作用，其代謝產物可能比原藥更不具活性，通常變成水溶性較高之代謝產物。

葡萄糖醛酸共軛反應在老年人較沒有降低之情形。

(2) 硫酸酯共軛反應(sulfate conjugation)

(3) 甘胺酸共軛反應(glycine conjugation)

(4) 麩胱甘肽共軛反應(glutathione conjugation)

(5) 乙醯化反應(acetylation)

藥物之乙醯化反應，其催化酵素存在細胞質，易與含胺基之藥物作用，須要乙醯輔酶 A (acetyl-coenzyme A)，其代謝產物通常比原有藥更具較低水溶性。

(6) 甲基化反應(methylation)。

5. 首渡效應(First-pass Effect)

口服藥物在未進入全身循環之前，藥物已在胃腸道或肝臟被排除，稱之首渡效應或首渡代謝。注射給藥、吸入給藥、舌下給藥或穿皮給藥都可避免藥物被首渡代謝。

6. 由腸胃道吸收的藥物，進入肝臟隨膽汁排泄於十二指腸，藥品可能由腸道再吸收，進行腸肝循環(enterohepatic recycle)，例如 Ranitidine。

7. Cimetidine 及 Ketoconazole 會與色素細胞(cytochrome P450)的血紅素鐵(heme iron)緊密結合，因此會減少體內類固醇及某些藥物的代謝。

8. Phenobarbital 及 Rifampin 會誘導 CYP3A 酵素的活性，因此會增加某些藥物的代謝及縮短藥物的作用時間。

五、藥物的排泄

1. 排除(Elimination)

藥物在人體內的排除，可能以原型藥物(unchanged drug, parent drug)被排泄或形成代謝物再被排泄。

2. 排除器官包括：腎臟、肺臟、膽汁、唾液、汗液及淚液等。

3. 腎臟排除包括：腎小球濾過、腎小管主動分泌及腎小管被動性重吸收。

4. 分子量低於 500 的藥物，易被腎小球濾過。

5. Penicillins 及 Cephalosporins 易被腎小管主動分泌，因此半衰期較短。

6. 腎小管被動性重吸收。

(1) 依據 Henderson-Hasselbalch 方程式，對於弱酸性藥物，例如：Phenobarbital、Sulfonamides 及 Salicylate 在鹼性尿液有較高比例的離子態，因此可加速藥物之排泄及防止藥物被腎小管重吸收。

依 Henderson-Hasselbalch equation，對弱酸性藥品：

pKa = pH +Log ionized form / nonionized form

(2) 弱鹼性藥物，例如：Quinidine 及 Amphetamine 在鹼性尿液有較高比例的非離子態，因此會減少藥物之排泄，及可促進藥物被腎小管重吸收及增加弱鹼性藥物的作用時間。給予大劑量的碳酸氫鈉($NaHCO_3$)，可增加尿酸(uric acid)的腎臟排泄。

弱酸性藥物	弱鹼性藥物
Acetaminophen, Ampicillin, Aspirin, Chlorpropamide, Warfarin Ciprofloxacin, Furosemide, Ibuprofen, Phenobarbital, Phenytoin, Propylthiouracil, Sulfadiazine, Tolbutamide, Theophylline, Methotrexate	Amiloride, Amphetamine, Atropine, Chlorpromazine, Cocaine, Diazepam, Ephedrine, Ergotamine, Hydralazine, Imipramine, Lidocaine, Morphine, Quinidine,Thioridazine,Metoprolol Diphenhydramine, Procainamide

六、臨床藥物動力學

1. 半衰期($t_{1/2}$)

　　藥物在體內代謝或衰解 50%的濃度，所需的時間。藥物半衰期($t_{1/2}$)，與 clearance 和 Vd 皆有關。

$$t_{1/2} \times CL = 0.693 \times Vd$$

$$t_{1/2} = 0.693 \times Vss / CL$$

Vd =分布體積(the volume of distribution)。

Vss =在穩定狀態時的分布體積。

2. 清除(Clearance)

$$\text{Dosing rate} = CL \times Css$$

CL =由身體循環清除藥物，Css =在穩定狀態時的藥物濃度。

CL = Dose / AUC

3. 肝臟萃取率(Hepatic Extraction Ratio, ER)

$$ER = CL_{liver} / Q$$

Q = 肝臟血流(blood flow) 70 Kg 成年人約 90 L / h。

4. 生體可用率(The systemic Bioavilability of the Drug)

$$F = f \times (1 - ER)$$

f = 吸收的數量；ER=肝臟萃取率。

5. 在穩定狀態之平均濃度(Average Concentration, Css)

$$Css = (F \times dose) / (CL \times T)$$

F = 生體可用率； T = dosage interval time。

複習試題 02

B 01. 藥物進入人體細胞，最主要的方法是：
(A)active transport (B)passive transport
(C)facilitated diffusion (D)filtration

C 02. 藥物通過細胞膜，若主要靠被動擴散(passive diffusion)，下列何種敘述是正確？
(A)水溶性愈大愈好 (B)含有四級胺較快
(C)細胞內外濃度差愈大愈快 (D)分子量愈大通常速度愈快

A 03. 大部分弱酸或弱鹼性藥物口服液，其主要經由小腸吸收，因為：
(A)小腸的表面積比其他部分的腸胃道大
(B)此類藥物在小腸較不易解離
(C)血液循環在小腸比其他部分的腸胃道好
(D)小腸具有非特殊之藥物運輸機轉

D 04. 下列有關影響藥物吸收之敘述中，何者不正確？
(A)藥物以水溶液服用比以懸浮液服用之吸收快
(B)吸收位置之循環快，吸收快
(C)吸收表面積大，吸收快
(D)吸收快慢與藥物溶液濃度無關

B 05. 血腦屏障(blood brain barrier, B.B.B.)對下列何種性質藥物較沒有屏障的作用？
(A)易溶於水 (B)脂溶性大
(C)與血漿蛋白結合大 (D)易解離

B 06. 下列有關藥物分布之敘述中，何者不正確？
(A)分布快慢與局部血流有關
(B)與血漿蛋白質結合不會影響藥物之分布
(C)藥物分布至心臟比分布至脂肪組織快
(D)藥物重新分布可影響藥物作用時間

B 07. 下列關於藥物在體內代謝之敘述，何者錯誤？

(A)最重要的代謝器官為肝臟

(B)第一相代謝多在細胞質進行，第二相多在內質網進行

(C)Cytochrome P450 是在內質網，含有血基質(heme)的蛋白

(D)藥物經代謝後，通常極性增加，容易由尿液排除

D 08. 下列有關藥物代謝與排泄之敘述，何者不正確？

(A)Prodrug 須經代謝後才轉變成具藥理活性的物質

(B)大部分藥物經代謝後可形成不具活性之物質

(C)具腸肝循環之藥物會延遲其最後之處置(disposition)

(D)腎小管之藥物分泌主要是被動擴散

C 09. 一種藥品係由肝臟 microsomal 酵素來氧化，即表示此種代謝反應大部分發生於：

(A)粒線體內膜　(B)細胞核內膜

(C)網狀內質網膜　(D)可溶性細胞質酵素

A 10. 下列有關藥品吸收之敘述，何者為誤？

(A)藥品解離成離子狀態較易吸收

(B)首渡效應(first-pass effect)高之藥品盡量不口服

(C)隨膽汁排泄之藥品可能由腸道再吸收

(D)口服藥品要吸收，藥物要先能溶解

B 11. 給予 ammonium chloride 改變尿中 pH 值可抑制下列何種藥物在腎臟之再吸收？

(A)Sulfathiazole　(B)Quinine

(C)Phenobarbital　(D)Nitrofurantoin

C 12. 給予大劑量的碳酸氫鈉($NaHCO_3$)，將會使病人：

(A)增加 Phenobarbital 的安眠作用

(B)減少 Salicylate 的腎臟排泄

(C)增加弱鹼性藥物的作用時間

(D)減少 uric acid 的腎臟排泄

C 13. 鹼化尿液可以：
(A)抑制弱酸性藥物之排出
(B)增加弱酸性藥物之被動再吸收
(C)增加弱酸性藥物之排出
(D)增加弱鹼性藥物之排出

A 14. 一弱酸藥物(pKa=5.2)在 pH 7.2 的血液中有多少比例是以非離子型態存在？
(A)1% (B)10% (C)90% (D)99%

A 15. 服用有機弱酸(organic weak acid, pKa＝5.5)過量時，給予下列何者可加速其由腎臟排泄？
(A)碳酸氫鈉(Sodium bicarbonate) (B)NH_4Cl
(C)低劑量的 Probenecid (D)Phenobarbital

D 16. 鹼化尿液可以促進下列何種藥物之腎臟清除率？
(A)Amphetamine (B)Chloroquine
(C)Imipramine (D)Sodium salicylate

B 17. 藥物給予後，以未代謝方式達致系統循環的比率，稱為：
(A)bioequivalence (B)bioavailability
(C)biotransformation (D)distribution

C 18. 生物體內可用率(bioavailability)較好的藥品具下列何種性質？
(A)代謝較快 (B)作用較強 (C)吸收較完全 (D)較容易買到

A 19. 理論上，「首渡效應(first-pass effect)」最常發生的給藥方式是：
(A)口服 (B)舌下錠 (C)肌肉注射 (D)靜脈注射

A 20. 下列有關藥物吸收之敘述中，何者不正確？
(A)藥物以懸浮液給予比以水溶液給予之吸收快
(B)增加血流會促進藥物吸收的速率
(C)吸收表面積會影響吸收的速率
(D)藥物的濃度會影響其吸收速率

藥物效力學
(Pharmacodynamics)

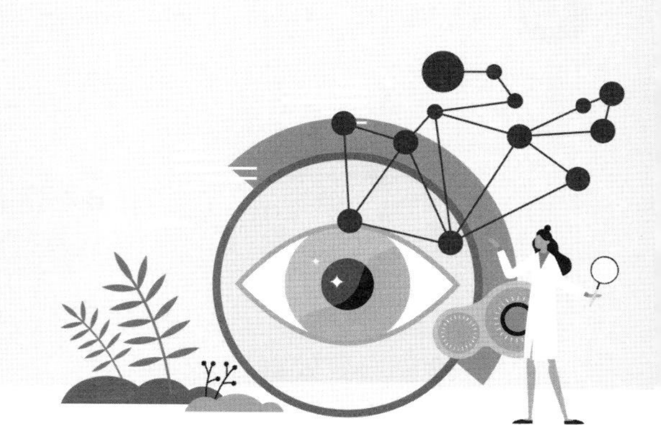

一、藥物與受體的作用

1. 受體(receptors)是一種細胞大分子，藥物與受體結合後，產生構形改變才能產生作用。
2. 大多數的藥物受體是一種蛋白質(cellular proteins)，位於細胞膜上或細胞膜內。細胞膜上的受體，包括 G-protein coupled 受體、離子通道、酵素調節受體及細胞因子(cytokine)受體；細胞膜內受體包括細胞質受體及細胞核受體。
3. 內生性激素、生長因子及神經介質作用在生理受體，才能產生生理作用。
4. 受體有二種構形狀態，活性狀態(active, Ra)及無活性狀態(inactive, Ri)；在平衡及無藥物存在時，是呈無活性狀態。

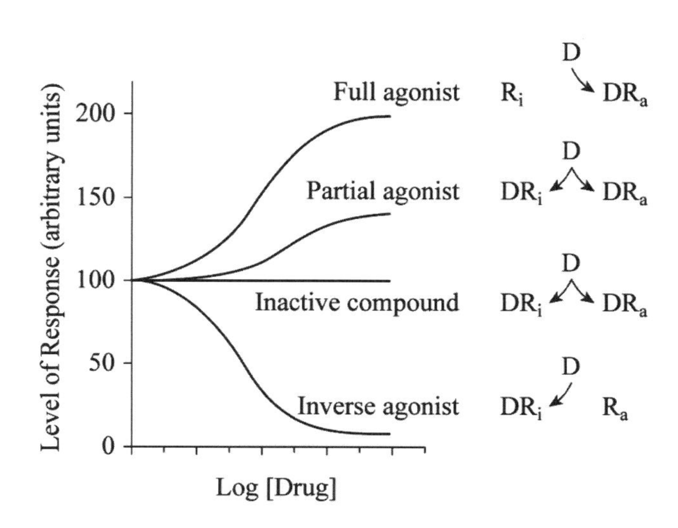

藥物 Ligand	受體（活性位置,Ra）	受體（非活性位置, Ri）	反應（本質活性）
1.致效劑	++++	0	++++
2.部分致效劑	+++	+	++
3.競爭性拮抗劑	++	++	（沒有本質活性）
4.負向性拮抗劑	0	++++	–

5. 致效劑(Full Agonists)

致效劑高度作用在受體的活性狀態，在低濃度產生較高的反應，能產生最大的藥理反應。

6. 部分致效劑(Partial Agonists)

部分致效劑只占據一部分的受體，在任何濃度都不能產生最大的藥理反應；部分致效劑具有拮抗作用(antagonist effect)及致效作用(agonist effect)，例如：Pindolol。

7. 競爭性拮抗劑(Competitive Antagonists)

競爭性拮抗劑與致效劑競爭於相似的受體位置，例如：Famotidine、Losartan、Metoprolol、Risperidone 及 Phentolamine。

8. 不可逆性拮抗劑(Irreversible Antagonists)

能與致效劑的受體以共價鍵方式鍵結，例如：Phenoxybenzamine。

9. 負向性拮抗劑(Negative Antagonists, Inverse Agonists)

負向性拮抗劑作用於受體之沒有活性位置之藥物。

10. 異位致效劑(Allosteric Agonists)

異位致效劑作用於 A 受體之異位(allosteric site)可加強 A 受體之作用，例如 Benzodiazepines, Barbiturates。

11. 異位拮抗劑(Allosteric Antagonists)

異位拮抗劑作用於 A 受體之異位(allosteric site)可拮抗 A 受體之作用，例如 Picrotoxin。

12. 備位接受器(Spare Receptors)

只占據少數比率之受體即可產生最大之生物反應。心臟肌肉細胞含有大量比例的 spare β-adrenoceptors，當一個心肌細胞受到刺激，會引起其他心肌細胞也受到刺激而一起收縮。

二、藥物劑量與反應的關係

決定一藥物的適當劑量，必須知道該藥物產生醫療作用所需要的相對藥理作用強度及最大效應。

1. 作用強度(Potency)

比較藥物作用之相對反應。例如：X 藥物在數毫克劑量所產生的最大藥理反應比 Y 藥物大，表示 X 藥物比 Y 藥物作用強。

2. 最大效應(Maximal Efficacy)

相關藥物活化相似接受器（受體）產生藥理反應，比較其濃度–反應曲線(concentration-response curve)，這些相關藥物是否產生最大作用(maximal effect)，可用 graded dose-response curve 表示。

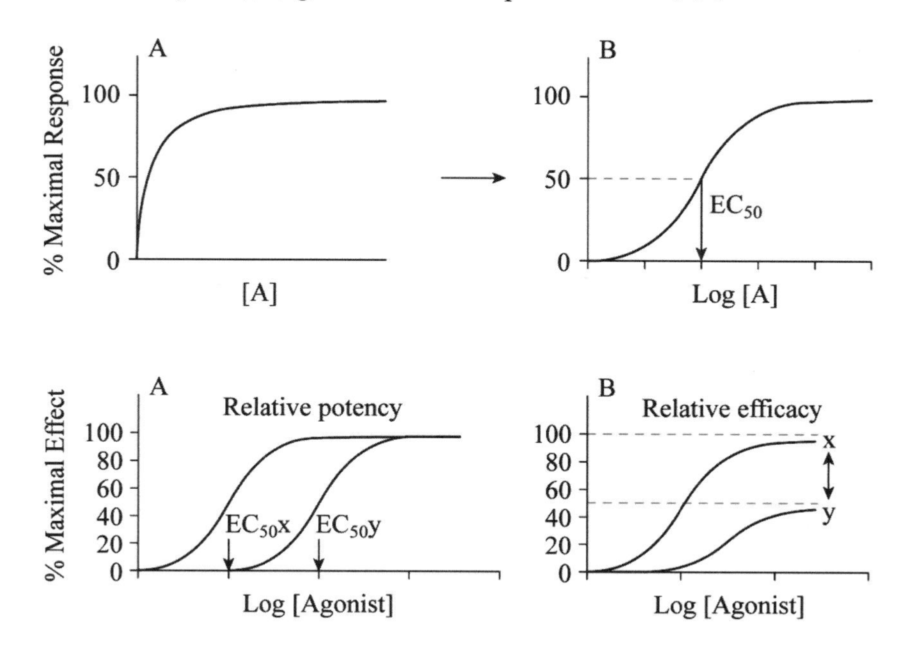

3. 親和力(Affinity)

親和力是 K_D（平衡解離常數，equilibrium dissociation constant）的相互代名詞，用以表示作用藥物對受體(ligand-receptor)之間相互反應的親和力。

Drug + Receptor → Drug-Receptor → Response

4. Graded Dose-response Curve

可提供藥物的藥理強度(potency)及效應(maximal efficacy)的資訊。

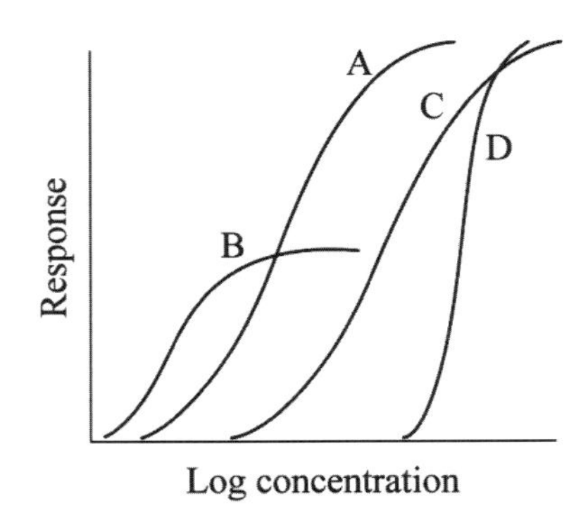

(1) 藥物 A 及 B 的 Potency 比藥物 C 及 D 大(more potency)。
(2) 藥物 A、C 及 D 的 maximal efficacy 比藥物 B。
(3) 藥物 A、B 及 C 具有 Michaelis-Menten 藥物動力關係。
(4) 藥物 D 具有陡峭劑量反應曲線(steep dose-response curve)。

5. 個體反應的作用強度差異(Potential Variability)

全量性反應(quantal responses)的數據常以劑量－累積反應率曲線表示，quantal dose-effect curve (dose-percenr curve)可獲得 ED_{50}、TD_{50} 及 LD_{50}。

6. 半數有效劑量(Median Effective Dose, ED_{50})

能使 50%動物產生作用(specified quantal effect)的劑量。

7. 半數中毒劑量(Median Toxic Dose, TD_{50})

能使 50%動物產生中毒的劑量。

8. 半數致死劑量(Median Lethal Dose, LD_{50})

能使 50%動物產生中毒及死亡的劑量。

9. 治療指數(Therapeutic Index)

或稱安全範圍(margin of safety)，係指 LD_{50} / ED_{50} 的比值。

治療指數大的藥物，是一種“safer drugs”，例如：苯二氮平類(benzodiazepines)的安全範圍大於巴比妥類(barbiturates)。

三、藥物反應的差異性

1. 特異性體質(Idiosyncrasy)

藥物的代謝與遺傳基因差異有關或與免疫機轉有關。

2. 過度性反應(Hyperactive)

藥物在同一劑量下，對於一般人之作用皆相同，少數人反應卻特別高。

3. 低度性反應(Hypoactive)

藥物在同一劑量下，對於一般人之作用皆相同，少數人反應卻特別低。

4. 過敏性反應(Hypersensitivity)

個體對藥物產生過敏反應(allergic reaction)或免疫反應(immunologic response)，過敏性反應分為 I~IV 型。

5. 耐受性(Tolerance)

長期持續性使用某一藥物後，需要增加藥量才達到原來藥效。

(1) 藥動學耐受性：抗癌藥誘導細胞膜上醣蛋白(P-glycoproteins)，使抗癌藥被流出，產生耐受性(resistance)。

(2) 藥效學耐受性：Opioids、Barbiturates、Ethanol 及 Nitroglycerin 產生細胞適應(cellular adaptation)，涉及接受器的數目、親和力及功能改變。

6. 蓄積性(Cumulation)

藥物的排除速率遠低於吸收速率，因此使藥物蓄積於體內組織。

7. 作用漸減(Tachyphylaxis)

短時期持續性使用某一藥物後，藥物的作用會迅速降低；快速重覆給藥後藥物反應迅速減低之現象，例如：麻黃素(Ephedrine)。

8. 去敏感反應或脫敏感反應(Desensitization)

長期使用致效劑，致效劑刺激 GPCRs，引起受體－細胞膜訊息機轉的反應降低。是由於專一性 GPCR kinases 將 G protein－偶合受體磷酸化(phosphorylation)，因此產生去敏感化。

9. 向下調節反應(Down-regulation)

長期使用致效劑，引起受體數目減少及反應降低。

10. 成癮性(Addiction)及依賴性(Dependence)

長期濫用(abuse)某一藥物之後，例如：嗎啡(morphine)，個體對該藥物產生精神上及生理上慾求，稱之依賴性(dependence)。

11. 戒斷症(Withdrawal Symptom)

長期使用某一藥物，突然停止使用該藥物，會產生生理上依賴(physical dependence)，例如：α_2 腎上腺受體致效劑、嗎啡、腎上腺皮質類固醇(corticosteroids)。

12. 習慣性(Habituation)

長期使用某一藥物之後，例如：中樞神經作用藥，個體對該藥物產生精神上依賴。

13. 協同作用(Synergism)

併用兩種作用機轉相似的藥物時，其產生之藥效大於其單獨使用兩種藥物之總和。

14. 相乘作用(Potentiation)

併用兩種作用機轉不同(allosteric)藥物時，其產生之藥效大於其單獨使用兩種藥物之總和。

15. 相加作用(Addition)

併用兩種藥物時，其產生之藥效是兩種藥物之代數和。

16. 拮抗作用(Antagonism)

(1) 化學性拮抗(chemical antagonism)：不涉及受體。

肝素(Heparin)與魚精蛋白(Protamine)的酸鹼中和。

螯合劑與金屬離子的螯合反應。

(2) 生理性拮抗(physiologic antagonism)

胰島素可降低醣質皮質激素的高血糖作用。

Isoproterenol 會拮抗乙醯膽鹼(acetylcholine)的心跳速率減慢。

(3) 藥理性拮抗(pharmacological)分為：

a. 競爭性(competitive antagonist)

例如：Atropine 競爭性拮抗 acetylcholine 的作用。

b. 非競爭性拮抗(noncompetitive antagonist)。

(4) 藥物動力學拮抗(pharmacokinetic)

藥物影響另一藥物的吸收、分布、代謝及排泄。

17. 抗藥性(Resistance)

某一化學治療劑對某一病原菌失去作用。

18. 多重藥物抗藥性(Multi-drug Resistance, MDR)

多重藥物抗藥性常發生於抗結核藥。

19. 安慰作用(Placebo Effect)

因 psychological effect 產生治療作用，涉及神經或內分泌系統。

複習試題 03

C 01. 併用兩種作用機轉不同藥物時，其產生之藥效大於其單獨使用兩種藥物之總和，稱為：

(A)addition (B)summation (C)synergism (D)antagonism

D 02. 藥物長期使用後，個體對該藥物產生精神上及生理上欲求稱為：

(A)hypersensitivity (B)hyperactivity (C)synergism (D)addiction

D 03. 快速重覆給藥後藥物反應減低之現象稱為：

(A)antagonism (B)intolerance (C)resistance (D)tachyphylaxis

C 04. 長期使用某藥物後，需要增加藥量才達到原來藥效，稱為：

(A)dependence (B)withdrawal symptom
(C)tolerance (D)drug abuse

B 05. 藥物在同一劑量下，對於一般人之作用皆相同，少數人反應卻特別高，稱為：

(A)hypersensitivity (B)hyperactivity
(C)synergism (D)addiction

B 06. Epinephrine 可以抑制許多組織胺(histamine)的作用，因它是：

(A)競爭性抑制劑 (B)組織胺生理拮抗劑
(C)組織胺代謝抑制劑 (D)化學拮抗劑

C 07. 甲藥之治療指數(therapeutic index)為乙藥的 10 倍，則甲藥的何項指標比乙藥高？

(A)效價(potency) (B)效力(efficacy)
(C)安全域(safety margin) (D)生體可用率(bioavailability)

A 08. 治療指數(T.I.)＝ LD_{50} / ED_{50}，由下列四種藥物的治療指數，判斷何者最不安全？

(A)2 (B)5 (C)10 (D)100

A 09. 由治療指數(therapeutic index＝LD_{50} / ED_{50})的高低判定下列何種藥物最具安全性？(A)80 (B)10 (C)1 (D)0.01

A 10. 下列藥物中，何者之治療指數(therapeutic index)最大？

(A)diazepam (B)mescaline (C)bicuculline (D)phenobarbital

C 11. 下列哪一種藥物之治療指數(therapeutic index)最小？

(A)Triazolam (B)Caffeine (C)Digoxin (D)Cimetidine

A 12. 兩種藥物「A (10 mg)」與「B (100 mg)」，經由相同的藥理機轉產生一樣的作用強度，這表示：

(A)B 的 potency 比 A 弱 10 倍 (B)B 的 efficacy 比 A 弱 10 倍

(C)B 的 toxicity 比 A 弱 10 倍 (D)B 的作用時間比 A 長 10 倍

D 13. 兩種藥物如競爭同一接受體時，較弱或不具活性的一個將會干擾另一個有效藥物與接受體的結合，此現象稱為：

(A)physiological antagonism (B)chemical antagonism

(C)pharmacokinetic antagonism (D)pharmacological antagonism

B 14. 某人長期服用 A 藥，當停止使用時則出現嚴重的禁斷現象(withdrawal syndrome)。若給予另一 B 藥時，則可以解除或緩解其禁斷現象。此一現象，我們稱 A 與 B 之間存在有：

(A)藥物加成性(drug addition)

(B)交互依賴性(cross dependence)

(C)藥物耐藥性(drug tolerance)

(D)藥物拮抗性(drug antagonism)

B 15. 下列有關治療指數(therapeutic index)的敘述，何者正確？

(A)therapeutic Index = median effective dose / median lethal dose

(B)therapeutic Index = median lethal dose / median effective dose

(C)therapeutic Index = median effective dose / daily dose

(D)therapeutic Index = daily dose / median effective dose

D 16. 承上題，下列哪一種藥物的安全性最高？

(A)Morphine (therapeutic index = 10)

(B)Chlorpromazine (therapeutic index = 30)

(C)Phenobarbital (therapeutic index = 50)

(D)Diazepam (therapeutic index = 1000)

C 17. 下列何者是治療指數(therapeutic index)的計算方式？

(TD_{50}＝median toxic dose；ED_{50}＝median effective dose)

(A)$ED_{50} - TD_{50}$ (B)$TD_{50} \times ED_{50}$

(C)$TD_{50} \div ED_{50}$ (D)$ED_{50} \div TD_{50}$

D 18. 下列配對中，何者會產生化學性拮抗？

(A)Atropine-Bethanechol (B)Epinephrine-Histamine

(C)Flumazenil-Diazepam (D)Protamine-Heparin

C 19. 何謂先驅藥(prodrug)？

(A)正在進行試驗的先進藥品 (B)藥品的原料

(C)需要在體內活化才能作用的藥品 (D)一種藥品劑型

D 20. 如受體可存在活性狀態(R_a)與去活性狀態(R_i)，則下列何者對 R_a 與 R_i 之親和力是一樣的？

(A)agonist (B)partialagonist

(C)inverseagonist (D)competive antagonist

04 藥物的生物轉變 (Biotransformation)

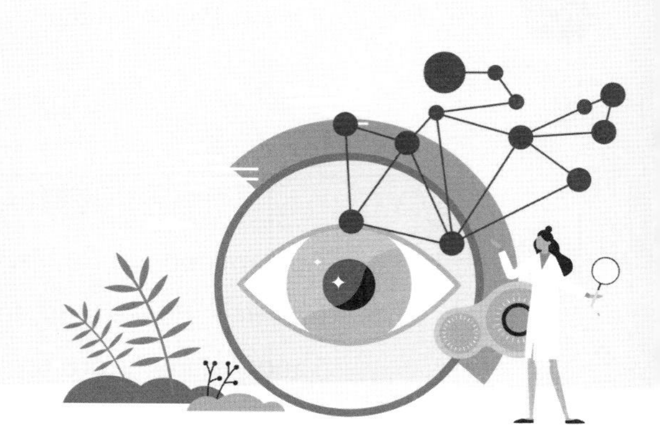

一、藥物的生物轉變

1. 脂溶性藥物進入人體之後，藥物在體內最重要的代謝器官為肝臟，大多數藥物被肝臟代謝之後，會形成水溶性及極性較大的代謝物(metabolites)，此類代謝物較易被腎臟排泄。
2. 代謝或生物轉變(Drug metabolism or biotransformation)，可分為：
   (1) 第一相 Phase I 功能基反應(functionalization)多在內質網進行。
   (2) 第二相 Phase II 共軛反應(conjugation)多在細胞質進行。

二、第一相代謝反應

1. 大多數的藥物代謝酵素是分布在肝臟或其他組織的內質網(endoplasmic reticulum, ER)之脂質膜，可被分離出微粒體。
2. 微粒體內有粗糙內質網(rough ER)及平滑內質網(smooth ER)。
   (1) 粗糙內質網：參與蛋白質的合成。
   (2) 平滑內質網：含有功能氧化酶(mixed function oxidases, MFOs)或單氧化酵素，參與藥物的氧化代謝反應；MFOs 的酵素活性需要還原劑 NADPH 及分子氧。
3. 在氧化還原代謝反應(oxidation-reduction)有二種酵素參與：
   (1) 黃素蛋白(flavoprotein)，細胞色素還原酶(NADPH-cytochrome P450 reductase)，含有黃核苷酸 flavin adenine mononucleotide (FMD)及 flavin adenine dinucleotide (FAD)。
   (2) 肝臟酵素的細胞色素(cytochrome P450)是一種血紅素蛋白(hemoprotein)，當作末端氧化酶(terminal oxidase)，其最大吸收光譜約 450 nm；誘導細胞色素會影響藥物的代謝。

CYP	受質(substrate)	誘導劑(inducer)
1A2	Acetaminophen, Antipyrine, Caffeine, Phenacetin, tamoxifen, Theophylline, Warfarin	Smoking, Charcoal, Omeprazole
2B6	Artemisin, Bupropion, Propofol, Cyclophosphamide, Selegiline, Sertraline	Phenobarbital, Cyclophosphamide
2C9	Hexobarbital, Ibuprofen, Phenytoin, Tolbutamide, Trimethadione, Warfarin, Sulfaphenazole	Barbiturate, Rifampin
2C19	Diazepam, Mephenytoin, Naproxen, Nirvanol, Omeprazole, Propranolol	Barbiturate, Rifampin
2D6	Clozapinr, Codeine, Encainide, Dextromethorphan, Haloperidol, Fluoxetine, Metoprolol, Timolol	
2E1	Acetaminophen, Chlorzoxazone, Enflurane, Halothane	Ethanol, Isoniazid
3A4	Acetamonophen, Amiodarone, Triazolam, Astemizole, Cocaine, Cortisol, THC, Cyclosporine, Dapsone, Diazepam, Dihydroergotamine, Diltiazem, Dihydropyridines, Ethinyl estradiol, Indinavir, Lidocaine, Lovastatin, Macrolides, Methadone, Miconazole, Midazolam, Mifepristone, Paclitaxel, Progesterone, Quinidine, Ritonavir, Saquinavir, Spironolactone, Sulfentanil, Tamoxifen, Testosterone, Verapamil	Barbiturates, Carbamazepine, Macrolides, Glucocorticoids, Pioglitazone, Phenytoin, Rifampin

4. 微粒體的藥物氧化反應(microsomal drug oxidation)需要 P450、還原酶(reductase)、NADPH 及分子氧(molecular oxygen)。

5. 人類微粒體的 P450 酵素異型(isoform)包括 CYP 1A2, 2A6, 2B6, 2C9, 2C19, 2D6, 2E1, 3A4, 3A5。其中 CYP 3A4 參與 50%藥物的肝臟代謝。

三、第二相代謝反應

1. 藥物在體內進行 Phase II 共軛代謝反應(conjugation)，大多數共軛代謝物為極性及水溶性，因此，代謝物易被排泄。

2. 共軛代謝反應(conjugation)涉及高能量的中間物及專一性轉移酵素(specific transfer enzymes, transferase)；專一性轉移酵素分布於細胞質(cytosol)或微粒體。

3. 藥物在體內進行 Phase II 共軛代謝反應，能使大多數藥物失去活性，及解毒(true detoxification)。但有例外的：
   (1) N-hydroxyacetylaminofluorene 的硫酸化(O-sulfation)代謝物會引起肝中毒。
   (2) Isoniazid 的乙醯化(N-acetylation)代謝物會引起肝中毒。
   (3) Minoxidil 的硫酸化(O-sulfation)代謝物具有血管舒張作用。

四、解毒反應

1. 體內進行解毒代謝的相關內生性解毒物質(endogenous detoxifying cosubtrates)包括：glutathione (GSH)、glucuronic acid 及 sulfate。

2. Acetaminophen (Panadol)在體內被氧化及脫水代謝形成的肝臟毒性代謝物 N-acetylimidoquinone，可經由穀胱甘肽(glutathione)共軛反應失去毒性。N-acetylcysteine 可作為 Acetaminophen 過量中毒之解毒劑。

五、影響藥物代謝反應的因素

1. 個體的差異(Individual Differences)

    藥物代謝速率會因藥物的本質，代謝速率會有差異性。

2. 基因因素(Genetic Factors)

    基因因素係由於代謝酵素活性的差異，因此藥物代謝反應呈多型(drug metabolism polymorphism)。N－乙醯化代謝反應(N-acetylation)的基因差異，是因為乙醯轉移酶(acetyltransferase)活性的差性，分為慢速者(slow acetylator phenotype)及快速者(rapid acetylator phenotype)。

代謝反應缺陷	藥物	臨床反應
1.Oxidation	Bufuralol	噁心
2.Oxidation	Codeine	鎮痛作用減少
3.Oxidation	Debrisoquin	姿勢性低血壓
4.Oxidation	Ethanol	顏面潮紅
5.Oxidation	Mephenytoin	中毒
6.Oxidation	Nicotine	低度成癮
7.Oxidation	Nortriptyline	中毒
8.Oxidation	Spateine	催產
9.Oxidation	S-Warfarin	流血
10.Oxidation	Tolbutamide	心臟毒害
11.N-Acetylation	Hydralazine	紅斑性狼瘡(SLE syndrome)
12.N-Acetylation	Isoniazid	周邊神經病變
13.Thiopurine methyl-transferase	Mercaptopurine	骨髓毒性(myelotoxicity)
14.Ester Hydrolysis	Succinylcholine	延長呼吸麻痺

3. 食物及環境因素(Diet & Enviroment Factor)
   (1) 食物的煤焦(Charcoal-broiled food)會誘導酵素 CYP1A。
   (2) 葡萄柚汁(Grapefruit juice)的類黃酮素會抑制酵素 CYP3A。
   (3) 抽菸及雪茄(Cigarette)會誘導代謝酵素 CYP1A。

4. 年齡及性別(Age & Sex)
   (1) 年齡會影響藥物的吸收、分布、代謝及排泄。
   (2) 在老年人，因代謝酵素活性降低，因此藥物代謝會減慢。
   (3) 葡萄糖醛酸化(glucuronidation)在老年人依舊不會退化或減弱。
   (4) 新生兒及成年人之藥物排除半衰期的差異性。

藥物	新生兒之藥物 $t_{1/2}$	成年人之藥物 $t_{1/2}$
1.Acetaminophen	2.25 hr	0.9~2.2 hr
2.Diazepam	25~100 hr	40~50 hr
3.Digoxin	60~70 hr	30~60 hr
4.Phenobarbital	50~200 hr	64~140 hr
5.Phenytoin	6~80 hr	12~18 hr
6.Salicylate	4.5~11 hr	10~15 hr
7.Theophylline	13~26 hr	10~15 hr

   (5) 肝臟清除(hepatic clearance)之年齡差異性。

肝臟清除受年齡影響	肝臟清除不受年齡影響
Alprazolam, Barbiturates, Chlordiazepoxide, Diazepam, Flurazepam,Imipramine, Quinidine, Meperidine, Nortriptyline, Phenylbutazone, Propranolol, Theophylline, Tolbutamide	Ethanol, Isoniazid, Lidocaine, Lorazepam, Nitrazepam, Oxazepam, Prazosin, Salicylate, Warfarin

六、藥物與藥物的交互作用

1. 酵素誘導作用(Enzyme Induction)

(1) 酵素誘導劑與受質藥物併用，酵素誘導作用會加速受質藥物的代謝速率(substrate metabolism)，及藥理作用會減少。

(2) 有些酵素誘導劑不僅會加速受質藥物的代謝速率，也會加速本身的代謝速率，例如：Carbamazepine。

酵素誘導劑	受質藥物的代謝速率會增加
1.Benzo[a]pyrene	Theophylline
2.Chlorcyclizine	Steroid Hormones
3.Ethchlorvynol	Warfarin
4.Glutethimide	Glutethimide, Warfarin
5.Griseofulvin	Warfarin
6.Phenobarbital	Barbiturates, Chloramphenicol, Chlorpromazine, Cortisol, Warfarin, Dicumarol, Digitoxin, Desipramine, Doxorubicin, Estradiol, Phenylbutazone, Phenytoin, Quinine, Testosterone
7.Phenylbutazone	Aminopyrine, Cortisol, Digitoxin
8.Phenytoin	Cortisol, Dexamethasone, Digitoxin, Theophylline
9.Rifampin	Warfarin, Dicumarol, Digitoxin, Cortisol, Methadone, Metoprolol, Oral contraceptives, Prednisone, Propranolol, Quinidine

(3) 香菸及碳烤煤焦內的 Benzo[a]pyrene 及聚環芳香性碳氫化合物(polycyclic aromatic hydrocarbons)會誘導 CYP1A 酵素，因此會改變藥物的代謝速率。

(4) 多氯聯苯(polychlorinated biphenyls, PCBs)及戴奧辛(Dioxin, TCDD)會誘導 P450 酵素，因此會改變藥物的代謝速率。

(5) 誘導代謝酵素，會增加代謝酵素 P450 的合成，需要加速轉錄(transcription)及轉譯(translation)。例如：

a. Benzo[a]pyren 及 Dioxin 能加速 cytoplasmic 受體的合成。

b. Dexamethasone 及 Rifampin 能加速 steroid-retinoid-thyroid hormone 受體的合成，再誘導 CYP3 A 酵素。

c. Phenobarbital 能加速構雄性烷受體(constitutive androstane receptor, CAR)的合成，再誘導 CYP3A 酵素。

2. 酵素抑制作用(Enzyme Inhibition)

(1) 酵素抑制劑與受質藥物併用，酵素抑制作用會減少受質藥物的代謝速率，及藥物的副作用會增加。

(2) 具有嘧唑環(imidazole)結構的藥物，例如：Cimetidine 及 Ketoconazole 會與肝臟 P450 血基質鐵 (heme-iron)結合，因此會競爭性抑制受質藥物的代謝速率及減少受質藥物的代謝速率。

(3) 巨環類抗生素(macrolide)，例如：Erythromycin、Clarithromycin 及 Troleandomycin 會與肝臟 P450 heme-iron 錯合，因此會競爭性抑制受質藥物被 CYP 3A 代謝。

(4) Proadifen (SKF-525-A)會與 P450 heme-iron 緊密結合，因此會競爭性抑制受質藥物被 CYP 3A 代謝。

(5) Chloramphenicol 被 CYP 2B1 代謝且因此使 CYP 2B1 失去活性。

(6) 某些藥物是經由共價鍵不可逆性抑制 P450s。

(7) 自殺性抑制劑(suicide inhibitors)與能血基質鐵(heme-iron)或蛋白質緊密結合使代謝酵素失去活性，例如：Ethinyl estradiol、Norethindrone、Spironolactone 及 Fluroxene 等。

酵素抑制劑	受質藥物的代謝速率會減少
1. Allopurinol, Chloramphenicol, Isoniazid	Antipyrine, Dicumarol, Probenecid, Tolbutamide
2. Cimetidine	Chlordiazepoxide, Diazepam, Warfarin
3. Dicumarol	Phenytoin
4. Diethylpentenamide	Diethylpentenamide
5. Disulfiram	Antipyrin, Ethanol, Phenytoin, Warfarin
6. Ethanol	Methanol
7. Grapefruit Juice	Alprazolam, Atorvastatin, Cisapride, Cyclosporine, Midazolam, Triazolam
8. Ketoconazole	Cyclosporine, Astemizole, Terfenadine
9. Nortriptyline	Antipyrine
10. Oral Contraceptives	Antipyrine
11. Phenylbutazone	Phenytoin, Tolbutamide
12. Secobarbital	Secobarbital
13. Troleandomycin	Theophylline, Methylprednisolone

七、藥物與疾病的交互作用

1. 急性或慢性疾病會改變肝臟功能，因此會改變某些藥物的肝臟代謝。
2. 肝炎(hepatitis)或肝硬化(cirrhosis)會改變肝臟藥物代謝酵素活性，尤其微粒體氧化酵素(microsomal oxidase)，因此會顯著的影響藥物的肝臟排除。

3. 在肝硬化及急性病毒性肝炎的病人，Chlordiazepoxide 及 Diazepam 的半衰期會顯著的延長，但 Oxazepam 及 Lorazepam 經由葡萄糖醛酸化排除，不受肝臟的影響。

4. 高度被肝臟萃取及排除的藥物，例如 Lidocaine 及 Verapamil，肝臟的血流會影響藥物的排除(metabolism is flow-limited)，心臟疾病會影響血液灌流至肝臟。

▼ 肝臟清除的藥物，受肝臟血流的影響(blood flow-limited)

Alprenolol	Lidocaine	Amitriptyline
Meperidine	Clomethiazole	Morphine
Desipramine	Pentazocine	Imipramine
Propoxyphene	Isoniazid	Propranolol
Labetalol	Verapamil	Nitroglycerin

複習試題 04

C 01. 下列何者可以延長受到肝臟代謝之藥物的作用時間？
(A)先前服用 Phenobarbital
(B)先前服用的藥物可與此種藥物競爭結合的血液蛋白
(C)先前服用 Cimetidine
(D)先前服用 Rifampin

A 02. 下列給藥方式何者較可保護藥物受肝臟之首渡通過代謝？
(A)舌下　(B)口服　(C)肛門　(D)以上皆對

B 03. 下列何者與藥物的氧化代謝途徑無關？
(A)cytochrome P450　(B)esterase
(C)NADH 或 NADPH cofactor　(D)molecular oxygen

D 04. 影響藥物在生物體內轉化之因素為何？(1)性別、(2)年齡、(3)體重、(4)疾病
(A)(1)　(B)(1)(2)　(C)(1)(2)(3)　(D)(1)(2)(3)(4)

B 05. 藥物的代謝，老年人依舊不會退化或減弱者是：
(A)N-Demethylation　(B)Glucuronidation
(C)Sulfoxidation　(D)Hydroxylation

D 06. 下列何種之肝臟清除率不因年齡增加而改變？
(A)Chlordiazepoxide　(B)Diazepam　(C)Propranolol　(D)Warfarin

B 07. 下列何種肝臟之藥物代謝作用，在老年人較沒有降低之情形？
(A)Hydroxylation　(B)Glucuronidation
(C)N-Demethylation　(D)Sulfoxidation

D 08. 下列有關藥物 acetylation 之敘述中，何者不正確？
(A)其催化酵素存在細胞質
(B)與含 NH_2 基藥物作用
(C)需要 acetyl-coenzyme A
(D)其產物通常比原有藥更具高水溶性

C 09. 下列有關藥物 glucuronidation 之敘述中，何者不正確？
(A)其產物可能比原藥更不具活性
(B)與含 OH-基藥物作用
(C)需要 UTP-glucuronic acid
(D)通常變成水溶性較高之產物

A 10. 下列何者不屬於 phase I 的藥物代謝反應？
(A)glucuronidation (B)hydrolysis
(C)oxidation (D)reduction

A 11. 下列何者屬於藥物代謝之第二階段(Phase II)反應？
(A)acetylation (B)deamination
(C)aromatic hydroxylation (D)ester hydrolysis

B 12. 人體肝臟之 P-450 enzyme 有許多 isoforms，其中以何者含量最高？
(A)CYP 2C9 (B)CYP 3A4 (C)CYP 2A6 (D)CYP 1A2

C 13. 下列何種藥物不是代謝酵素 CYP 3A 的抑制劑？
(A)Erythromycin (B)Ketoconazole
(C)Rifampin (D)Ritonavir

D 14. 下列哪一項是藥物 phase II 的主要代謝途徑？
(A)oxidation (B)deamination
(C)reduction (D)conjugation

MEMO

UNIT 2

眼科藥物的藥理學

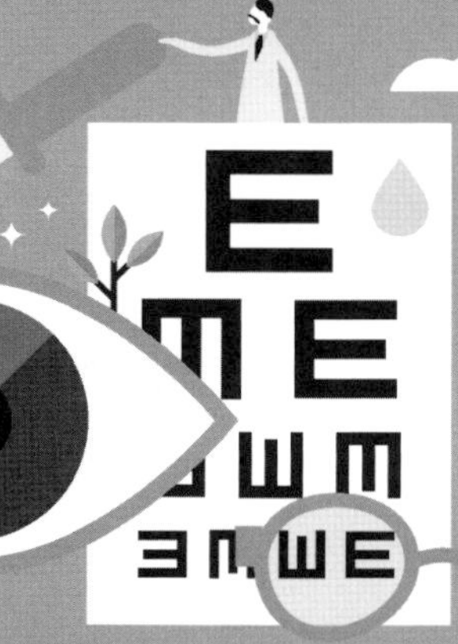

擬副交感神經作用藥
(Parasympathomimetic Drugs)

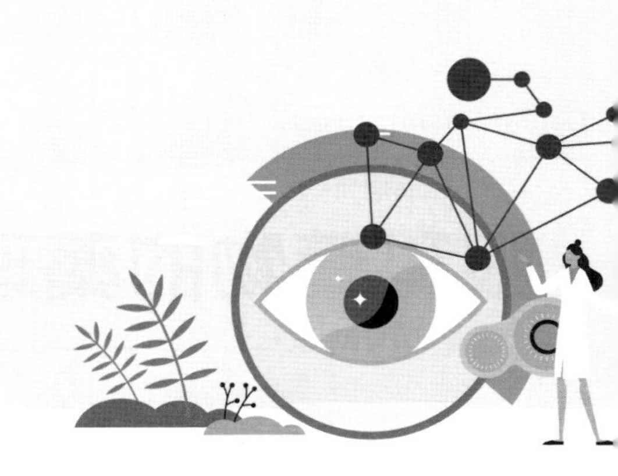

一、簡介

1. 擬副交感神經作用藥(parasympathomimetic drugs)又名擬膽鹼激性作用藥(cholinomimetic drugs)，能作用於膽鹼激性毒蕈鹼受體(muscarinic receptor)及尼古丁受體(nicotinic receptor)。
2. 擬膽鹼激性藥依其作用方式，可分類如下：
   (1) 直接作用的膽鹼激性藥(cholinegic drugs)，此類藥物能直接活化膽鹼激性受體。
      a. 膽鹼酯類(choline esters)：
         Acetylcholine, Methacholine, Bethanechol, Carbachol。
      b. 生物鹼類：
         Pilocarpine, Muscarine。
   (2) 間接作用的膽鹼酯酶抑制劑(cholinesterase inhibitors)
      又名抗膽鹼酯酶藥，能抑制乙醯膽鹼酯酶(AChE)，使乙醯膽鹼濃度(ACh)增加，再活化膽鹼性受體。依其作用方式又分為：
      a. 可逆性(reversible)膽鹼酯酶抑制劑：
         Physostigmine, Neostigmine, Pyridostigmine, Edrophonium。
      b. 不可逆性(irreversible)膽鹼酯酶抑制劑，有機磷藥物：
         Parathion, Malathion, Echothiophate。
3. 膽鹼性受體(cholinergic receptor)分為二種亞型：
   (1)毒蕈鹼(muscarinic)受體及(2)尼古丁(nicotinic)受體。
4. 擬膽鹼激性作用藥(cholinomimetic drugs)具有縮瞳、睫狀肌收縮作用、及降低眼內壓(intraocular pressure)作用。

5. 膽鹼性受體(cholinergic receptor)被興奮，會產生下列生理反應：

器官	生理反應
1. 眼睛(M_3)	
眼睛虹膜(iris)的括約肌	收縮（縮瞳）
環狀肌(spincter muscle)	收縮（近視）
2. 心臟(M_2)	
竇房結	減慢速率
心房，心室	減少收縮力
房室結	減慢傳導速率
3. 血管(M_3)	
動脈	擴張（內皮細胞分泌內皮衍生鬆弛因子，EDRF）
靜脈	擴張（內皮細胞分泌 EDRF）
4. 肺臟(M_3)	
支氣管平滑肌	收縮
支氣管腺體	刺激分泌
5. 胃腸道(M_3)	
胃腸道蠕動	增加
括約肌	鬆弛
分泌	刺激
6. 膀胱(M_3)	
迫尿肌	收縮
三角肌及括約肌	鬆弛
7. 腺體(M_3)	
汗腺、唾液腺、淚腺	分泌

二、直接作用的膽鹼激性作用藥

1. 乙醯膽鹼(Acetylcholine)

商品名：Miochol Intraocular, Ovisot。

作　用：(1) Acetylcholine 以靜脈注射給藥，最容易被乙醯膽鹼酯酶(AChE)水解，因此作用時間短。

(2) 對毒蕈鹼受體及尼古丁受體作用最強。

用　途：(1) 眼用溶液，用於白內障摘除手術。

(2) 用於手術，當作縮瞳劑。

2. 卡巴可(Carbachol)

商品名：Carbacel, Isopto Carbachol, Miostat。

作　用：(1) Carbachol 是直接性膽鹼性受體致效藥，兼具有毒蕈鹼及尼古丁樣作用。

(2) Carbachol 能顯著作用於胃腸道及膀胱平滑肌。

(3) Carbachol 不會被乙醯膽鹼酯酶水解，作用時間長。

用　途：(1) 0.75~3%眼用溶液，能降低眼內壓、治療青光眼。

(2) 用於手術，當作縮瞳劑(miotic agent)。

(3) 0.01%用於白內障摘除手術。

3. Bethanechol chloride

商品名：Urecholine, Myotonachol。

作　用：(1) Bthanechol 對胃腸道及尿道膀胱平滑肌的選擇性作用較乙醯膽鹼顯著，可增加胃腸道及膀胱的張力。

(2) Bthanechol 不具有菸鹼的作用。

藥動學：(1) Bethanechol 不會被乙醯膽鹼酯酶水解。

(2) 口服吸收良好，以皮下注射也易被吸收。

副作用：(1) 發汗、潮紅、流涎、嘔吐、噁心及腹瀉。

(2) 血壓降低及心跳速率。

禁忌症：氣喘病患，胃潰瘍，帕金森氏病，孕婦，心臟病及甲狀腺機能亢進的病人禁忌使用 Bethanechol。

用　途：(1) 口服或注射，當作促進蠕動藥(prokinetic drug)、治療手術後與分娩後的腸胃道麻痺症及腹脹。
(2) 治療神經性的尿液滯留。

▼ 膽鹼酯類(choline esters)的比較

膽鹼酯類	膽鹼酯酶水解	毒蕈鹼作用	尼古丁作用
Acetylcholine	++++	+++	+++
Methacholine	+	++++	−
Carbachol	−	++	+++
Bethanechol	−	++	−

4. 毛果芸香鹼(Pilocarpine)

商品名：Isopto Carpine, Pilocar。

作　用：(1) Pilocarpine 是一種天然生物鹼，是毒蕈鹼受體致效劑，能快速降低眼內壓及會引起瞳孔縮小(miosis)作用；作用時間約 6 小時。
(2) Pilocarpine 對汗腺及唾液腺的作用最顯著；與阿托品(atropine)的作用相反。

副作用：(1) 長期使用有近視(myopia)的危險、藥物過敏。
(2) 腹瀉、噁心、嘔吐、流淚、支氣管痙攣。

用　途：(1) 0.25~10%眼用溶液，用於降低眼內壓、治療青光眼。
(2) 治療修格連氏症候群(Sjogren's syndrome)引起的口乾症及乾眼症。

5. Cevimeline

商品名：Evoxac。

作　用：(1) Cevimeline 為膽鹼性毒蕈鹼 M_3 受體致效劑。
(2) Cevimeline 對淚腺、汗腺及唾液腺的作用最顯著。

用　途：(1) 促進流涎、治療放射線照射引起的口乾症。
(2) 治療眼睛及黏膜乾燥症。

三、可逆性膽鹼酯酶抑制藥

可逆性膽鹼酯酶抑制藥(reversible anticholinesterases)能與乙醯膽鹼酯酶(AChE)的酯基(esteratic)位置結合，使乙醯膽鹼濃度增加，再利用乙醯膽鹼活化受體。

1. 毒扁豆鹼(Physostigmine)

商品名：Eserine, Antilirium。

作　用：(1) Physostigmine 是一種天然生物鹼，能可逆性抑制乙醯膽鹼酯酶(aceylcholinesterase, AChE)。

(2) 毒扁豆鹼是三級胺，具有中樞作用。

藥動學：口服毒扁豆鹼易被吸收，在體內會被酵素水解，作用時間約 0.5~2 小時，作用時間短。

用　途：(1) 0.25~1%眼用溶液或軟膏，治療青光眼。

(2) 當作縮瞳藥(miotic agent)。

(3) 以注射給藥，治療抗膽鹼性藥物（例如 Atropine）的過量中毒。

2. 新斯狄明(Neostigmine)

商品名：Prostigmin, Proserin, Vagostigmin, Neomin。

作　用：(1) Neostigmine是人工合成品的四級胺類，為可逆性乙醯膽鹼酯酶抑制劑，具有抗膽鹼酯酶作用。

(2) 新斯狄明對中樞神經系統的毒性較毒扁豆鹼小。

(3) 新斯狄明能直接作用於骨骼肌細胞的膽鹼性尼古丁受體，故對骨骼肌的作用較強。

(4) 新斯狄明對除去神經的眼睛不會產生縮瞳作用。

藥動學：Neostigmine 的口服吸收差，以注射給藥，主要經由腎臟排除。

副作用：流淚、嘔吐、流汗、流涎、心跳速率減慢、低血壓及下痢腹瀉和骨骼肌束狀抽搐等副作用。

腸胃道的副作用，可以用 Atropine 來改善。

用　途：(1) 適合長期治療重症肌無力症(myasthenia gravis)。

(2) 治療複視(diplopia)及上眼瞼下垂。

(3) Neostigmine 皮下注射 0.5~1 mg 或口服 15 mg，治療手術後腹脹及尿滯留。

(4) 0.05%眼用溶液，用於治療青少年假性近視眼。

3. 吡啶斯狄明(Pyridostigmine)

商品名：Mestinon。

作　用：Pyridostigmine 是四級胺人工合成品，與新斯狄明(Neostigmine)相似，同為抗膽鹼酯酶藥，能將膽鹼酯酶的絲胺酸羥基胺甲醯化(carbamylation)，作用時間是 3~6 小時。

用　途：(1) 口服給藥，長期治療重症肌無力症。

(2) 注射給藥，治療急性重症肌無力症或箭毒樣藥物引起的肌肉麻痺。

4. 氯化羥苯甲乙銨(Edrophonium chloride)

商品名：Tensilon, Enlon。

作　用：(1) Edrophonium 為可逆性的乙醯膽鹼酯酶抑制劑。

(2) Edrophonium 作用開始快，但作用時間短，約 5~15 分鐘，是抗膽鹼酯酶(anticholinesterase)中，藥效最短的。

(3) Edrophonium 具有直接性神經肌肉興奮作用。

副作用：流涎、支氣管痙攣、心跳徐緩、心律異常。

用　途：(1) 靜脈或肌肉注射給藥，治療箭毒樣藥物的中毒。

(2) 靜脈注射 2 mg，在眼科用於診斷重症肌無力症。重症肌無力症病人常有複視(diplopia)及眼瞼下垂(ptosis)症狀。

(3) 靜脈注射，治療重症肌無力症(myasthenia gravis)。

5. 安貝氯銨(Ambenonium)

商品名：Mytelase。

作　用：Ambenonium 作用與新斯狄明相似，是可逆性乙醯膽鹼酯酶抑制劑；作用時間約 4~8 小時。

禁忌症：支氣管氣喘及機械性腸道梗塞的病人禁忌使用。

用　途：(1) Ambenonium 口服給藥，治療腹部脹氣。
(2) 注射給藥，治療急性重症肌無力症。

6. Demecarium

商品名：Humorsol。

作　用：(1) Demecarium 是選擇性乙醯膽鹼酯酶抑制劑，能使眼內壓降低。
(2) Demecarium 是作用強及作用時間長的縮瞳藥。

用　途：0.125~0.25% 眼用溶液，治療青光眼。

▼ 乙醯膽鹼酯酶抑制劑(Cholinesterase inhibitors)的比較

乙醯膽鹼酯酶抑制劑	用途	作用時間
Physostigmine	青光眼	0.5~2 小時
Neostigmine	重症肌無力症	0.5~4 小時
Pyridostigmine	重症肌無力症	4~6 小時
Edrophonium	重症肌無力症	5~15 分鐘
Echothiophate	青光眼	100 小時

7. Tacrine

商品名：Cognex。

作　用：Tacrine 是長效型可逆性乙醯膽鹼酯酶抑制藥物，減少乙醯膽鹼代謝，使乙醯膽鹼的濃度增加。

副作用：腹痛、厭食、嘔吐及腹瀉、肝臟中毒、心律不整。

用　途：口服有效，治療阿茲海默氏症(Alzheimer's disease)及失智症(dementia)，改善記憶。

8. Donepezil

商品名：Aricept。

作　用：Donepezil 為更具有選擇性長效型的乙醯膽鹼酯酶抑制劑，周邊副作用較少及半衰期較長，不受肝腎功能影響，每天服用一次劑量。

副作用：低度的嘔吐及腹瀉（副作用可被 Atropine 拮抗）、失眠。

用　途：口服有效，治療輕度至中度的阿茲海默氏症(Alzheimer's disease)之認知障礙。

9. Rivastigmine

商品名：Excelon。

作　用：Rivastigmine 為三級胺的胺基甲酸酯類(carbamate)衍生物，為選擇性非競争性乙醯膽鹼酯酶(AChE)抑制劑，能改善認知，每天服用二次劑量。

副作用：低度的嘔吐及腹瀉、失眠。

用　途：口服有效，治療阿滋海默症。

10. Galantamine

商品名：Razadyne, Reminyl。

作　用：Galantamine 是石蒜科的天然生物鹼，是三級胺選擇性競爭性乙醯膽鹼酯酶抑制劑，使乙醯膽鹼的數量增加，能改善認知(cognition)，每天服用二次劑量。

副作用：低度的嘔吐及腹瀉、失眠。

用　途：口服有效，治療輕度至中度阿滋海默症。

▼ 三級胺乙醯膽鹼酯酶抑制劑(AChE inhibitor)的藥物動力學

藥物	排除半衰期(hr)	排除途徑	常用劑量
Donepezil	60~90	CYP2D6, 3A4	10 mg QD
Rivastigmine	2	BuChE 水解	3~6 mg BID
Galantamine	5~8	CYP2D6, 3A4	8~12 mg BID
Tacrine	-	CYP1A2	20 mg QID

四、不可逆性有機磷抗膽素酯酶藥

1. 巴拉松(Parathion)

作　用：(1) Parathion是一種有機磷酸酯類(organophosphates)能不可逆性的使膽鹼酯酶失去活性，副作用較大，當作農業用的殺蟲劑(insecticides)。

(2) Parathion 是不可逆性有機磷抗膽鹼酯酶藥，能使乙醯膽鹼濃度持久的提高，作用較可逆性抗膽鹼酯酶藥長，及作用較不具有選擇性。

(3) 有機磷膽鹼酯酶抑制劑過量中毒造成之主要死因為呼吸衰竭。

副作用：有機磷膽鹼酯酶抑制劑中毒之症狀：

毒蕈素樣作用	尼古丁樣作用	中樞系統症狀
1. 支氣管收縮	肌肉抽搐	不安
2. 支氣管分泌增加	心跳加速	失眠
3. 流汗	高血壓	振顫
4. 流口水	—	困惑
5. 流淚	—	痙攣
6. 心跳減慢	—	呼吸抑制
7. 縮瞳	—	循環虛脫
8. 排尿失禁	—	低血壓

用　途：農業用殺蟲劑。

2. Echothiophate iodide

商品名：Phospholine。

作　用：(1) Echothiophate 是不可逆性，長效抗膽鹼酯酶藥，能使眼房水流通增加，使眼內壓降低。

(2) Echothiophate 是一種有機磷(organophosphates)，能不可逆性抑制膽鹼酯酶，因此作用時間較長。

副作用：(1) 角膜內皮改變、虹彩囊腫(iris cyst)、虹彩炎(iritis)、白內障、視網膜分離。

(2) 噁心、腹痛、腹瀉。

用　途：(1) 0.125%眼用溶液，治療廣角性青光眼。

(2) 調節性內斜視(accommodative esotropia)。

(3) 輔助治療斜視(accommodative strabismus)。

相似藥：Isoflurophate (DFP) 0.01~0.1%油溶液。

五、有機磷酸酯類中毒之解毒劑

1. 氯化吡啶甲肟(Pralidoxime chloride, PAM)

作　用：(1) Pralidoxime是一種膽鹼酯酶活化劑，能使失去活性的（被磷化的）膽鹼酯酶再活化，用於治療有機磷中毒。

(2) 能解除有機磷酸酯類引起的神經肌肉束狀抽搐現象；具有四級胺結構，故帶有正電荷。

用　途：(1) Pralidoxime 以靜脈滴注給藥，治療有機磷酸酯類的中毒。

(2) Pralidoxime 與 Atropine 併用，用於治療農藥中毒。

(3) Parathion 當作農業用的殺蟲劑(insecticides)。

2. Atropine。

複習試題 05

D 01. 下列何者不是副交感神經興奮時所引起之生理反應？
(A)瞳孔縮小 (B)腸蠕動增加 (C)支氣管收縮 (D)汗腺分泌增加

C 02. 下述哪一個藥物最容易被 cholinesterases 所分解？
(A)Carbachol (B)Muscarine (C)Acetylcholine (D)Pilocarpine

C 03. 下列擬副交感神經作用藥中，何者不兼具有毒蕈(muscarinic)及菸鹼(Nicotinic)的作用？
(A)Carbachol (B)Neostigmine (C)Bethanechol (D)Physostigmine

C 04. 下列何者最常被用來治療尿液滯留？
(A)Methacholine (B)Pilocarpine (C)Bethanechol (D)Atropine

B 05. 在下列青光眼治療藥物中哪一樣藥物之療效與抑制眼房液之分泌較無相關？
(A)Timolol (B)Pilocarpine (C)Brimonidine (D)Acetazolamide

A 06. 有關生物鹼 Pilocarpine 之敘述，何者錯誤？
(A)局部使用在眼角膜時，具散瞳作用
(B)主要作用於毒蕈素性受體(Muscarinic receptors)
(C)治療青光眼，快速降低眼內壓
(D)與 Atropine 作用相反

D 07. 下述哪一個藥物，可以“不可逆”的抑制 cholinesterase 之活性(irreversible anticholinesterase)？
(A)Rivastigmine (B)Donepezil (C)Tacrine (D)Isoflurophate

A 08. Isoflurophate 中毒時，下列症狀何者錯誤？
(A)心跳加快 (B)骨骼肌麻痺 (C)支氣管分泌增加 (D)瞳孔縮小

C 09. 有機磷農藥 Parathion 中毒時，可給予病患何種藥物治療？
(A)Physostigmine (B)Atropine＋Digitalis
(C)Atropine＋Pralidoxime (D)β-agonist＋CNS stimulant

A 10. 下列何者為治療手術後尿液滯留之首選藥物？
(A)Bethanechol (B)Carbachol (C)Ephedrine (D)Atropine

B 11. 下列有關 acetylcholine 在心臟血管主要作用的敘述，何者錯誤？
(A)血管放鬆 (B)心跳加快 (C)減低心臟收縮力 (D)減低 sinoatrial node 和 atrioventricular node 的傳導

A 12. 下列有機磷化合物中，何者是屬於治療性用藥？
(A)Echothiophate (B)Parathion
(C)Paraoxon (D)Soman

B 13. 一位 55 歲男性農夫被發現昏倒在田裡，經送到醫院急診發現其瞳孔縮小、唾液多、呼吸次數每分鐘 36 次、有哮喘聲、腹瀉、肌肉震顫。請問這位農夫可能罹患：
(A)出血性腦中風 (B)Organophosphate 中毒
(C)Natural alkaloid 中毒 (D)Barbiturate 中毒

C 14. 臨床上使用 Neostigmine 以改善骨骼肌收縮的功能時，應同時給予何種藥物以減少其對腸道平滑肌的刺激作用？
(A)Pilocarpine (B)*d*-Tubocurarine (C)Atropine (D)Edrophonium

A 15. 下列何者為間接作用型副交感神經作用劑且具有高親水性，可用於青光眼(glaucoma)治療？
(A)Echothiophate (B)Methacholine
(C)Neostigmine (D)Pilocarpine

D 16. 下列症狀，何者不是膽鹼酯酶抑制劑(cholinesterase inhibitor)的毒性所致？
(A)縮瞳(miosis)
(B)骨骼肌麻痺(skeletal muscle paralysis)
(C)發汗(sweating)
(D)睫狀肌麻痺(cycloplegia)

A 17. 下列藥物，何者為直接作用型的 muscarinic agonist，可用來處理口乾、眼睛及黏膜乾燥？
(A)Cevimeline (B)Carbachol (C)Acetylcholine (D)Methacholine

MEMO

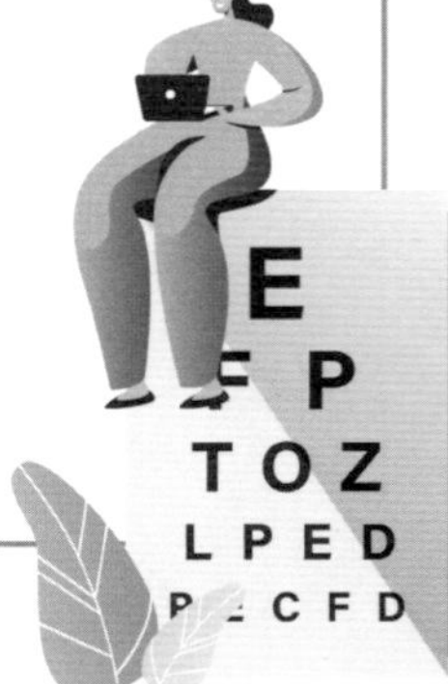

抗毒蕈鹼藥
(Antimuscarinic Agents)

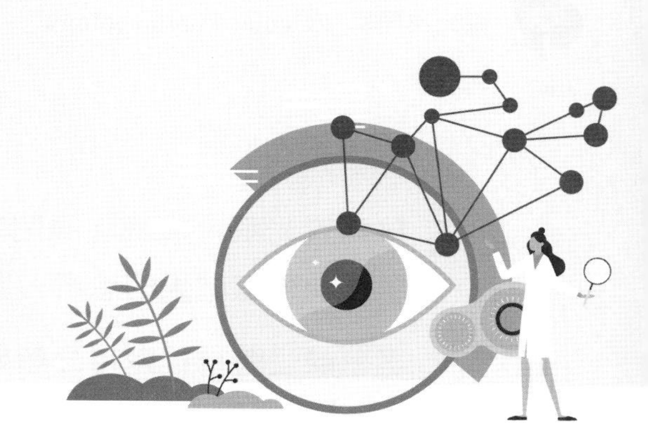

一、簡介

1. 抗毒蕈鹼藥(antimuscarinic agents, muscarinic blocking agents)又名膽鹼激性受體拮抗劑(cholinoceptor antagonist)，能與乙醯膽鹼競爭，阻斷毒蕈鹼(muscarinic)受體，及產生擬膽鹼激性藥物的相反作用。

2. 阻斷毒蕈鹼受體(muscarinic receptor)可產生：腺體分泌減少、散瞳、睫狀肌麻痺、加速心跳、支氣管及胃腸道平滑肌鬆弛。

副交感神經支配的組織	作用
1. 皮膚	抑制發汗（引起 hyperpyrexia）、潮紅
2. 視覺	睫狀肌麻痺(cycloplegia)
	散瞳(mydriasis)
3. 消化	減少唾液、減少腸胃道蠕動、減少迷走刺激胃，減少分泌
4. 尿道	尿液滯留、輸尿管鬆弛
5. 心臟血管	低劑量時，心跳減慢（中樞作用）
	高劑量時，心跳加速（末梢作用）
6. 中樞神經系統	記憶障礙、嗜睡、鎮靜、不安

3. 抗毒蕈鹼性藥（毒蕈鹼受體拮抗劑）臨床上用作散瞳藥、抗分泌藥、解痙藥、抗暈車藥，及抗帕金森藥等。

4. 毒蕈鹼受體拮抗劑(muscarinic receptor antagonists)：例如作用時間較長的 Atropine 及 Scopolamine (Hyoscine)，用於治療發炎性葡萄膜炎(inflammatory uveitis)。

5. 狹角青光眼、麻痺性腸閉塞(paralytic ileus)、幽門或小腸障礙、尿液滯留及前列腺肥大的患者，應避免使用毒蕈鹼受體拮抗劑。

6. 毒蕈鹼受體拮抗劑可分類如下
   (1) 天然生物鹼，例如 Atropine 及 Scopolamine (Hyoscine)。
   (2) 人工合成品，例如 Homatropine 及 Tropicamide。

二、天然的生物鹼及其半合成品

1. 阿托品(Atropine)

作　用：(1) Atropine 又名消旋性(±)−hyoscyamine，具有解除迷走神經(vagolytic)及抑制心臟的傳導作用，使心跳速率加快。
(2) 口服 0.6 mg 阿托品會引起眼乾、口乾及抑制流汗。
(3) Atropine 為膽鹼性受體拮抗劑，較大劑量的阿托品能減少胃腸道的蠕動及胃液分泌。
(4) Atropine 能使膀胱的壁肌鬆弛，但會使括約肌收縮。
(5) 阿托品能產生散瞳作用及睫狀肌麻痺(cyclopegia)。
(6) 大劑量的阿托品會引起中樞神經系統興奮作用，可再變成妄想(delirium)，再演變成昏迷。

藥動學：(1) 阿托品易由胃腸道及眼結合膜吸收。
(2) 阿托品約有 1/3 原型被排泄，其餘會被水解形成 tropine 及再形成 β-glucuronide 由尿液排泄。

副作用：口乾、皮膚熱潮紅、視覺模糊、便祕、尿滯留、心跳加速、精神繁亂、妄想、迷幻。過量中毒症狀為情緒亢奮、口乾、眼乾、心跳增加、皮膚泛紅及高體溫。

解毒劑：阿托品(Atropine)用量超過 5 mg 時，即會產生中毒，其急救方法如下：
(1) 洗胃、瀉下或催吐以減少吸收。
(2) 中樞興奮及發作時可用 Diazepam 控制。
(3) 可注射毒扁豆鹼(Physostigmine)。

禁忌症：青光眼及前列腺肥大病人，禁忌使用阿托品。

用　途：(1) Atropine 眼用溶液及眼用軟膏用於眼科，當作散瞳劑及睫狀肌麻痺劑：可使瞳孔散大、睫狀肌調節功能麻痺，用於角膜炎及虹膜睫狀體炎。

(2) 眼用毒蕈鹼受體拮抗劑使用三級胺藥物，較易穿透角膜，生體可用率較高。

(3) 全身麻醉前給予 Atropine：皮下注射 0.5 mg，可減少麻醉過程中支氣管黏液及腺體分泌增加。

(4) Atropine 用於治療心搏過緩(bradycardia)。

(5) 作為膽鹼酯酶抑制藥中毒之解毒劑。

Atropine 與 Pralidoxime 併用，作為巴拉松中毒之解毒劑，能拮抗乙醯膽鹼在中樞與周邊之作用。

2. Ipratropium

商品名：Atrovent。

作　用：Ipratropium 作用與阿托品相似，是 Atropine 的四級胺衍生物，具有支氣管舒張作用及減少支氣管分泌作用。

藥動學：Ipratropium 為四級胺，吸收率低，較無全身毒性。

用　途：(1) 0.02~0.06% 吸入給藥，治療氣喘(asthma)。

(2) 吸入給藥，治療慢性阻塞性肺臟疾病(COPD)。

▼ 毒蕈鹼受體拮抗劑，散瞳劑及睫狀肌麻痺劑之比較

毒蕈鹼受體拮抗劑	作用時間（天）	常用濃度(%)
1. Atropine	7~10	0.5~1
2. Scopolamine	3~7	0.25
3. Homatropine	1~3	2~5
4. Cyclopentolate	1	0.5~2
5. Tropicamide	0.25	0.5~1

3. Tiotropium

商品名：Spiriva。

作　用：Tiotropium 屬於 scopolamine 的半合成類似物，作用與阿托品相似，為 tiotropium 的四級胺衍生物，具有長效性支氣管舒張作用及減少支氣管分泌作用。

藥動學：Tiotropium 為四級胺，吸收率低，較無全身毒性。

用　途：吸入給藥，治療慢性阻塞性肺臟疾病(COPD)。

4. 東莨菪鹼(Scopolamine, Hyoscine)

商品名：Isopto Hyoscine, Buscopan, Buspan。

作　用：(1) Scopolamine 為毒蕈鹼(muscarinic)受體拮抗藥，周邊作用與阿托品相似，但其散瞳及抑制腺體分泌作用比阿托品強。

(2) Scopolamine 對大腦皮質及中樞神經系統有明顯的抑制作用；臨床治療劑量下，對於中樞神經有抑制作用。

副作用：口乾、便祕、鎮靜。

用　途：(1) 用作鎮靜藥及鎮痙藥。

(2) 0.1~0.5%溶液，當作散瞳劑。

(3) 用於治療葡萄膜炎(inflammatory uveitis)。

(4) 作成穿皮貼布 Transderm-Scop，用於預防動暈症(motion sickness)。

▼ Atropine 與 Scopolamine 藥理作用之比較

作用 / 藥物	Atropine	Scopolamine
抗毒蕈鹼作用 Antimuscarinic	對心臟、小腸及支氣管平滑肌之作用較顯著。	對虹、睫狀體及某些外分泌腺體（唾腺、支氣管、汗腺）之作用較顯著。
中樞神經系統	大劑量先興奮，後抑制，治療劑量下，不會產生中樞抑制。	治療劑量下，會產生中樞抑制及鎮靜作用。
散瞳作用	散瞳作用持續 7~10 天。	散瞳作用持續 3~7 天。

三、人工合成品

1. 后馬托品(Homatropine)

商品名：Homapin, Malcotran。

作　用：Homatropine 的作用與阿托品相似，但散瞳及睫狀肌麻痺的作用時間較短，作用可持續約 1~4 天。

用　途：(1) 用於眼科檢查及驗光，常用濃度 2%或 5%。

(2) 用於治療葡萄膜炎(inflammatory uveitis)及虹膜炎(iritis)，防止沾黏(synechia, adhesion)。

2. 環戊苯胺酯(Cyclopentolate)

商品名：Cyclogyl, Ak-pentolate, Pentolair。

作　用：Cyclopentolate 作用與阿托品相似，當作散瞳劑及睫狀肌麻痺劑，15~45 分鐘便可產生散瞳及睫狀肌麻痺作用，於 24 小時即可恢復正常視覺。

用　途：(1) 用於眼科檢查及驗光，眼用溶液常用濃度 0.5 或 1%。

(2) 用於治療葡萄膜炎(inflammatory uveitis)。

3. 托品醯胺(Tropicamide)

商品名：Mydriacyl, Mydriafair。

作　用：Tropicamide 的散瞳及睫狀肌麻痺作用快及作用時間短，約 30 分鐘內即可產生作用；Tropicaimide 是瞳孔擴張劑中，作用時間最短，適用於成年人。

用　途：(1) 眼科檢查或治療假性近視，常用濃度 0.5%及 1%。

(2) 適合作為眼底檢查前之用藥。

(3) 用於治療葡萄膜炎(inflammatory uveitis)。

4. 甘羅溴胺(Glycopyrrolate bromide)

商品名：Robinul, Gastrodyn。

作　用：Glycopyrrolate 是四級胺抗膽鹼性藥物，能抑制胃液分泌及胃腸蠕動作用，具有解痙、抗胃酸、及止痛作用。

禁忌症：幽門梗塞、青光眼或前列腺肥大的病患禁用。

用　途：治療十二指腸潰瘍、慢性胃炎、胃液分泌過多症。

5. 溴化普洋夕林(Propantheline bromide)

商品名：Pro-Banthine, Neo-Metanty。

作　用：Propantheline 是四級胺的抗膽鹼性藥，能拮抗胃腸道的毒蕈鹼受體，減少胃腸道的張力及分泌。

副作用：口乾、視力模糊、尿滯留、便祕、心悸。

禁忌症：不適用於青光眼、重症肌無力、腸道阻塞及心臟病患。

交互性：Propantheline 會延長胃排空時間，因而影響其他藥品的作用。

用　途：飯前服用，治療十二指腸潰瘍、腸胃道過度蠕動的症狀。

6. 哌吡氮平(Pirenzepine)

商品名：Gastrozepin, Bisvanil, Gastropin。

作　用：(1) Pirenzepine 是選擇性毒蕈鹼 M_1 受體拮抗藥，對胃壁細胞的 M_1 受體有高度親和力；但對平滑肌、心肌和唾液腺的 M_3 受體的親和力低。

(2) 能減少胃酸的量及減少胃蛋白酶的分泌。

(3) Pirenzepine 很少有其他抗膽鹼性藥物對瞳孔、胃腸道平滑肌、心臟、唾液腺和膀胱的副作用。

副作用：輕度的口乾及視力模糊，停藥後症狀即消失。

用　途：治療十二指腸潰瘍。

7. Oxybutynin

商品名：Ditropan。

作　用：選擇性的抗膽鹼性藥，對泌尿道平滑肌的 M_3 受體有高度親和力；為選擇性 M_3 阻斷劑。

用　途：口服給藥 5 mg，治療泌尿道手術後引起的泌尿道痙攣及膀胱痙攣(bladder spasm)。

8. Tolterodine

商品名：Detrol。

作　用：Tolterodine 為選擇性 M_3 阻斷劑，屬於四級胺，能選擇性拮抗泌尿道平滑肌的 M_3 受體。

用　途：口服給藥 1~2 mg，治療尿失禁(urinary incontinence)。

▼ 眼用擬副交感神經作用藥及拮抗藥

藥品（商品名）	劑型	適應症
Acetylcholine (Miochol-E)	0.1%溶液劑	縮瞳（手術時）
Carbachol (Miostat)	0.01~3%溶液劑	青光眼、縮瞳（手術時）
Pilocarpine (Isopto)	0.5%, 1%, 2%, 4%及 6%溶液劑；4%凝膠劑	青光眼
Echothiophate (Phospholine)	0.125%溶液劑	青光眼、調節性內斜視
Atropine (Atropine-Care)	0.5%, 1%, 2%溶液劑；1%軟膏劑	散瞳、睫狀肌麻痺、視網膜檢影鏡
Scopolamine (Hyoscine)	0.25%溶液劑	散瞳、睫狀肌麻痺
Homatropine (Isopto Homatropine)	2%及 5%溶液劑	散瞳、睫狀肌麻痺
Cyclopentolate (AK-Pentolate)	0.5%, 1%及 2%溶液劑	散瞳、睫狀肌麻痺
Tropicamide (Mydriacyl)	0.5%及 1%溶液劑	散瞳、睫狀肌麻痺

註：青光眼(glaucoma)、縮瞳(miosis)、散瞳(mydriasis)、調節性內斜視(accommodative esotropia)、睫狀肌麻痺(cycloplegia)、視網膜檢影鏡(retinoscopy)

9. Botulinus Toxin type A

商品名：Botox® (Onabotulinumtoxin A)

Dysport® (Abobotulinumtoxin A)

作　用：肉毒桿菌毒素(botulinus toxin)作用在週邊膽鹼激性(cholinergic)神經末端，能抑制乙醯膽鹼(acetylcholine)由神經元釋放，因此消除局部肌肉痙攣作用。

副作用：感冒樣症狀、吞嚥困難。

用　途：(1) 治療斜視(strabismus)、眼瞼痙攣(blepharospasm)。

(2) 治療梅格斯症(Meige's syndrome)及顏面肌痙攣(hemifacial spasm)。

(3) 治療肌肉痙攣(muscle spasm)。

複習試題 06

B 01. 下列何者不是毒蕈鹼受體阻斷劑(muscarinic receptor-blocking drug)的治療用途？

(A)帕金森氏病(Parkinsonism) (B)高血壓(hypertension)
(C)暈車(motion sickness) (D)氣喘(asthma)

C 02. 下列何種藥物是選擇性作用於 M_1-muscarinic receptors，可用於治療消化性潰瘍？

(A)Dicyclomine (B)Scopolamine
(C)Pirenzepine (D)Physostigmine

A 03. 下列何者是用於治療慢性阻塞性肺疾病(COPD)之乙醯膽鹼受器拮抗劑(acetylcholine receptor antagonist)？

(A)Ipratropium (B)Prednisone (C)Salmeterol (D)Theophylline

D 04. 下列何種藥物不能用於廣角型青光眼(open-angle glaucoma)？

(A)Pilocarpine (B)Timolol (C)Betaxolol (D)Atropine

D 05. 一名十六歲服藥自殺的男性病患被送至急診處，臨床檢視病患意識不清、皮膚乾燥、尿液滯留、心跳加快、瞳孔放大、腸音減少，此病患可能是何種藥物中毒？

(A)鹽酸 (B)安眠藥 (C)有機磷 (D)Atropine

D 06. 當氣喘病人使用某噴霧製劑，可以使支氣管擴張，而此作用不受 β-blocker 之抑制。此外本藥品一般無中樞神經之作用，口服時 bioavailability 少於 40%，則此藥品為何？

(A)Atropine (B)Scopolamine (C)Terbutaline (D)Ipratropium

B 07. 下列何者是典型的 Atropine 的中毒症狀？

(A)濕熱的皮膚、瞳孔縮小、心跳過快、洩尿
(B)乾熱的皮膚、臉部發紅、瞳孔放大、睫狀肌麻痺
(C)流涎、瞳孔放大、發熱
(D)皮膚發白、心跳緩慢、流淚、流涎

D 08. Atropine 是有機磷殺蟲劑中毒之有效解毒藥物，因：

(A)再活化被抑制的乙醯膽素酯 (B)直接活化 α－腎上腺素接受體
(C)抑制神經節傳導 (D)抑制乙醯膽鹼的作用

A 09. 下列何者適合被用來治療腸胃道過度蠕動的症狀？
(A)Propantheline (B)Tropicamide
(C)Methylphenidate (D)Ritodrine

D 10. 抗毒蕈鹼(antimuscarinic)在下列何者疾病情況下不能使用？
(1)狹角青光眼(narrow angle glaucoma)
(2)麻痺性腸閉塞(paralytic ileus)
(3)幽門或小腸障礙(pyloric or intestinal obstruction)
(A)(1)(2) (B)(1)(3) (C)(2)(3) (D)(1)(2)(3)

B 11. 下列何者為 cholinergic 拮抗劑？
(A)Neostigmine (B)Atropine (C)Bethanechol (D)Methantheine

B 12. 下列有關 Atropine 中毒出現之表徵中，下列何者不正確？
(A)散瞳 (B)心跳變慢 (C)口乾 (D)高體溫

B 13. 一位病人局部點眼藥水，之後他抱怨遇到強光看不見東西，而且對近物的視覺不易對焦，此種現象持續數天，則此病人可能使用下列何種藥物？
(A)Tropicamide (B)Atropine (C)Edrophonium (D)Phenylephrine

D 14. 下列何者為 Atropine 中毒之最佳解毒劑？
(A)Neostigmine (B)Pyridostigmine
(C)Acetylcholine (D)Physostigmine

B 15. 下列瞳孔擴張劑，何者作用時間最短？
(A)Cyclopentolate (B)Tropicamide
(C)Atropine (D)Ecothiophate

D 16. Propantheline 對於下列何種疾病之患者不適用？
(A)青光眼 (B)重症肌無力 (C)腸道阻塞 (D)以上皆是

擬交感神經作用藥
(Sympathomimetic Drugs)

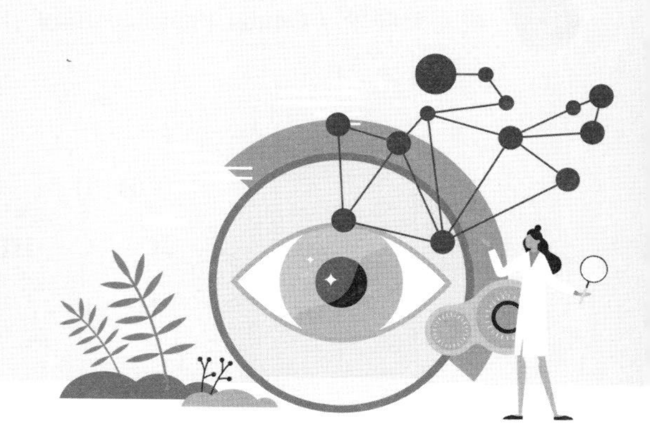

一、簡介

1. 擬交感神經作用藥(sympathomimetic drugs)或稱擬腎上腺素性作用藥(adrenergic drugs)，此類化合物的作用方式，如下：
   (1) 直接作用：藥品直接作用於腎上腺素性受體(adrenoceptors)或作用於節前神經。
      a. 直接性 α－受體興奮藥：Methoxamine。
      b. 直接性 β－受體興奮藥：Isoproterenol。
   (2) 間接作用：藥品能使兒茶酚胺由神經末端釋出。
      間接性 α－受體興奮藥：Tyramine, Amphetamine。
   (3) 混合作用：具有直接作用與間接作用者。
      a. 混合型 α－受體興奮藥：Metaraminol。
      b. 混合型 β－受體興奮藥：Ephedrine。
2. 擬交感神經作用藥的主要用途包括：散大瞳孔、收縮血管、升高血壓、舒張支氣管、加速心跳速率、加強心肌收縮力、鬆弛胃腸道、中樞神經興奮及減少食慾等。

二、兒茶酚胺類

1. 兒茶酚胺類(catecholamines)係指結構上含有兒茶酚及支鏈上含有胺基的物質，例如：
   (1) 存在人體內(endogenous)的兒茶酚胺類：norepinephrine, epinephrine 及 dopamine。
   (2) 人工合成品有 isoproterenol, dobutamine。

Norepinephrine

Epinephrine

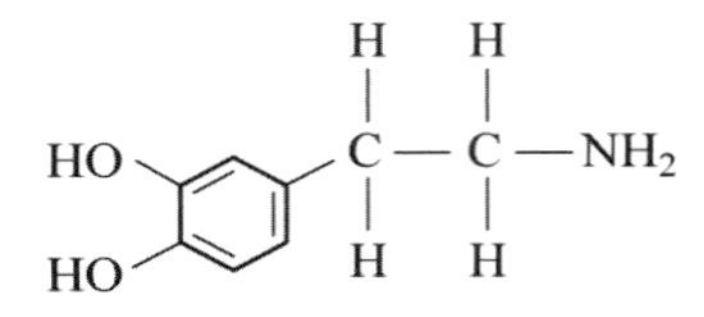

Dopamine

Isoproterenol

2. 兒茶酚胺類(Catecholamines)的分布

(1) 原腎上腺素(norepinephrine)分布於腎上腺性神經纖維末端。

(2) 腎上腺素(epinephrine)高濃度的分布於腎上腺髓質。

(3) 多巴胺(dopamine)分布於中樞神經系統，是一重要的神經傳遞介質，也是原腎上腺素及腎上腺素生合成的前驅質。

3. 腎上腺素性受體(Adrenergic Receptors, Adrenoceptors)

(1) 1948 年 Ahlquist 將腎上腺性受體分為：alpha (α)及 beta (β)。

a. α－受體的功能：血管收縮、散瞳及小腸鬆弛。

b. β－受體的功能：支氣管鬆弛、小腸鬆弛、血管鬆弛、心跳加速及增加心臟收縮力。

(2) α-及 β-adrenergic 受體的再分類

a. α－受體分為：

α_1：分布於節後，能產生血管收縮及散瞳作用；α_2：分布於節前，能調節神經傳遞介質 NE 的釋放。

b. β－受體分為：

β_1：產生心臟興奮。

β_2：產生支氣管擴張、子宮鬆弛及血管平滑肌擴張作用。

β_3：脂肪分解作用(lipolysis)。

作用器官	受體	反應
心臟：竇房結	β_1	心臟博出加速
房室結	β_1	增加傳導速率
心房與心室	β_1	增加收縮力
心臟	α_1	增加收縮力
前列腺(prostate)	α_{1A}	增加收縮
血管：骨骼肌	α_1 與 β_2	收縮或鬆弛
皮膚	α_1	收縮
支氣管平滑肌	β_2	鬆弛
子宮平滑肌	β_2	鬆弛
骨骼肌	β_2	促進鉀離子攝取
肝臟	β_2	活化肝醣分解
脂肪細胞	β_3	活化脂肪分解
脂肪細胞	α_2	抑制脂肪分解
神經末端	α_2	抑制 NE 釋放
血小板	α_2	促進凝集
胃腸道平滑肌：胃	β	減少蠕動
小腸	α 與 β	減少蠕動
胃腸道括約肌：胃	α	收縮
小腸	α	收縮
膀胱：逼尿肌	β	鬆弛
三角肌與括約肌	α	收縮
眼睛：放射肌、虹膜	α_1	收縮（產生散瞳）
睫狀肌	β	鬆弛
豎毛平滑肌	α_1	收縮
胰島（β 細胞）	β_2	insulin 分泌增加
胰島（α 細胞）	α_2	insulin 分泌減少

(3) 典型的兒茶酚胺類對於受體之相關作用強度：

a. α：epinephrine ≧ norepinephrine >>> isoproterenol

b. β_1：isoproterenol > epinephrine = norepinephrine

c. β_2：isoproterenol ≧ epinephrine >>> norepinephrine

三、兒茶酚胺類藥物

1. 腎上腺素(Epinephrine, Adrenaline)

商品名：Bosmin, Glaucon。

作　用：(1) Epinephrine 能興奮 β_2－受體，使葡萄膜鞏膜外流(uveoscleral outflow)增加 20%。

(2) Epinephrine 能興奮腎上腺性 α_2－受體，使葡萄膜鞏膜外流或小樑網外流(trabecular outflow)增加。

(3) Epinephrine 能使虹膜的放射肌收縮，產生散瞳作用。

(4) Epinephrine 的眼用溶液，能使廣角性青光眼的眼內壓降低，是由於促進眼房液的流通。

副作用：(1) 過量 Epinephrine 會引起嚴重的高血壓及心律不整。

(2) 較輕度的副作用是心悸、頭痛、震顫及呼吸困難。

用　途：(1) 與局部麻醉劑併用，可延長局部麻醉劑的作用時間。

(2) 治療過敏性蕁麻疹(urticaria)。

(3) 局部使用，減少眼睛表皮流血及充血。

(4) 當作局部性血管收縮藥及解充血藥。

2. Dipivefrin hydrochloride

商品名：Propine, Diprine, Prodren。

作　用：(1) Dipivefrin 是一種酯類前驅藥，具有較高的脂溶解度，比 Epinephrine 更易通過眼睛組織。

(2) Dipivefrin 在體內被酯酶(esterase)水解形成活性的 Epinephrine，能促進眼房液流通，使眼內壓降低。

用　途：0.1%眼用溶液，用於治療廣角性青光眼(glaucoma)。

四、其他腎上腺素性作用藥

非兒茶酚胺(noncatecholamines)之腎上腺素性作用藥或擬交感神經作用藥於臨床上的主要用途包括：(1)血管收縮劑；(2)支氣管擴張劑。

(一)血管收縮劑

1. 麻黃鹼(Ephedrine)

商品名：Vatronal。

作　用：(1) 麻黃鹼具有直接與間接之擬交感神經興奮作用。
(2) 麻黃鹼能通過血腦障壁，產生中樞興奮作用。
(3) 麻黃鹼(Ephedrine)能增加收縮壓與舒張壓(α_1)，但心跳速率通常不會升高。
(4) 麻黃鹼可使心臟的收縮力與心臟博出量增加(β_1)。
(5) Ephedrine 口服有效，能使支氣管擴張(β_2)。
(6) Ephedrine 應用於眼睛，能產生散瞳作用。

藥動學：(1) 麻黃鹼屬於非兒茶酚胺類，口服有效，且作用時間較兒茶酚胺衍生物(catecholamines)長。
(2) 麻黃鹼在人體內不被甲基轉移酶(COMT)及單胺氧化酶(MAO)代謝，因此作用時間較長。
(3) 在一定時間內連續投與麻黃鹼，會產生作用漸減現象(tachyphylaxis)。

副作用：(1) 服用過量的麻黃鹼會引起心博過速、失眠、坐立不安、嘔吐、噁心、震顫及行為異常。
(2) 有心臟病、高血壓及甲狀腺機能亢進的病人禁忌使用麻黃鹼。

用　途：(1) Ephedrine 口服治療支氣管性氣喘、氣喘性支氣管炎、慢性支氣管炎、及支氣管痙攣。
(2) Ephedrine 作為解鼻充血劑。
(3) 作為散瞳劑。

2. Phenylephrine hydrochloride

商品名：Neo-Synephrine, Analux。

作　用：(1) Phenylephrine 是直接性 α_1－受體興奮劑，產生血管收縮作用，當作解充血藥(decongestants)。

(2) Phenylephrine 具有血管收縮作用，能使收縮壓及動脈血壓升高。

(3) Phenylephrine 產生散瞳作用及眼內壓降低作用。

藥動學：Phenylephrine 是非兒茶酚胺(noncatecholamine)衍生物，不會被甲基轉移酶(COMT)代謝；靜脈注射後，升血壓作用可持續 20 分鐘。

副作用：高血壓。

用　途：(1) 0.125%溶液，當作結膜血管收縮藥。

(2) 作為散瞳劑(mydriasis)，青光眼病人之眼底檢查。

(3) 治療霍納氏症候群(Horner syndrome)。

(4) 局部使用，治療鼻充血，減少鼻腔分泌物。

(5) Phenylephrine 能延長局部麻醉劑的作用時間。

3. Phenylpropanolamine

商品名：Propadrine, PPA。

作　用：Phenylpropanolamine 是擬交感神經作用藥物，具有血管收縮作用與中樞興奮作用。

副作用：(1) 過量使用會引起嚴重的高血壓。

(2) 長期使用會引起慢性鼻炎與鼻黏膜充血。

用　途：(1) 左旋異構物，治療鼻充血(nasal decongestant)。

(2) 當作結膜血管收縮藥，治療過敏性充血。

4. Midodrine

商品名：ProAmatine。

作　用：Midodrine 是前驅藥，在體內被酵素水解形成具有活性的 desglymidodrine，是直接性 α_1－受體興奮劑，能活化 phopholipase C 使細胞內 Ca^{2+}增加，具有升血壓作用。

用　途：靜脈注射，治療姿勢性低血壓(postural hypotension)。

5. Hydroxyamphetamine hydrobromide

商品名：Paredrine。

作　用：Hydroxyamphetamine 是一種間接性擬交感神經作用藥，作用與麻黃鹼相似，僅具有輕度中樞興奮作用。

用　途：0.125%溶液，當作散瞳劑、血管收縮劑。

6. Naphazoline hydrochloride

商品名：Privine, Murine Clear Eyes, Naphcon。

作　用：Naphazoline 能活化 α_1－腎上腺性受體，具有血管收縮作用，當作解充血藥(decongestants)。

副作用：(1) 散瞳、視力模糊、高血壓。
(2) 過度使用會引起反彈性鼻黏膜腫脹與心律不整。

用　途：0.02~1%眼用溶液局部使用，治療眼睛充血及鼻充血。

7. Oxymetazoline hydrochloride

商品名：Afrin。

作　用：Oxymetazoline 是一種咪唑啉(imidazoline)衍生物，為長效性 α_1－受體致效藥，具有血管收縮作用。

用　途：0.01~0.05%溶液局部使用，治療眼睛充血及鼻充血。

（二）支氣管擴張劑

1. Metaproterenol

商品名：Alupent, Metaprel。

作　用：Metaproterenol 能選擇性作用於支氣管平滑肌 β_2－受體，其選擇性較 Terbutaline 及 Albuterol 低。

副作用：骨骼肌震顫。

用　途：口服或吸入給藥，治療氣喘。

2. Terbutaline

商品名：Brethaire, Brethine。

作　用：(1) Terbutaline 為 β_2－選擇性支氣管擴張劑。

(2) β_2－受體致效劑抑制肺臟組織巨大細胞釋放過敏介質白三烯(leukotrienes)及組織胺。

副作用：骨骼肌震顫。

用　途：(1) 口服、皮下注射或吸入給藥，治療呼吸道阻塞。

(2) 治療急性支氣管痙攣及氣喘。

(3) 靜脈注射，治療早產及延緩早產。

3. Albuterol (Salbutamol)

商品名：Prouentil, Ventolin, Volmax。

作　用：(1) Albuterol 是 β_2－選擇性支氣管擴張劑，其藥理作用及醫療用途與 Terbutaline 相似。

(2) Albuterol 的心臟血管作用較 Isoproterenol 小。

副作用：骨骼肌震顫。

用　途：口服或吸入給藥，治療支氣管痙攣及急性氣喘。

4. Fenoterol

商品名：Berotec, Berotin, Partusisten。

作　用：(1) Fenoterol 是選擇性β_2－受體致效劑，直接活化β_2－受體，使支氣管平滑肌擴張，及減少呼吸道的阻力。

(2) β_2－受體致效劑能抑制肺臟組織巨大細胞釋放白三烯(leukotrienes)及組織胺，及能增加黏膜纖毛功能及減少微血管通透性。

藥動學：Fenoterol 作用開始快，作用可持續 4~6 小時。

副作用：骨骼肌震顫、心跳快速。

用　途：治療急性氣喘病之最佳選擇藥物。

5. Salmeterol

商品名：Serevent Accuhaler。

作　用：Salmeterol 是長效型選擇性β_2－受體致效劑，使支氣管平滑肌擴張，作用時間長可持續 12 小時；吸入治療劑量，作用開始很慢，因此不適用於氣喘急性發作。

副作用：骨骼肌震顫(tremor)，心跳快速。

用　途：(1) 吸入給藥，治療夜間氣喘(noctural asthma)。

(2) Salmeterol 與 Fluticasone 併用，治療氣喘。

6. Formoterol

商品名：Atock, Formorol, Oxis Turbuhaler, Foradil

作　用：Formoterol 是長效型選擇性β_2－受體致效劑，能接活化支氣管的β_2－受體，使支氣管平滑肌擴張。

藥動學：Formoterol 吸入治療劑量能在數分鐘內產生支氣管擴張作用，及作用可持續 12 小時。

副作用：骨骼肌振顫、心跳快速。

用　途：(1) 吸入給藥，治療夜間氣喘(noctural asthma)。

(2) Formoterol 與 Budesonide 併用，治療氣喘。

（三）腎上腺素性α_2－受體致效劑

1. Clonidine

商品名：Catapres, Catapres-TTS。

作　用：(1) Clonidine 能選擇性活化交感神經節前α_2－受體及抑制正腎上腺素(norepinephrine)釋放，使交感神經活性降低，產生抗高血壓作用。

(2) Clonidine 具有降低眼內壓作用。

副作用：口乾、鎮靜、戒斷症。

用　途：(1) Clonidine 口服或穿皮給藥，治療高血壓。

(2) 0.0625~0.25%局部給藥，治療青光眼

2. Apraclonidine

商品名：Iopidine。

作　用：Apraclonidine 是選擇性α_2－受體致效劑，能減少眼房液的產生，使眼內壓(IOP)降低。

用　途：0.25~1%眼用溶液局部給藥，治療廣角性青光眼(open-angle glaucoma)及眼高壓。

3. Brimonidine

商品名：Alphagan。

作　用：Brimonidine 是專一性α_2－受體致效劑，能減少眼房液的產生，使眼內壓(IOP)降低。

副作用：口乾、鎮靜、戒斷症。

用　途：眼用溶液，局部給藥，用於治療廣角性青光眼(open-angle glaucoma)及眼高壓。

4. Tizanidine

商品名：Sirdalud, Tizalin, Zanaflex。

作　用：Tizanidine 是咪唑啉(imidazoline)衍生物，是中樞性骨骼肌鬆弛劑，能選擇性活化α_2－受體，產生骨骼肌鬆弛作用。

副作用：口乾、鎮靜、姿勢性低血壓。

用　途：口服給藥，治療腦或脊椎疾病併發肌肉痙攣。

複習試題 07

B 01. 用 β_2-agonist 治療氣喘時，最常見的副作用為：
(A)口乾 (B)肌肉震顫 (C)咳嗽 (D)噁心、嘔吐

B 02. 下列何種擬交感神經作用劑(sympathomimetics)具有短暫性散瞳作用，可用於眼底檢查？
(A)Fenoldopam (B)Phenylephrine
(C)Clonidine (D)Dobutamine

A 03. 活化交感神經 β_3-receptors 會造成下列何種反應？
(A)促進脂肪分解 (B)抑制脂肪分解
(C)促進肝醣分解 (D)抑制肝醣分解

B 04. 下列何種藥物為長效且混合作用型之擬交感神經作用劑(mixed-acting sympathomimetics)？
(A)Epinephrine (B)Ephedrine
(C)Dobutamine (D)Isoproterenol

D 05. 下列何種藥物具有散瞳及解除鼻充血(nasal decongestant)作用？
(A)Isoproterenol (B)Prazosin
(C)Dobutamine (D)Phenylephrine

D 06. 藥物活化腎上腺性甲型接受體(α_1-adrenoceptor)會造成下列何種反應？
(A)支氣管擴張 (B)血管擴張 (C)心跳加速 (D)散瞳作用

A 07. 對於 anaphylatic shock 的治療除用 antihistamines 外，再合併下列何種藥物治療效果最佳？
(A)Epinephrine (B)Phentolamine
(C)Phenylephrine (D)Isoproterenol

D 08. 下列何者為 Epinephrine 之臨床治療用途？
(A)與全身麻醉劑一起使用 (B)治療嗜鉻性腫瘤
(C)治療出血性休克 (D)治療急性藥物過敏的反應

D 09. 下列何者為直接作用之擬交感神經去鼻塞藥物？
(A)Ephedrine (B)Amphetamine
(C)Metaraminol (D)Phenylephrine

C 10. 下列何者不是活化 β-adrenergic 受體的作用？
(A)血管鬆弛 (B)支氣管鬆弛
(C)眼睛虹膜放射狀肌肉收縮 (D)增加心臟收縮的力量

D 11. 下列交感神經作用藥物，何者兼具 α_1、α_2、β_1 及 β_2 的興奮作用？
(A)Methoxamine (B)Clonidine
(C)Terbutaline (D)Epinephrine

A 12. 下列關於感冒成藥中所含 Phenylephrine，其藥理作用何者正確？
(A)作用於 α-adrenergic receptor 而使血管收縮
(B)抑制 Histamine H_1 receptor 而有抗過敏作用
(C)抑制 β-adrenergic receptor 而使血管擴張
(D)刺激中樞神經系統而增加腦部血流量

08 腎上腺性受體拮抗藥 (Adrenoreceptor Antagonists)

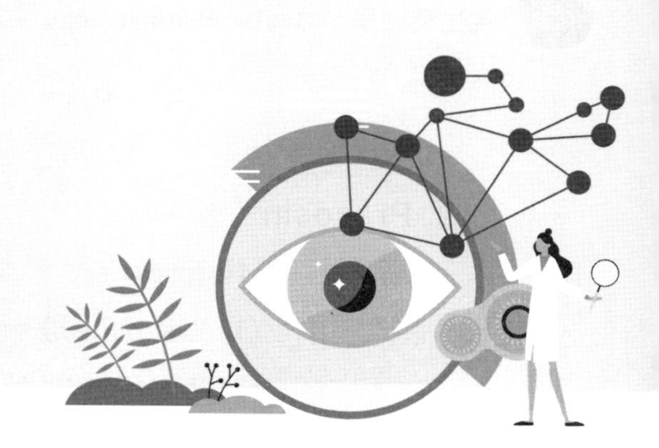

一、簡介

1. 腎上腺性受體拮抗劑(adrenoreceptor antagonists)又名交感神經阻斷藥，能與兒茶酚胺類（例如：norepinephrine）產生競爭性拮抗作用。
2. 腎上腺性受體拮抗劑分類為 α－與 β－受體阻斷藥。
3. α－腎上腺素性阻斷藥能減少交感神經的活性，產生血管擴張及縮瞳作用。
4. β－腎上腺素性阻斷藥能減少心臟的活性、拮抗血管擴張及降低眼內壓作用。
5. 使神經原內的兒茶酚胺類排空或防止兒茶酚胺類由神經原釋出皆能降低交感神經的活性，但其作用不可與 α－及 β－受體阻斷藥混淆。

二、α－腎上腺素性阻斷藥

1. Phentolamine mesylate

商品名：Regitine。

作　用：(1) Phentolamine 是一種可逆性競爭性α_1–及α_2–受體阻斷藥。

(2) Phentolamine 能反轉正腎上腺素(norepinephrine)的血管收縮作用。

藥動學：Phentolamine 口服吸收不好。

副作用：(1) Phentolamine 會引起姿勢性低血壓。

(2) 反射性心跳過快及鼻塞。

用　途：(1) 控制腎上腺髓質腫瘤（嗜鉻細胞瘤）引起的高血壓。

(2) 腎上腺髓質腫瘤(pheochromocytoma)的診斷劑。

(3) 注射給藥，防止外科手術引起高血壓反應。

2. Prazosin

商品名：Minipress。

作　用：(1) Prazosin 是一種強力選擇性 α_1－受體阻斷藥。

(2) Prazosin 能減少心臟前負荷。

(3) Prazosin 及其相似藥物能使低密度脂蛋白(LDL)及三酸甘油酯(triglycerides)降低而使高密度脂蛋白(HDL)濃度增加。

藥動學：Prazosin 口服生體可用率約 50~70%，口服後約 1~3 小時即可達尖峰血中濃度。漿半衰期約 2~3 小時。

副作用：(1) 主要副作用：姿勢性低血壓及首次劑量暈厥現象。

(2) Prazosin 會引起頭痛、眩暈與嗜睡。

用　途：(1) 口服給藥，用於控制輕度至中度高血壓。

(2) 治療慢性充血性心臟衰竭。

(3) 治療良性前列腺肥大。

(4) 治療雷諾氏現象(Raynaud phenomenon)。

3. Terazosin hydrochloride

商品名：Hytrin。

作　用：(1) Terazosin 是一種選擇性 α_1－腎上腺性受體阻斷藥，作用比 Prazosin 弱。

(2) Terazosin 能使動脈及靜脈血管擴張，及降低週邊血管阻力。

藥動學：(1) Terazosin 的水溶性比 Prazosin 高；口服吸收良好，及生體可用率約>90%。

(2) 血漿半衰期約 12 小時；藥物作用時間約 18 小時。

副作用：(1) 姿勢性低血壓及首次劑量暈厥(syncope)現象。

(2) Terazosin 會引起頭痛、眩暈與嗜睡。

用　途：(1) 口服給藥，控制高血壓，每天服用一次。初期劑量，睡前 1 mg；開始治療劑量，視血壓調整劑量。

(2) 治療充血性心臟衰竭(CHF)。

4. Thymoxamine

商品名：Arlytene Fort。

作　用：(1) Thymoxamine 為α_1－受體阻斷劑；主要作用是阻斷平滑肌的 α－腎上腺素性受體，能產生縮瞳作用。

(2) Thymoxamine 能迅速反轉 Phenylephrine 的散瞳作用。

副作用：結膜充血(conjunctival hyperaemia)。

用　途：(1) 治療高壓性眼睛疾病。

(2) 治療血管痙攣性視網膜症。

5. Dapiprazole

作　用：(1) Dapiprazole 為α_1–受體阻斷劑，能拮抗平滑肌的 α－腎上腺性受體，產生縮瞳作用。

(2) Dapiprazole 能迅速反轉 Phenylephrine 及 Tropicamide 的散瞳作用。

副作用：結膜充血、眼角膜刺激、眼角膜水腫。

用　途：Dapiprazole 能加強 Timolol 作用，治療廣角性青光眼。

三、β－腎上腺素性受體拮抗藥

(一) 簡介

1. β－腎上腺性受體拮抗藥是兒茶酚胺類(catecholamines)的競爭性抑制藥，能阻斷 β－腎上腺性受體，產生下列作用：

1. 心跳速率	減少
2. 心肌收縮力	減少
3. 心臟博出量	減少
4. 動脈血壓	不變或減少
5. β－腎上腺素性藥物之支氣管、代謝、心臟血管作用	阻斷

2. β－腎上腺性受體拮抗藥可用於治療：心絞痛、心肌梗塞、高血壓、心律不整、甲狀腺中毒、肥大性心肌病變、偏頭痛及青光眼。

3. β－阻斷藥可分類為非選擇性阻斷藥與選擇性 β_1－阻斷藥。

(1) 非選擇性 β－阻斷藥：

Propranolol, Nadolol, Timolol, Pindolol, Carteolol, Penbutolol。

(2) 選擇性 β_1－阻斷藥(Cardioselective β_1-blockers)：

Metoprolol, Alpenolol, Acebutolol, Esmolol, Atenolol, Betxolol, Celiprolol。

(3) 非選擇性α+β－阻斷藥：

Labetalol, Carvedilol, Bucindolol, Medroxalol。

(二) β－腎上腺性受體拮抗藥

1. 普潘萘(Propranolol)

商品名：Inderal。

作　用：(1) 普潘萘(Propranolol)的左旋異構體作用較右旋異構體強，能與兒茶酚胺類競爭，阻斷所有的 β－受體。

(2) Propranolol 能降低血漿中腎活素(renin)的活性。

(3) 普潘萘能減慢房室傳導(AV-conduction)。

(4) 普潘萘也會促進支氣管的收縮作用及加重氣喘。

(5) 普潘萘會引起低血糖反應(hypoglycemia)及高血脂。

藥動學：(1) 普潘萘由胃腸道吸收完全，但有 50%被肝臟首渡代謝(first-pass)及失去活性；因此藥品血漿濃度低及生體可用率低。肝臟疾病、減少肝臟血流及抑制肝臟酵素活性會延長 Propranolol 的排除半衰期。

(2) 普潘萘的主要代謝物是 4-hydroxypropranolol，具有 β－受體阻斷作用；但半衰期較短（3.5~6 小時）。

(3) Propranolol 的脂溶性高，易穿透血腦屏障。

副作用：(1) 普潘萘(Propranolol)的主要副作用：支氣管收縮、心跳停止及抑制心臟收縮力。

(2) 普潘萘會引起低血糖反應及高血脂之副作用。

(3) β－阻斷藥的中樞神經系統副作用：嗜睡、虛弱、迷睡、睡眠異常（夢魘）、幻覺、憂鬱。

(4) 突然停止使用普潘萘(Propranolol)會引起禁斷症，產生心肌興奮、心絞痛惡化或引發心肌梗塞。

交互性：(1) Phenobarbital 會增加普潘萘的出清率。

(2) 肝硬化及 Cimetidine 會減少普潘萘的出清率。

(3) 普潘萘與降血糖藥併用，會引起嚴重低血糖反應。

(4) 普潘萘會增加奎尼丁(Quinidine)與鈣離子拮抗劑的心臟抑制作用。

用　途：(1) 當抗心律不整藥，治療心室及心室上心律不整。

(2) 治療心絞痛(angina pectoris)及心肌梗塞。

(3) Propranolol 用於預防偏頭痛(migrain)。

(4) 治療甲狀腺功能亢進症(hyperthyroidism)。

2. Nadolol

商品名：Corgard。

作　用：(1) Nadolol 作用與 Propranolol 相似，能阻斷 β_1－與 β_2－受體；Nadolol 為長效型 β－腎上腺素受體阻斷劑。

(2) 不具有內生性 β 受體興奮作用與細胞膜穩定作用。

藥動學：Nadolol 口服吸收緩慢及不完全，生體可用率約 33%；血漿半衰期約 24 小時；脂溶性低，主要由腎臟排除。

副作用：(1) 充血性心臟衰竭、心跳減慢。

(2) 氣喘；不適宜使用在氣喘及肺部阻塞病變之病人。

用　途：Nadolol 之用途與 Propranolol 相似。

3. Pindolol

商品名：Visken。

作　用：(1) Pindolol 的作用與 Propranolol 相似，屬於非選擇性 β_1－與 β_2－阻斷劑。

(2) Pindolol 具有低度膜穩定作用及具有內在性擬交感活性(intrinsic sympathomimetic activity, ISA)。

藥動學：口服吸收良好，約 15%會被肝臟首渡代謝；血漿半衰期約 3~4 小時；Pindolol 的血漿蛋白結合率約 50%。

用　途：與 Propranolol 相似。

4. Metoprolol

商品名：Lopressor OROS, Betaloc Minax。

作　用：(1) Metoprolol 是選擇性 β_1－腎上腺性受體阻斷藥。

(2) 在治療劑量下，Metoprolol 不會阻斷 β_2－受體，因此氣喘病人使用較安全。

(3) Metoprolol 的脂溶性高，藥物動力性質與 Propranolol 相似。

藥動學：Metoprolol 口服生體可用率 50%，由肝臟首渡代謝，與血漿蛋白結合率約 10%，血漿半衰期約 3~4 小時。

用　途：(1) Metroprolol 口服給藥，治療高血壓。

(2) 口服給藥，治療慢性充血性心臟衰竭。

5. Atenolol

商品名：Tenormin。

作　用：Atenolol 屬於選擇性心臟 β_1－腎上腺性受體阻斷藥；不具有內在性擬交感活性(ISA)。

藥動學：(1) Atenolol 由胃腸道吸收，生體可用率 40%，主要由腎臟排除；血漿半衰期約 6~9 小時。

(2) Atenolol 的親水性高，不易穿透血腦屏障。

副作用：加重充血性心臟衰竭，及降低房室結間的傳導引起心跳減慢。

用　途：(1) 口服給藥，治療高血壓，初期劑量每天 50 mg。

(2) 口服給藥，治療心悸亢進(tachycardia)。

(3) Atenolol 與利尿劑併用，治療老年病患的收縮性高血壓(isolated systolic hypertension)。

6. Esmolol hydrochloride

商品名：Brevibloc。

作　用：Esmolol 屬於酯類衍生物，作用時間最短，是選擇性 β_1－腎上腺素受體拮抗劑；Esmolol 不具有內在性擬交感活性(ISA)及細胞膜穩定作用。

藥動學：Esmolol 半衰期約 8 分鐘（半衰期最短暫），在紅血球被酯酶(esterase)水解失去活性。

副作用：充血性心臟衰竭、心跳減慢、戒斷症。

用　途：(1) Esmolol 靜脈注射，控制手術後引起之高血壓。

(2) Esmolol 治療 Caffeine 及茶鹼(Theophylline)中毒。

7. Bisoprolol

商品名：Concor, Monocor, Biso, Zebeta。

作　用：Bisoprolol 是選擇性 β_1－腎上腺素受體拮抗劑；不具有內在性擬交感活性(ISA)或膜穩定作用。

藥動學：Bisoprolol 口服吸收良好，生體可用率約 80%，半衰期約 9~12 小時。

副作用：心跳減慢、戒斷症。

用　途：口服給藥，與血管張力素轉換酶抑制劑(ACE inhibitors)及利尿劑併用，治療中度至嚴重心臟衰竭。

8. Timolol

商品名：Cusimolol, Timoptic, Blocadren。

作　用：(1) Timolol 是一種非選擇性 β－受體阻斷藥。

(2) Timolol 能減少眼房液(aqueous humor)的形成，使眼內壓降低。

用　途：0.25%或 0.5%溶液，眼睛局部使用，治療廣角性青光眼。

9. Carteolol

商品名：Arteoptic, Cystarol, Cartrol , Ocupress。

作　用：(1) Carteolol 是一種非選擇性 β－受體阻斷藥。

(2) Carteolol 具有內生性 β－受體興奮作用(ISA)，但不具有細胞膜穩定作用。

用　途：1%溶液，眼睛局部使用，治療廣角性青光眼。

10. Metipranolol

商品名：Optipranolol。

作　用：Metipranolol 屬於非選擇性 β－受體阻斷藥，能減少眼房液的形成，使眼內壓降低。

用　途：0.3%眼用溶液，治療青光眼。

11. Betaxolol

商品名：Betoptic-S, Kerlone。

作　用：Betaxolol 屬於選擇性 β_1－受體阻斷藥；對支氣管及心臟的作用較 Timolol 小；適用於有氣喘之青光眼病患。

用　途：眼睛局部使用，治療廣角性青光眼。

▼ 眼用 β－受體阻斷藥

藥品	商品名	拮抗β_1－及β_2－受體	內在活性(ISA)	眼用劑型
1. Timolol	Timoptic	非選擇性	無	溶液
2. Levobunolol	Bunolgan	非選擇性	無	溶液
3. Metipranolol	Optipranolol	非選擇性	無	溶液
4. Carteolol	Ocupress	非選擇性	有	溶液
5. Betaxolol	Betoptic-S	選擇性β_1－受體	無	懸液

▼ 眼用擬交感神經作用藥及拮抗藥

藥品（商品名）	劑型	適應症
Dipivefrin (Akpro)	0.1%溶液劑	青光眼
Phenylephrine (Mydfrin)	0.12%, 2.5%及 10%溶液劑	散瞳、血管收縮、解充血
Apraclonidine (Iopidine)	0.5%及 1%溶液劑	高眼壓
Brimonidine (Alphagan-P)	0.1%, 0.15%及 0.2%溶液劑	青光眼、高眼壓
Naphazoline (Albalon)	0.012%, 0.03%及 0.1%溶液劑	解充血
Tetrahydrozoline (Altazine)	0.05%溶液劑	解充血
Betaxolol (Betoptic)	0.25%及 0.5%懸浮劑	青光眼、高眼壓
Carteolol (Ocupress)	1%溶液劑	青光眼、高眼壓
Levobunolol (Betagan)	0.25%及 0.5%溶液劑	青光眼、高眼壓
Metipranolol (Optipranolol)	0.3%溶液劑	青光眼、高眼壓
Timolol (Timoptic)	0.25%及 0.5%溶液劑及凝膠劑	青光眼、高眼壓

註：青光眼(glaucoma)、散瞳(mydriasis)、血管收縮(vasoconstriction)、解充血(decongestion)、高眼壓(ocular hypertension)

複習試題 08

A 01. 下列對於 Timolol 的敘述，何者錯誤？

(A)增加眼壓

(B)不可用在氣喘病患身上

(C)預防心肌梗塞再次發作

(D)β−adrenoceptor 拮抗劑

C 02. 下列何者為治療廣角性青光眼之選擇用藥？

(A)Propranolol (B)Pindolol (C)Timolol (D)Albuterol

B 03. 同時有氣喘疾病及廣角性青光眼之病人應選擇下列何者治療用藥？

(A)Propranolol (B)Betaxolol (C)Timolol (D)Albuterol

A 04. 同時有膽固醇過高症及廣角性青光眼之病人應選擇下列何者治療用藥？

(A)Carteolol (B)Betaxolol (C)Timolol (D)Levobunolol

B 05. 下列何種 β-adrenoceptor antagonist 不具有內生性交感神經活性(intrinsic sympathomimetic activity)？

(A)Timolol (B)Carteolol (C)Pindolol (D)Celiprolol

D 06. 下列何者為選擇性 β_1−腎上腺素接受體拮抗劑，可以用來治療高血壓？

(A)Carteolol (B)Mecamylamine (C)Timolol (D)Betaxolol

青光眼的治療藥物
(Glaucoma Drugs)

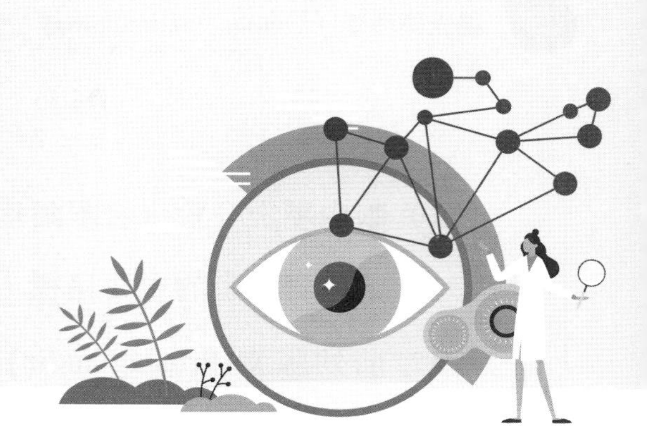

一、簡介

1. 青光眼(glaucoma)是一種視覺神經病變，會伴隨著眼內壓(intraocular pressure, IOP)上升（超過 30 mmHg）及眼高壓(ocular hypertension)，引起視神經損傷，及產生視覺減弱或視覺喪失(blindness)。一般正常的眼壓是 10~20 mmHg 之間。
2. 青光眼依據眼內壓上升的病因，分為原發性青光眼(primary)及繼發性青光眼(secondary)。又根據發病速度及眼壓上升的快慢可以分為急性及慢性。
3. 青光眼依據眼房水引流的機轉，分為
   (1) 廣角性青光眼(open-angle glaucoma)。
   (2) 狹角性青光眼(close-angle glaucoma)。
4. 青光眼會併發視神經病變及眼內壓上升。
5. 降低眼內壓能防止或延遲視神經病變引起失明(blindness)。
6. 青光眼的危險因子包括：眼內壓高、老年人、高血壓及中央角膜太薄(thin central cornea)。
7. 正常情況，眼房水(aqueous humor)是由睫狀體(ciliary body)產生，由前房(anterior chamber)經由小梁網(trabecular network)及葡萄膜鞏膜途徑(uveoscleral pathway)流出。
8. 在廣角性青光眼，主要是小梁網被阻斷；在隅角閉鎖性青光眼，主要是虹膜(iris)被阻斷。
9. 當小梁網被阻斷，眼內壓會上升及會傷害視神經(optic nerve head)，影響影像傳送至大腦。

10. 眼內壓上升會併發眼睛疼痛、頭痛及視覺模糊。

11. 治療青光眼的主要目標，是降低眼內壓(IOP)。

12. 前列腺素(Prostaglandin)類似物是治療青光眼的第一線用藥(first-line agents)。

13. 毒蕈鹼(muscarinic)受體致效劑、β－受體阻斷劑、交感α－受體致效劑、及碳酸酐酶(carbonic anhydrase)抑制劑被用於治療青光眼。

14. 局部用藥，前列腺素類似物、腎上腺性α－致效劑，及膽鹼性毒蕈鹼(cholinergic muscarinic)受體致效劑能增加眼房水的流出。

15. 局部用藥，腎上腺性α－致效劑、β－阻斷劑，及碳酸酐酶(carbonic anhydrase)抑制劑能減少眼房水的產生。

16. 藥物治療青光眼的作用機轉，分為：
    (1) 減少睫狀體眼房水(aqueous humor)產生。
    (2) 增加眼房水由小梁網及葡萄膜鞏膜途徑的流通。

17. 會引起或會加重青光眼及使眼內壓上升的藥物：
    (1) 抗膽鹼性藥物：Atropine, Scopolamine, Tropicaimide。
    (2) 抗組織胺藥：Diphenhydramine, Promethazine, Chlorpheniramine。
    (3) 吩噻嗪(phenothiazine)安神藥：Chlorpromazine, Thioridazine。
    (4) 抗憂鬱藥：Imipramine, Amitriptyline。
    (5) 腎上腺皮質類固醇(Corticosteroids)。
    (6) 苯二氮平(benzodiazepine)藥物：Diazepam, alprazolam, lorazepam。

18. 治療青光眼的降眼內壓藥物(ocular hypotensive drugs)：
    (1) 前列腺素衍生物(prostaglandins)：
        Latanoprost, Travoprost, Bimataprost, Isopropyl Unoprostone。
    (2) β－腎上腺受體拮抗藥(β-adrenoceptor antagonists)：
        Timolol, Levobunolol, Betaxolol, Metipranolol, Carteolol。
    (3) 腎上腺受體致效藥(α_2-adrenoceptor agonists)：
        Apraclonidine, Brimonidine。

(4) 碳酸酐酶抑制藥(carbonic anhydrase inhibitors)：
Acetazolamide, Methazolamide, Dorzolamide, Brinzolamide。

(5) 膽鹼性受體致效藥(cholinergic muscarinic agonists)：
Pilocarpine, Carbachol。

(6) 膽鹼酯酶抑制藥(cholinesterase inhibitors)：
Physostigmine, Demecarium, Echothiophate, Isoflurophate。

二、前列腺素衍生物(Prostaglandins)

1. Latanoprost

商品名：Xalatan, Unitan Eye Drop。

作　用：(1) 前列腺素 E 及 F（Prostaglandin E 及 F）衍生物能增加葡萄膜流出通道(uveoscleral outflow)流出的速度，使眼內壓降低。

(2) 能增加眼房水由前房經由許萊姆氏管(Schlemm canal)流出，使眼內壓降低。

(3) Latanoprost 是一種前驅藥，安定的長效性 $PGF_{2\alpha}$衍生物，能活化細胞膜上 FP 受體，促進眼房水流通，使眼內壓降低。

副作用：乾眼症、眼虹膜呈棕黃色、結合膜炎、結合膜充血。

用　途：眼用溶液 50 μg/mL，滴於結合膜囊治療青光眼。

2. Travaprost

商品名：Travatan。

作　用：Travaprost 為選擇性前列腺素 F (FP prostanoid)受體致效劑，能促進眼房水流通，使眼內壓降低。

副作用：乾眼症、眼虹膜呈棕黃色、結合膜炎、視覺模糊。

用　途：眼用溶液 0.004%，治療廣角性青光眼。

3. Bimatoprost

商品名：Lumigan。

作　用：Bimatoprost 是選擇性 FP 受體致效劑，能促進眼房水通，使眼內壓降低。

副作用：結膜充血、眼虹膜呈棕黃色、結合膜炎、視覺模糊、多毛症。

用　途：眼用溶液 0.03%，用於治療廣角性青光眼。

4. Unoprostone

商品名：Rescula。

作　用：Unoprostone 是 FP 受體致效劑，作用較弱，但副作用比 Latanoprost 小，能促進眼房水通，使眼內壓降低。

副作用：眼虹膜呈棕黃色、結合膜炎、視覺模糊。

用　途：眼用溶液 0.15%，治療廣角性青光眼。

三、β－腎上腺受體拮抗藥

1. Timolol

商品名：Timoptic, Betimol。

作　用：(1) Timolol 是一種非選擇性 β－受體阻斷藥，作用在睫狀體上皮及血管平滑肌。

(2) Timolol 能減少眼房水(aqueous humor)的形成，使眼內壓降低約 7 mmHg 或降低 26%。

副作用：(1) 主要副作用：支氣管收縮、心跳停止及抑制心臟收縮力。有竇緩慢(sinus bradycardia)、心臟衰竭、週邊血管阻塞、慢性阻塞肺臟疾病及氣喘的病人禁忌使用。

(2) 普潘萘會引起低血糖反應及高血脂之副作用。

(3) β－阻斷藥的中樞神經系統副作用：
嗜睡、虛弱、迷睡、睡眠異常（夢魘）、幻覺、憂鬱。

(4) 突然停止使用 β－受體阻斷藥會引起禁斷症，產生心肌興奮、心絞痛惡化或引發心肌梗塞。

藥動學：Timolol 由胃腸道吸收完全，口服後約 2~4 小時可達尖峰血中濃度；本品的血漿半衰期約 5.5 小時。

用　途：(1) Timolol 與 Latanoprost 或 Travoprost 併用，治療廣角性青光眼。

(2) 眼睛局部使用，治療廣角性青光眼。

2. Carteolol

商品名：Cartrol, Ocupress。

作　用：(1) Carteolol 是一種非選擇性 β－受體阻斷藥。

(2) Carteolol 具有內生性 β－受體興奮作用(ISA)，但不具有細胞膜穩定作用。

(3) 適用於伴隨高血脂症的青光眼病患。

藥動學：Cateolol 口服生體可用率 85%；血漿半衰期約 6 小時。

用　途：眼睛局部使用，治療廣角性青光眼。

3. Levobunolol

商品名：Betagan, Bunolgan。

作　用：Levobunolol 屬於非選擇性 β－受體阻斷藥。

用　途：0.5%眼用溶液，治療青光眼。

4. Metipranolol

商品名：Optipranolol, Beta-Ophtiole

作　用：Metipranolol 屬於非選擇性 β－受體阻斷藥，能減少眼房水的形成，使眼內壓降低。

用　途：0.3%眼用溶液，治療青光眼。

5. Betaxolol

商品名：Betoptic, Kerlone。

作　用：(1) Betaxolol 屬於選擇性 β_1－受體阻斷藥，但降低眼內壓作用比非選擇性 β－受體阻斷藥低。

(2) 對支氣管及心臟的作用較 Timolol 小，適用於伴隨有氣喘及慢性阻塞性肺臟疾病(COPD)的青光眼病患。

用　途：眼睛局部使用，治療廣角性青光眼。

▼ 眼用 β－受體阻斷藥

藥物	商品名	濃度(%)	拮抗受體 β_1	拮抗受體 β_2	內在活性 (ISA)
1. Timolol	Timoptic	0.25~0.5	V	V	–
2. Levobunolol	Betagan	0.25~0.5	V	V	–
3. Betaxolol	Betoptic-S	0.25	V	–	–
4. Metipranolol	OptiPranolol	0.3	V	V	–
5. Carteolol	Ocupress	1.0	V	V	V

四、腎上腺受體致效藥

1. Apraclonidine

商品名：Iopidine。

作　用：(1) Apraclonidine 屬於 Clonidine 類似物，是選擇性α_2–受體致效劑，能減少眼房水的產生，使眼內壓(IOP)降低。

(2) Apraclonidine 能活化節前腎上腺性α_2–受體，抑制神經傳遞介質的釋放。

(3) Apraclonidine 在生理 pH 值呈離子型，因此不會穿透血腦屏障(blood-brain barrier)。

副作用：口乾、鼻乾、結膜蒼白、眼瞼退縮、散瞳。

用　途：0.5~1.0%局部給藥，治療廣角性青光眼(open-angle glaucoma)及眼高壓。

2. Brimonidine

商品名：Alphagan ophthalmic。

作　用：Brimonidine 是選擇性α_2–受體致效劑，呈脂溶性及較易穿透角膜，能減少眼房水的產生，使眼內壓(IOP)降低。

用　途：0.1~0.2%局部給藥，治療廣角性青光眼及眼高壓。

3. Epinephrine borate

商品名：Epinal。

作　用：腎上腺素(Epinephrine)能同時活化α–及β–腎上腺性受體，能促進葡萄膜鞏膜通路眼房水流通，使眼內壓降低。

副作用：刺激性。

用　途：0.25~2%眼用溶液，治療青光眼(glaucoma)。

4. Dipivefrin hydrochloride

商品名：Propine。

作　用：(1) Dipivefrin 是一種腎上腺素酯類前驅藥(prodrug)，在體內被角膜酯酶(esterase)水解形成活性的腎上腺素(epinephrine)，能促進眼房水流通，使眼內壓降低。

(2) Dipivefrin 的分配係數較大，比 Epinephrine 更易通過眼睛組織，0.1%眼用溶液可用於治療青光眼。

用　途：治療青光眼(glaucoma)。

五、碳酸酐酶抑制藥

1. Acetazolamide

商品名：Diamox。

作　用：(1) 碳酸酐酶抑制劑(carbonic anhydrase inhibitor)具有磺胺(sulfonamide)的結構，能抑制碳酸酐酶，產生鹼性尿液及代謝性酸中毒(metabolic acidosis)。

(2) 碳酸酐酶抑制劑主要作用於近端腎小管，能抑制近端腎小管碳酸鹽之再吸收，因此能增加 Na^+、K^+、HCO_3^-及水分的排泄，但對 Cl^-的影響較小。

(3) 碳酸酐酶抑制劑能抑制眼球內的碳酸酐酶，減少眼房水的形成速率，使眼內壓降低。

機　轉：(1) 碳酸酐酶抑制劑能可逆性抑制碳酸酐酶，減少 CO_2 的水合作用及碳酸(carbonic acid)的形成。

$$H_2O + CO_2 \xrightarrow{\text{carbonic anhydrase}} H_2CO_3 \rightleftarrows HCO_3^- + H^+$$

(2) 碳酸酐酶抑制劑能抑制近端腎小管內氫離子的形成；減少 Na^+-H^+ 離子交換。

藥動學：(1) 碳酸酐酶抑制劑作用最強的是 Dichlorphenamide，Acetazolamide 作用較弱；口服易被吸收，可被腎小球濾過，也可被近端腎小管主動分泌及被動重吸收；尿液偏鹼時，碳酸酐酶抑制劑重吸收會減少。

(2) Acetazolamide 口服後 2 小時內可達尖峰血中濃度，但在體內不會被代謝。

副作用：(1) 感覺異常、嗜睡、味覺異常。

(2) 磺胺藥過敏反應(sulfonamide allergy)。

(3) 高氯性代謝性酸中毒(hyperchloremic acidosis)。

(4) 高血壓合併腎功能不良的病人，應避免使用 Acetazolamide，因為會使酸中毒惡化。

(5) 長期服用碳酸酐酶抑制劑之患者的尿液呈鹼性。因此增加氨的再吸收，在肝硬化的病人(cirrhosis)會引起高血氨及肝性腦病變(encephalopathy)。

(6) 腎結石(nephrolithiasis)。

用　途：口服給藥，用於降低眼內壓，治療廣角性青光眼。

▼ 系統性碳酸酐酶抑制藥

藥物	劑量	作用開始	最大作用	作用時間
Acetazolamide Tab.	65~250 mg qid	30 min~1 hr	2~4 hr	4~6 hr
Acetazolamide Cap.	500 mg bid	1~2 hr	8~12 hr	10~18 hr
Acetazolamide IV	500 mg IV	1 min	20~30 min	4 hr
Methazolamide	25~100 mg tid	1 hr	7~8 hr	10~14 hr
Dichlorphenamide	25~50 mg tid	30 min	2~4 hr	6~12 hr

2. Methazolamide

商品名：Neptazane。

作　用：(1) Methazolamide 是 Acetazolamide 衍生物，能抑制眼球內的碳酸酐酶，減少眼房水的形成速率，使眼內壓降低。

(2) Methazolamide 的穿透力比 Acetazolamide 好，血漿蛋白結合率僅有 55%，而 Acetazolamide 結合率高達 90~95%。

(3) 碳酸酐酶抑制劑能抑制眼球內的碳酸酐酶，減少眼房水的形成速率，使眼內壓降低。

用　途：口服給藥，治療原發性廣角性青光眼及繼發性青光眼。

3. Dorzolamide

商品名：Trusopt。

作　用：(1) Dorzolamide 是外用碳酸酐酶抑制藥，作用在睫狀肌上皮，能顯著使眼內壓降低。

(2) Dorzolamide 能減少碳酸鹽(bicarbonate)的形成，及能減少眼房水的分泌。

(3) 2% Dorzolamide 與 0.5% Timolol 併用(Cosopt)，能有效減少眼房水的分泌。

副作用：局部刺激、視力模糊、頭痛。

用　途：2%溶液局部給藥，治療廣角性青光眼及眼高壓。

4. Brinzolamide

商品名：Azopt。

作　用：Brinzolamide 是外用碳酸酐酶抑制藥，對碳酸酐酶具有高度親和力，能顯著使眼內壓降低。

副作用：味覺異常、局部刺激、視力模糊、頭痛、代謝性酸中毒。

用　途：1%溶液局部給藥，治療廣角性青光眼及眼高壓。

六、膽鹼激性致效藥

1. 卡巴可(Carbachol)

商品名：Carbacel, Isopto carbachol。

作　用：(1) Carbachol 是直接性膽鹼激性受體致效劑，兼具有毒蕈鹼(muscarinic)及菸鹼(nicotinic)的作用，但對菸鹼受體作用較強。

(2) 直接性膽鹼性受體致效劑能使睫狀體(ciliary body)收縮，促進眼房水的流通。

(3) Carbachol 能顯著作用於胃腸道及膀胱平滑肌。

(4) Carbachol 不會被乙醯膽鹼酯酶水解。

用　途：(1) 0.75~3%眼用溶液，用於降低眼內壓治療青光眼。

(2) 0.01% (Miostat intracular)用於白內障摘除手術。

(3) 用於治療調節性內斜視(accommodative esotropia)。

2. 毛果芸香鹼(Pilocarpine)

商品名：Isopto carpine, Pilocar。

作　用：(1) Pilocarpine 為毒蕈鹼(muscarinic)受體致效劑，作用與乙醯膽鹼(ACh)相似，顯著的作用於毒蕈鹼受體，能使睫狀體收縮快速降低眼內壓及會引起瞳孔縮小(miosis)。

(2) Pilocarpine 為高脂溶性直接作用的膽鹼酯類藥物，對汗腺及唾液腺的作用最顯著。

(3) 毛果芸香鹼能增加胃液分泌；與 Atropine 作用相反。

副作用：長期使用有近視的危險。

用　途：(1) 0.25~10%眼用溶液，降低眼內壓，治療青光眼。

(2) 口服給藥，能促進流涎，治療放射線照射所引起的口乾症(xerostomia)。

(3) 口服給藥，治療修格連氏症候群(Sjogren's syndrome)引起的口乾症及乾眼症。

3. 毒扁豆鹼(Physostigmine)

商品名：Eserine, Antilirium。

作　用：(1) Physostigmine 是一種可逆性膽鹼酯酶抑制藥，對膽鹼酯酶的親和力比乙醯膽鹼大 10,000 倍。

(2) 膽鹼酯酶抑制藥(cholinesterase inhibitor)能使睫狀體收縮，促進眼房水的流通，使眼內壓降低。

(3) 毒扁豆鹼是三級胺，可穿透血腦屏障進入中樞。

(4) 毒扁豆鹼不能作用於除去神經的瞳孔及骨骼肌。

(5) 毒扁豆鹼中毒之解毒劑是阿托品一樣(Atropine-like)藥物。

藥動學：毒扁豆鹼，口服易被吸收。毒扁豆鹼在體內會被酵素水解。作用時間約 0.5~2 小時。

用　途：(1) 0.25 ~1%眼用溶液或軟膏，治療青光眼。

(2) 注射給藥，治療阿托品一樣(Atropine-like)藥物的中毒。

4. Echothiophate Iodide

商品名：Phospholine。

作　用：(1) Echothiophate 是一種不可逆性膽鹼酯酶抑制藥，能使乙醯膽鹼(ACh)的濃度持久提高，作用比可逆性膽鹼酯酶抑制藥較長，及作用較不具有選擇性。

(2) Echothiophate 是一種有機磷(organophosphates)能不可逆性的使膽鹼酯酶失去活性，副作用較大，較少應用於臨床。

用　途：(1) 0.125%眼用溶液，治療廣角性青光眼。

(2) 局部使用，治療斜視（strbismus，鬥雞眼）。

相似藥：Isoflurophate (DFP)。

七、Rho Kinase 抑制劑

1. Netasudil

作　用：(1) Netasudil 是 Rho kinase 激酶抑制劑。

(2) Rho kinases 是絲胺酸／蘇胺酸激酶(serine/threonine kinase)，能活化 Rho proteins。Rho kinases 有 ROCK1 及 ROCK2 二種。

(3) Rho kinases 能磷酸化肌球蛋白輕鏈(myosin light chain)引起平滑肌收縮及小梁網的細胞收縮，及引起萊姆氏管(Schlemm canal)阻塞，及引起眼內壓上升。

(4) Rho kinase 激酶抑制劑能使平滑肌鬆弛，及使纖維蛋白(fibrosis related proteins)濃度降低，因此能增加眼房水由小梁網流出。

(5) 眼房水的流出有二條路徑：(a)主要由小梁網流出（約 90%）；(b)次主要由葡萄膜鞏膜途徑流出。

(6) 傳統青光眼治療用藥主要是增加眼房水由葡萄膜鞏膜途徑(unconventional uveoscleral pathway)流出，不影響阻塞的小梁網(trabecular meshwork)。

(7) Rho kinase 激酶抑制劑能改善阻塞的小梁網，能增加眼房水由小梁網流出。

(8) Rho kinase 激酶抑制劑併用其他青光眼治療用藥（例如 Latanoprost），用於治療廣角性青光眼及高眼壓症。

(9) Rho kinase 抑制劑第二項機轉是抑制睫狀體突觸正腎上腺素再吸回(NE reuptake transporter)，引起動脈血管收縮，因此能減少眼房水的產生。

(10) Rho kinase 激酶抑制劑治療廣角性青光眼及腦血管痙攣(cerebral vasospasm)。

(11) Netarsudil 是酯類前驅藥物，能促進角膜吸收，在體內被酯酶水解形成活性代謝物 Netarsudil-M1。Netarsudil-M1 是 ROCK1 及 ROCK2 抑制劑，作用比 Netarsudil 大五倍。

副作用：結膜充血、給藥部位疼痛、角膜渦狀營養不良(corneal verticillata)。

用　途：治療廣角性青光眼。

▼ 青光眼治療劑的可能機轉

青光眼的治療劑	作用機轉
1. Muscarinic 致效劑 (Carbachol, Pilocarpine)	促進眼房水流通
2. Anticholinesterase drug (Physostigmine, Echothiophate)	促進眼房水流通
3. Sympathomimetic agents (Epinephrine, Dipivefrin)	促進眼房水流通
4. α_2-Adrenergic 致效劑 (Apraclonidine, Brimonidine)	減少眼房水形成
5. β-Adrenergic 拮抗劑 (Timolol, Betaxolol, Cateolol, Levobunolol, Metipranolol)	減少眼房水形成
6. Carbonic anhydrase 抑制劑 (Acetazolamide, Dichlorphenamide, Dorzolamide, Brinzolamide)	減少眼房水形成
7. 前列腺素(Prostaglandins) (Latanoprost, Bimatoprost, Travoprost)	促進眼房水流通
8. 複方藥物 Timolol–Dorzolamide Timolol–Brimonidine	減少眼房水形成
9. Rho kinase 抑制劑 Netarsudil	促進眼房液流通

複習試題 09

B 01. 在下列青光眼治療藥物中哪一樣藥物之療效與抑制眼房水之分泌較無相關？
(A)Timolol (B)Pilocarpine (C)Brimonidine (D)Acetazolamide

A 02. 有關生物鹼 Pilocarpine 之敘述，何者錯誤？
(A)局部使用在眼角膜時，具散瞳作用
(B)主要作用於毒蕈素性受體(muscarinic receptors)
(C)治療青光眼，快速降低眼內壓
(D)與 Atropine 作用相反

A 03. Isoflurophate 中毒時，下列症狀何者錯誤？
(A)心跳加快 (B)骨骼肌麻痺 (C)支氣管分泌增加 (D)瞳孔縮小

A 04. 下列有機磷化合物中，何者是屬於治療性用藥？
(A)Echothiophate (B)Parathion
(C)Paraoxon (D)Soman

A 05. 下列何者為間接作用型副交感神經作用劑且具有高親水性，可用於青光眼(glaucoma)治療？
(A)Echothiophate (B)Methacholine
(C)Neostigmine (D)Pilocarpine

A 06. 下列何者為 α_2-selective agonist，具有降低眼內壓作用(intraocular pressure)？
(A)Apraclonidine (B)Phenylephrine
(C)Pilocarpine (D)Timolol

B 07. 下列何者為治療廣角性青光眼之選擇用藥？
(A)Propranolol (B)Latanoprost
(C)Misoprostol (D)Albuterol

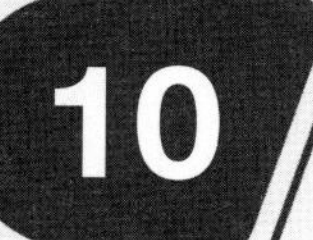

局部麻醉藥
(Local Anesthetics in Ophthalmology)

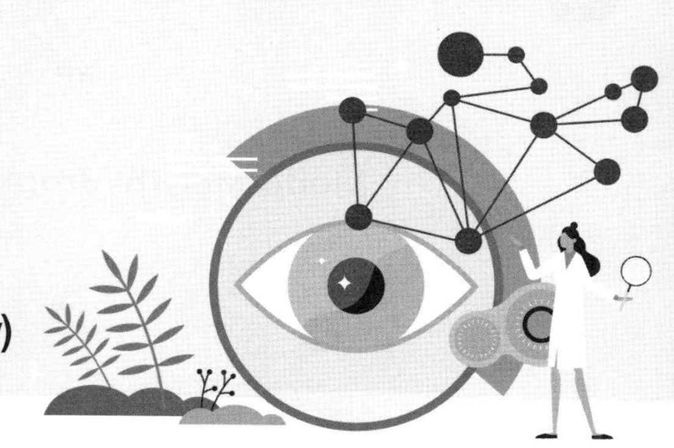

一、簡介

1. 局部麻醉劑(local anesthetics)能阻斷神經傳遞作用，產生暫時性及可逆性的局部感覺（痛覺）喪失，但意識不會喪失。
2. 局部麻醉劑能干擾神經作用電位之去極化相(depolarization)的激發速率，阻斷作用電位的傳遞。

二、局部麻醉劑的分類

依據化學結構，局部麻醉劑有酯類(esters)或醯胺類(amides)：

1. 酯類藥品：Cocaine、Tetracaine、Procaine、Benzocaine 等。酯類藥品大都在血漿被假膽素酯酶(pseudocholinesterase)水解代謝。
2. 醯胺類藥品：Lidocaine、Bupivacaine、Prilocaine 等。醯胺類藥品主要在肝臟被酵素代謝。

三、作用機轉

1. 局部麻醉劑能減少作用電位的興奮速率，及減緩神經衝動的傳遞。局部麻醉劑能抑制神經軸上痛覺衝動的傳導。不同類型的神經纖維及其粗細及髓鞘(myelination)，對局部麻醉劑的敏感性不同。局部麻醉劑阻斷電位性鈉通道(voltage-gated Na^+ channels)，使去極化的神經無法產生動作電位。
2. 局部麻醉劑能提高興奮閾（即痛閾，pain threshold）使傳遞作用完全被阻斷。
3. 局部麻醉劑能干擾神經細胞膜的鈉離子通透性，產生抗毀極化作用(antidepolarization)及使神經細胞膜穩定。

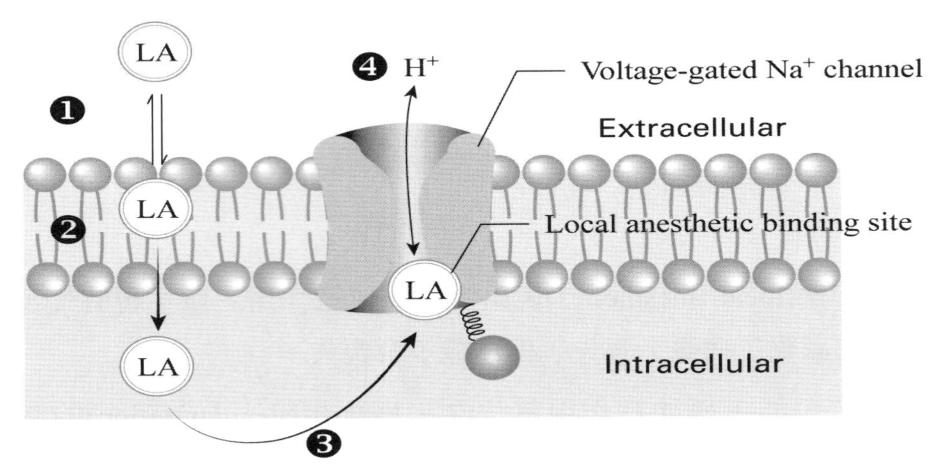

4. 商業上，常將局部麻醉劑製成水溶性性酸鹽，但注射於組織內（較高pH 值）時，是以非離子態(nonionized form)穿透神經細胞膜產生作用。

四、神經纖維的種類

1. 神經纖維依其直徑、髓鞘及傳導速率分為 A、B 及 C 神經纖維。
2. 局部麻醉劑抑制下列機能的先後順序：

   痛覺→溫覺→觸覺→本體刺激受器(proprioception)→骨骼肌張力。

▼ 神經纖維對局部麻醉劑的敏感性

神經纖維	功能	直徑(μm)	髓鞘	傳導速率	阻斷敏感性
type A alpha beta gamma delta	運動神經 觸、壓覺 肌肉痛、溫覺	12~20 5~12 3~6 2~5	有 有 有 有	70~120 m / s 30~70 m / s 15~30 m / s 5~25 m / s	+ ++ ++ +++
type B	節前纖維	< 3	有	3~15 m / s	++++
type C dorsal 根交感神經	疼痛 節後纖維	0.4~1 2 0.3~1.3	無 無	0.5~2.3 0.7~2.3	++++ ++++

3. 影響局部麻醉劑之生理因素

(1) 神經纖維的粗細(fiber diameter)

a. 直徑較細的神經纖維較先被麻醉。

b. 有髓鞘的神經纖維(myelinated nerves)比相同直徑及沒有髓鞘的神經纖維(unmyelinated nerves)較先被麻醉。

因此，節前 B 神經纖維比較細沒有髓鞘的 C 神經纖維較先被麻醉。

c. 通常自主神經纖維與小又沒有髓鞘的神經纖維（傳導痛覺）和小又有髓鞘的Aδ神經纖維（傳導痛覺及溫覺）跟較粗又有髓鞘的Aγ、Aβ及Aα神經纖維（傳導觸覺，壓覺及運動訊息）相比，會先被阻斷。痛覺 > 溫覺 > 觸覺 > 壓覺 > 骨骼肌張力。

(2) 點火頻率(firing frequency)

a. 去極化頻率高及去極化較持久的神經纖維較易被麻醉。

b. 感覺神經纖維，尤其痛覺神經纖維，具有較高的點火頻率及較長的動作電位(> 5 ms)，因此較易被麻醉。

c. 運動神經纖維的點火速率較慢及較短的動作電位(< 0.5 ms)，因此較不易被麻醉。放電頻率高之神經纖維阻斷較快。

d. type A delta 及 C fiber 的神經纖維較細及產生較高頻率疼痛傳導，因此在濃度較低的局部麻醉劑比 A alpha fiber 較先被麻醉。

C 纖維 > B 纖維 > A 纖維。

(3) 神經纖維的位置(fiber position)

a. 神經纖維的位置不同，局部麻醉劑的阻斷作用也不同。

b. 在較粗混合神經纖維及運動神經纖維比感覺神經纖維較先被麻醉。

c. 近端感覺神經纖維比遠端感覺神經纖維較先被麻醉。

五、影響局部麻醉劑吸收的因素

局部麻醉劑由注射部位被吸收，受許多因素的影響、包括劑量、注射部注、藥物組織蛋白結合、血管收縮劑及藥物的理化性質。

1. 注射的位置

(1) 局部麻醉劑注入高度血流區域（例如：氣管黏膜）比注入低度血流區域（例如：肌腱）吸收較迅速，因此能產生較高血中濃度。

(2) 阻斷高度血流區域之神經需要較長的時間及較高的濃度。

(3) 阻斷較粗的神經纖維所需局部麻醉劑的濃度高低是：
肋骨內（濃度最高） ＞ 尾椎 ＞ 硬膜外 ＞ 臂神經叢 ＞ 坐骨神經（濃度最低）。

2. 血管收縮劑

(1) 血管收縮劑 Epinephrine 能減少注射部位的血流，避免局部麻醉藥過快擴散至血液，因此可以減少系統性吸收。

(2) 血管收縮劑能減少中效型及短效型局部麻醉劑 Procaine、Lidocaine 及 Mepivacaine（但非 Prilocaine）的系統性吸收。

(3) 血管收縮劑對長效型及脂溶性較大的局部麻醉劑 Bupivacaine 及 Etidocaine 之影響較小，可能是因為這些局部麻醉劑的組織結合率較高。

(4) Cocaine 具有擬交感神經興奮作用，因此不可併用血管收縮劑。

3. 藥物的理化性質

大多數局部麻醉劑的 pKa 值介於 8.0~9.0，在生理 pH 值，呈非離子型(uncharged form)才能迅速穿透生物膜。

依 Henderson-Hasselbalch equation：

$$\text{Log (cationic form / uncharged form)} = pKa - pH$$

4. 藥物的代謝

(1) 酯類局部麻醉劑在血液迅速被假膽鹼酯酶(pseudocholinesterase)水解，因此作用時間較短，例如：Chloroprocaine 及 Procaine。

(2) 醯胺類局部麻醉劑在肝臟被微粒體細胞色素 P450 (cytochrome P450) 代謝，其代謝的速率是：

Prilocaine（最快被代謝） > Etidocaine > Lidocaine > Mepivacaine > Ropivacaine > Bupivacaine（最慢被代謝）。

5. 局部麻醉劑的結構

(1) 分子較小及親脂性較大的局部麻醉劑與鈉管道受體相互反應的速率較快。

(2) 脂溶性的藥物比水溶性藥物之作用較強及作用時間較長。

(3) Lidocaine、Procaine 及 Mepivacaine 的水溶性比 Tetracaine、Etidocaine 及 Bupivacaine 大，因此後者作用較強及作用時間較長。

藥物	濃度	作用強度	作用開始（分）	作用時間（分）
Procaine	1	1	7	19
Lidocaine	1	4	5	40
Mepivacaine	1	4	4	99
Prilocaine	1	4	3	98
Tetracaine	0.25	16	7	135
Bupivacaine	0.25	16	8	415

六、局部麻醉劑

1. 古柯鹼(Cocaine)

作　用：(1) Cocaine 又名 Crack，具有良好表皮黏膜麻醉作用。

(2) Cocaine 能抑制交感神經末端腎上腺素及多巴胺的再吸收，產生血管收縮作用。古柯鹼本身具有血管收縮作用，因此不需要併加腎上腺素(adrenaline)。

(3) Cocaine 會被血漿酯酶(esterase)水解失效。

副作用：(1) Cocaine 會興奮中樞，產生欣快感(euphoria)。

(2) 體溫上升(hyperpyrexia)。

(3) 古柯鹼用藥過量的特徵包括：週邊血管收縮、高血壓、心律不整、心跳過速、瞳孔放大及欣快感等副作用。

(4) 古柯鹼(Cocaine)濫用者所產生的禁斷現象與安非他命(Amphetamine)藥物濫用相似，被列為管制藥品。

解　毒：急性中毒的解毒劑為 Diazepam。

用　途：Cocaine 常用濃度 4~10%，作為鼻、咽、及支氣管的局部麻醉。

2. 對胺基苯甲酸乙酯(Benzocaine)

商品名：Medi-Jel。

作　用：Benzocaine 具有表皮黏膜麻醉作用。

用　途：常用濃度 5~10%，是一安定的表皮黏膜麻醉劑。

3. 普卡因(Procaine)

商品名：Novocaine。

作　用：(1) Procaine 作用開始快，但作用時間僅約 1 小時，但加入 Epinephrine 可延長作用時間。

(2) 為避免 Procaine 過快擴散至血液而影響其藥效，通常局部麻醉藥會與 Epinephrine 藥物一起給予。

副作用：(1) Procaine 為對胺基苯甲酸(PABA)酯類，有些人會產生特異性體質過敏反應，其症狀包括皮膚發疹或支氣管痙攣。

(2) 使用過量的 Procaine，會產生中樞興奮而後產生抑制作用，及心臟血管被抑制，出現流涎、震盪、痙攣及昏迷且伴隨高血壓及心跳加速，而後產生低血壓。局部麻醉藥最嚴重之毒性為中樞性猝發(seizures)及驚厥(convulsion)。

解　毒：Procaine 中毒的解毒劑是 Barbiturates 或 Diazepam。

用　途：常用濃度 0.5~2%，作為浸潤麻醉及脊髓麻醉。

4. Tetracaine HCl

商品名：Pontocaine。

作　用：(1) 作用開始較 Procaine 及 Lidocaine 長，約需 10 分鐘以上；可被血中之酯酶(esterase)水解失效。

(2) Tetracaine 作用強度及毒性較 Procaine 及 Cocaine 大。

(3) 腎上腺素能延長 Tetracaine 的麻醉作用時間。

副作用：Tetracaine 為對胺基苯甲酸酯類衍生物有特異體質的患者會引起過敏反應，症狀與 Procaine 相似，易引起過敏反應。

用　途：常用濃度 0.5~2%，作為表皮黏膜及脊髓麻醉。

5. 利度卡因(Lidocaine)

商品名：Xylocaine。

作　用：(1) Lidocaine 作用較 Procaine 強及作用時間較 Procaine 長，且局部刺激性小。

(2) Lidocaine 作用開始快、作用強。

(3) Lidocaine 可與 Epinephrine 併用，延長麻醉作用。

副作用：Lidocaine 在體內被肝臟微粒體氧化酶代謝形成 MEGX (monoethylglycinexylidide)及 GX (glycinexilidine)，此代謝物會引起中樞毒害及發作(seizure)。

用　途：(1) 常用濃度 0.5~4%，作為浸潤、阻斷及眼科表皮黏膜麻醉。

(2) Lidocaine 靜脈注射給藥，治療心室心律不整。

6. Bupivacaine HCl

商品名：Marcaine。

作　用：(1) Bupivacaine 的結構與 Mepivacaine 相似，為藥效最持久之長效型局部麻醉劑，作用最強。

(2) Bupivacaine 是一種 2,6-甲基苯胺之醯胺類(amide)衍生物；局部麻醉作用開始慢，但作用時間長；在肝臟被代謝及失去作用。

副作用：阻斷心臟鈉管道、心臟血管毒害(cardiotoxicity)最強、痙攣性發作。

用　途：常用濃度 0.25~0.75%，作為眼科浸潤、神經阻斷麻醉及產科硬膜外(obstetrical epidural)麻醉。

7. Ropivacaine

商品名：Naropin。

作　用：(1) Ropivacaine 之作用與 Bupivacaine 相似，副作用較低。

(2) Ropivacaine 是 2,6−甲基苯胺(aniline)衍生物；本身具有血管收縮作用，可延長浸潤及周邊神經阻斷麻醉。

副作用：心臟血管毒害(cardiotoxicity)。

用　途：長效型局部麻醉劑。

8. Etidocaine HCl

商品名：Duranest。

作　用：Etidocaine 化學結構與 Lidocaine 相似，但麻醉作用時間較長。

用　途：常用濃度 0.5~1.5%，作為眼科麻醉及硬膜外麻醉。

9. Prilocaine

商品名：Citanest。

作　用：(1) Prilocaine 是醯胺(amide)衍生物，作用時間與 Lidocaine 相似；主要被肝臟代謝形成 o-toluidine 及失去作用。

(2) Prilocaine 是一種 2−甲基苯胺衍生物，麻醉作用強度與古柯鹼(Cocaine)相似；局部麻醉作用開始慢。

副作用：高劑量的 Prilocaine，其苯胺代謝物會引起變性血紅素血症(methemoglobinemia)。

用　途：常用濃度 1~2%，作為眼科麻醉、浸潤麻醉及阻斷麻醉。

複習試題 10

A 01. 下列何者不是 Cocaine 用藥過量的特徵？
(A)周邊血管擴張 (B)瞳孔放大 (C)欣快感 (D)心跳過速

A 02. 下列何者不是 Cocaine 使用過量時常見的生理特徵？
(A)周邊血管擴張 (B)心跳過速 (C)欣快感 (D)瞳孔放大

D 03. 下列何種局部麻醉劑可被血中之酯酶(esterase)水解？
(A)Bupivacaine (B)Lidocaine
(C)Mepivacaine (D)Tetracaine

A 04. 下列何者有關局部麻醉藥是正確的？
(A)抑制神經軸上痛覺衝的傳導
(B)抑制末梢神經痛覺衝動的誘發
(C)抑制脊髓神經內神經傳導介質的釋放
(D)抑制視丘內痛覺的處理

B 05. 下列有關局部麻醉劑之敘述中，何者不正確？
(A)主要作用機轉為阻斷 Voltage-gafed Na^+ channels
(B)阻斷同直徑之無髓鞘神經纖維比阻斷具髓鞘神經纖維為快
(C)對放電頻率高之神經纖維阻斷較快
(D)Bupivacaine 具有較強之心臟毒性

D 06. 下列局部麻醉劑中，何者的藥效最持久？
(A)Prilocaine (B)Lidocaine
(C)Mepivacaine (D)Bupivacaine

B 07. 局部麻醉藥最嚴重之毒性為：
(A)血碳酸過多現象(hypercapnia)
(B)中樞性猝發(seizures)及驚厥(convulsion)
(C)產生低血壓
(D)造成心跳變慢

A 08. 下列局部麻醉劑中，何者最易引起過敏反應？
(A)Tetracaine (B)Lidocaine
(C)Mepivacaine (D)Dibucaine

C 09. 下列局部麻醉藥物，何者的心臟毒性(cardiotoxicity)最強？

(A)Lidocaine (B)Tetracaine

(C)Bupivacaine (D)Ropivacaine

C 10. 古柯鹼濫用者所產生的禁斷現象與下列哪一種藥物濫用者相類似？

(A)海洛因(Heroin) (B)大麻(Marihuana)

(C)安非他命(Amphetamine) (D)酒精(Alcohol)

C 11. 為避免局部麻醉藥過快擴散至血液而影響其藥效，通常局部麻醉藥會與下列何種藥物一起給予？

(A)Succinylcholine (B)Benzodiazepine

(C)Epinephrine (D)Sulfonamide

A 12. 醯氨類(amide)的局部麻醉藥物經由肝臟代謝，下列何者代謝速度最快？

(A)Prilocaine (B)Lidocaine

(C)Mepivacaine (D)Bupivacaine

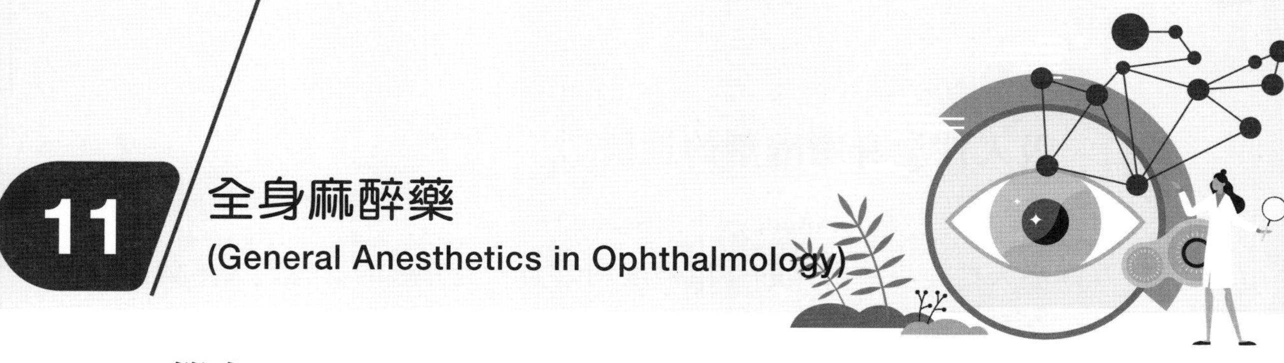

一、簡介

1. 全身麻醉劑(general anesthetics)是一種可控制性及可逆性的中樞神經抑制劑，它能使意識喪失及感覺喪失，常用於眼科外科手術；全身麻醉劑也能產生鎮痛、健忘或催眠等作用。

2. 全身麻醉劑依臨床給藥途徑不同，分為：
   (1) 吸入性全身麻醉劑(inhalation anesthetics)
   此類藥品經由肺泡進入體內，產生中樞神經抑制作用。
   (2) 靜脈注射全身麻醉劑(intravenous anesthetics)
   此類藥物常作為誘導麻醉之用或輔助吸入性全身麻醉劑，但是此類藥物不易控制。
   a. 神經安定麻醉(neuroleptanesthesia)：是由強力的麻醉性鎮痛藥(Fentanyl)與安神藥(Droperidol)組成，常與 N_2O 及 O_2 一併使用。
   b. 分離麻醉作用(dissociative anesthesia)：例如：注射 Ketamine 能迅速產生鎮痛及健忘作用。
   c. 巴比妥(barbiturate anesthesia)：例如：Thiopental 能迅速誘導睡眠，但不具有鎮痛與骨骼肌鬆弛作用。

3. 吸入性全身麻醉劑是一種非專一性(nonspecific)中樞神經抑制藥，也沒有專一性拮抗劑能拮抗它。

4. 全身麻醉劑應能產生：睡眠、骨骼肌鬆弛、鎮痛。

5. 全身麻醉劑對中樞神經系統的抑制順序：

   大腦皮質→間腦下皮層→中樞→脊髓→延腦。

二、吸入性全身麻醉劑的性質

1. 作用強度與效力（Potency 與 Efficacy）

(1) 吸入性全身麻醉劑的作用強度和效力，受分壓的影響最大。氣態性全身麻醉劑與在人體內組織的濃度，可用分壓表示之，即氣體在液體中的濃度與氣體的分壓成正比。

(2) 吸入性全身麻醉劑的作用強度與藥效強弱的指標係以最小肺泡麻醉濃度(minimal anesthetic concentration, MAC)表示之。

(3) MAC（v / v percent 或 mm Hg）

係指能使 50%的人或試驗動物防禦疼痛所需全身麻醉劑的最小濃度。臨床上吸入性全身麻醉劑的使用濃度，通常是 MAC 的 1.5~2.5 倍。

2. 全身麻醉劑的溶解度(Solubility)

(1) 吸入性全身麻醉劑通常是脂溶性，因此在不同的組織中有不同的溶解度；在麻醉狀態下，脂肪愈多的組織，其濃度愈高。

(2) 組織溶解度(tissue solubility)

全身麻醉劑進入肺臟後，再分布於末梢組織，每單位時間內血流量愈高的組織，全身麻醉劑的濃度愈高。

腦部、心臟、肝臟、腎臟 > 骨骼肌 > 骨骼、韌帶、脂肪。大多數全身麻醉劑之血液與組織的分配係數是 1：2。

依菲克定律(Fick’s law)：

a. 增加吸入性氣體中藥物濃度比例會增加藥物進入血液中的速率，因此會增加麻醉的誘導速率。

b. 增加肺泡換氣速率會增加麻醉的誘導速率。

c. 降低麻醉藥物在血中溶解度會增加誘導速率。

d. 增加肺血流（增加心輸出量）會降低麻醉的誘導速率。

(3) 油氣分配係數(Oil-gas partition coefficient)

a. 油－氣分配係數值愈大，表示麻醉劑的作用愈強。

b. 吸入性全身麻醉劑之攝取(uptake)之快慢：

Nitrous oxide（可溶性最低，油氣分配係數最低）> Desflurane > Sevoflurane > Isoflurane > Halothane（可溶性最好）。

全身麻醉劑	MAC (v / v%)	血－氣分配係數	腦－血分配係數
Nitrous oxide	>100	0.47	1.1
Desflurane	6~7	0.42	1.3
Sevoflurane	2.0	0.69	1.7
Isoflurane	1.4	1.4	2.6
Enflurane	1.7	1.8	1.4
Halothane	0.75	2.3	2.9

3. 濃度效應(Concentration Effect)

麻醉效力較弱的全身麻醉劑（例如：Nitrous oxide），若以高濃度投藥時，則肺部的血液能很快的移除肺泡中的氣體，使肺分壓下降，而增加換氣率。

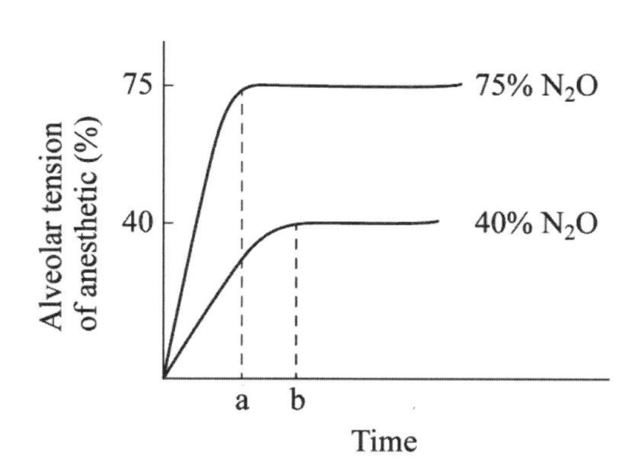

三、吸入性全身麻醉的分期與生理特徵

乙醚(Ether)的麻醉分期與特徵，Guedel 將其分為四期：

第一期：鎮痛期(Analgesia)

第二期：興奮期(Excitement, Delirium)

此期最因難，病人會亂動、喊叫、流涎、咳嗽、噁心及嘔吐；也會增加肌肉張力、高血壓及心律不整。

第三期：外科手術期(Surgical Anesthesia)分為四級

1 級：睡眠與鎮痛

呼吸規則、瞳孔縮小、眼球停止轉動。

2 級：感覺消失

瞳孔開始散大、角膜反射消失、呼吸深度變小。

3 級：肌肉張力消失

骨骼肌鬆弛明顯、適合進行外科手術、橫膈膜開始麻痺、瞳孔對光反射消失、喉部反射消失。

4 級：肋間肌麻痺

瞳孔擴散最大、橫膈膜麻痺、循環被抑制。

第四期：延髓麻痺(Mdullary paralysis)

呼吸及循環衰竭。

四、麻醉前給藥

麻醉前給藥的主要目的是減少病人的焦慮，使病人鎮靜及減少麻醉劑的副作用等。

1. 抗膽鹼性藥(Cholinergic Blocking Agents)
   (1) Atropine 0.6 mg 以肌肉給藥，能減少支氣管的分泌。
   (2) 能減少迷走神經張力(vagal cardiac tone)。
2. 麻醉藥品(Meperidine, Morphine, Fentanyl)
   (1) 能減少病人的焦慮不安及疼痛。
   (2) 輔助麻醉作用。
3. 鎮吐藥(Ondansetron, Metoclopramide)

   能減少全身麻醉引起的嘔吐。

4. Benzodiazepines (Lorazepam, Diazepam, Midazolam)

以靜脈給藥，產生鎮靜作用及健忘。

五、液態吸入性全身麻醉劑

1. 氟氯溴乙烷(Halothane)

性　質：(1) Halothane 沒有燃燒性與爆炸性，最低肺泡濃度(MAC) = 0.75%為作用強的全身麻醉劑。

(2) Halothane 沒有顯著的鎮痛作用，故常與其他麻醉劑併用。

作　用：(1) Halothane 會使呼吸變快及變淺。

(2) 吸入性全身麻醉劑 Halothane 的最低肺泡濃度(MAC)較 Ether 小，及作用較乙醚(Ether)強；Halothane (2.3)的血氣分配係數較 Isoflurane (1.8)大，因此其麻醉誘導速率較 Isoflurane 慢。

(3) Halothane 不具有很好的止痛效果，因此常與具有很好的止痛效果的 Nitrous oxide 併用。

(4) Halothane 具有很好的止痛效果。

(5) Halothane 不會刺激呼吸道，也不會增加肺臟分泌物。

(6) Halothane 會抑制心肌，使心跳速率減少及血壓下降。

(7) 本品誘導容易及甦醒快，故適用於兒童麻醉。

優　點：投藥方便、沒有爆炸性。

副作用：(1) Halothane 會引起肝臟壞死(hepatic necrosis)；具肝毒性，但小兒科病人較不易產生肝毒性。

(2) 容易造成心輸出量及血壓下降，Halothane 及 Enflurane 抑制心臟肌肉的作用比 Isoflurane 更顯著。

(3) 合併使用 Halothane+Succinylcholine 後會引發麻醉造成惡性高熱(malignant hyperthermia)：治療麻醉造成惡性高熱之首選藥物為 Dantrolene。

用　途：吸入性全身麻醉劑。

2. Enflurane

商品名：Ethrane。

性　質：Enflurane 作用強，是一揮發性液體，沒有燃燒性。

作　用：(1) Enflurane 具有良好的骨骼肌鬆弛作用。

(2) Enflurane 抑制心肌收縮力的程度與 Halothane 相似。

副作用：高濃度的 Enflurane，會助長癲癇發作(seizure)的發生。

用　途：吸入性全身麻醉劑。

3. Isoflurane

商品名：Forane

性　質：Isoflurane 是 Enflurane 的異構物，沒有燃燒性。

作　用：(1) Isoflurane 具有良好的骨骼肌與子宮鬆弛作用。

(2) Isoflurane 抑制呼吸作用較 Enflurane 大，但抑制心臟血管作用較 Enflurane 小；Isoflurane 不會引起癲癇發作。

(3) Isoflurane 與 Enflurane 相似，較少引起心律不整現象。

用　途：吸入性全身麻醉劑。

4. Desflurane

商品名：Suprane。

性　質：Desflurane 在室溫是一種高度揮發性液體，不具有燃燒性及爆炸性。

作　用：Desflurane 是廣用的全身麻醉劑，麻醉誘導快及恢復快。

副作用：低血壓、心跳加速、刺激呼吸道。

用　途：(1) Desflurane 是廣用的吸入性全身麻醉劑。

(2) Desflurane 與類阿片(Opioids)或 Nitrous oxide 併用，可減少 Desflurane 的濃度。

5. Sevolflurane

商品名：Ultane。

性　質：Sevolflurane 在室溫是一種無色的揮發性液體，不具有燃燒性及爆炸性。

作　用：Sevolflurane 是廣用的全身麻醉劑，血氣分配係數低，麻醉誘導快及恢復快。

副作用：低血壓、腎臟毒害。

用　途：(1) Sevolflurane 是廣用的吸入性全身麻醉劑；對呼吸道沒有刺激性，因此可當吸入性誘導麻醉之用。

(2) Sevoflurane 不會產生心跳加速，因此適用於心肌缺血之病人。

六、氣態吸入性全身麻醉劑

1. 笑氣(Nitrous oxide)

性　質：笑氣(一氧化二氮)是一種無臭無味的氣體，沒有燃燒性。

作　用：(1) 笑氣麻醉作用弱，是全身麻醉劑中，肌肉鬆弛作用最弱的，常與其他藥品併用於平衡麻醉。

常與笑氣併用的藥品有：

a. 催眠藥：Barbiturates 或安神藥。

b. 鎮痛藥：靜脈注射麻醉藥品。

c. 肌肉鬆弛藥：Curariform 藥品。

(2) 笑氣常與作用較強的 Halothane 併用，可加速強力麻醉劑的麻醉平衡及增加笑氣的鎮痛作用。

(3) 笑氣是一種理想的全身麻醉劑，除了會輕微抑制心肌及具有類交感神經作用外，它不會顯著的影響呼吸、肝臟、腎臟或自主神經系統。

副作用：(1) 笑氣(一氧化二氮)會引起缺氧症(diffusion hypoxia)，常需與 20%氧併用。

(2) 長時間接受笑氣會造成貧血(megaloblastic anemia)之副作用。

用　途：吸入性全身麻醉劑。

七、靜脈注射全身麻醉劑

1. 硫戊巴比妥鈉(Thiopental sodium)

商品名：Pentothal。

性　質：Thiopental 是硫巴比妥(Thiobarbiturate)衍生物，是強力超短效型硫巴比妥，其鈉鹽水溶液 pH=10.4。

作　用：(1) Thiopental 脂溶性高，能迅速進入血腦障壁(B.B.B.)。

(2) Thiopental 會抑制循環與呼吸。

(3) Thiopental 會強力抑制呼吸中樞及降低延腦呼吸中樞對二氧化碳的敏感性。Thiopental 也會降低動脈血壓及心臟博出量。

(4) Thiopental 能產生平穩與理想的誘導麻醉作用。

(5) 靜脈注射 Thiopental 的作用消失，是由於重新分布作用(redistribution)與藥物被代謝。

(6) 靜脈給藥，Thiopental 能迅速進入中樞，但也迅速重新分布於骨骼肌及脂肪組織。

(7) Thiopental 經靜脈注射後，在不同組織與器官的分布；血液流速愈慢的組織，藥品愈慢達到。

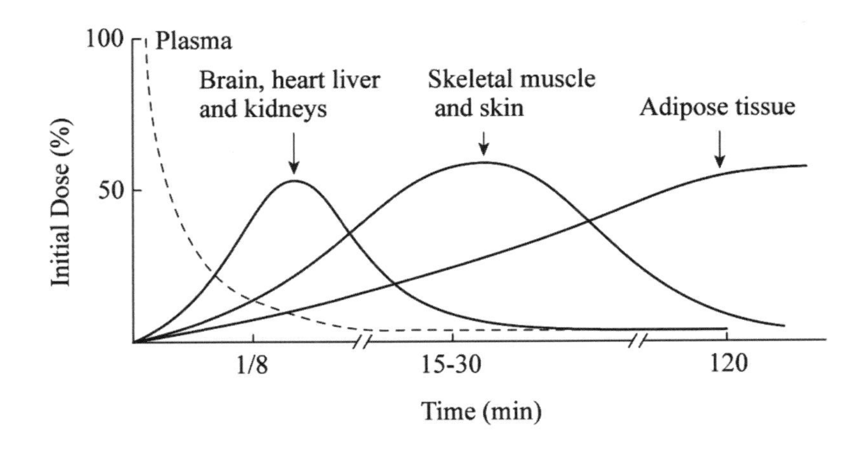

(8) 靜脈給藥後，Thiopental 能使意識迅速消失，但無顯著的鎮痛或骨骼肌鬆弛作用。

副作用：(1) Thiopental 會抑制循環與呼吸。休克狀態或氣喘之患者，禁忌使用靜脈注射巴比妥。

(2) 巴比妥(Barbiturates)會加重急性間歇性紫質症(acute intermittent porphyria)。

用　途：靜脈注射全身麻醉劑 Thiopental 為超短效型巴比妥，常用於誘導麻醉之用。

2. Ketamine hydrochloride

商品名：Ketalar。

作　用：(1) Ketamine 是一種 Phencyclidine（PCP，俗稱天使塵）衍生物，臨床使用消旋性異構體。

(2) Ketamine 呈高脂溶性，迅速通過血腦障礙，產生精神分離麻醉(dissociative anesthesia)，其特徵是僵直症(catatonia)、健忘及鎮痛，但沒有急度喪失意識。

(3) Ketamine 能阻斷神經細胞膜上的 glutamate-NMDA 受體。

(4) Ketamine 可迅速在腦部進行再分布及分布於其他組織，因此作用時間短。其作用程度之快慢與腦血流量成正比。較不具呼吸抑制副作用。

(5) Ketamine 僅有輕度的或毫無肌肉鬆弛作用。

(6) Ketamine 會興奮交感神經系統，使血壓上升。

(7) Ketamine 用於成人，常引起精神上的問題，包括夢幻及與現實扭曲。因此 Ketamine 適用於嬰兒及兒童。

副作用：(1) 心臟血管刺激引起血壓上升、心博輸出量增加及心跳增加。

(2) Ketamine 會明顯增加腦血流、氧消耗及頭顱內壓力(intracranial pressure)增加。

用　途：靜脈注射全身麻醉劑，用於兒童麻醉。

3. Etomidate

商品名：Amidate。

作　用：(1) Etomidate 僅具有催眠作用，不具有鎮痛作用，適用於低血壓病患之誘導麻醉。

(2) Etomidate 不需要長期使用便能產生誘導麻醉及平衡麻醉。

(3) Etomidate 不具有心臟血管或呼吸抑制作用。

(4) Etomidate 在誘導麻醉過程，心臟血管的穩定性比 Barbiturate 及 Propofol 高。

(5) 與其他麻醉劑比較，Etomidate 的主要優點是低度心臟血管及呼吸抑制作用。

副作用：(1) Etomidate 高度嘔吐及噁心。

(2) Etomidate 引起腎上腺皮質抑制作用，能使血漿氫皮質酮(hydrocortisone)濃度降低。

(3) 輕度低血壓、呼吸停止(apnea)的發生率很低、注射部位疼痛。

用　途：靜脈麻醉藥物、誘導麻醉及平衡麻醉。

4. Propofol

商品名：Diprivan。

作　用：(1) Propofol 是最常用的靜脈注射全身麻醉劑，靜脈注射產生麻醉作用的速率與 Thiopental 相似，但恢復更快。

(2) 使用 Propofol 麻醉，手術之後，沒有嘔吐現象，Propofol 具有止吐作用。

副作用：(1) 呼吸道感染的兒童使用 Propofol 會引起嚴重酸中毒。

(2) Propofol 在麻醉狀態會因為週邊阻力降低，而引起顯著的降低血壓作用。

(3) 低血壓、明顯心臟收縮力抑制作用、呼吸停止、注射部位疼痛（可用 Lidocaine 減少疼痛）。

用　途：注射給藥，可用於誘導（誘發）麻醉及維持麻醉。

5. Midazolam

商品名：Versed。

作　用：(1) Midazolam 屬於苯二氮平類(benzodiazepines)，與 Thiopental 比較，靜脈注射 Midazolam 的作用開始較慢；以靜脈注射 Midazolam 能延長手術後的恢復時間，但也高度引起健忘。

(2) Midazolam 的作用開始最快及排除半衰期最短（2~4 小時）。

副作用：鎮靜。Flumazenil 是苯二氮平類(Benzodiazepine)受體拮抗劑，能加速 Midazolam 之鎮靜作用的恢復。

用　途：注射給藥，麻醉前給藥可用於誘導麻醉及維持麻醉。

6. Innovar

組　成：每 ml 含有 0.05 mg Fentanyl 與 2.5 mg Droperidol。

作　用：(1) Innovar 是由鎮痛藥 Fentanyl 與安神藥 Droperidol 併用可產生鎮痛、麻醉及健忘，稱之神經性鎮痛／麻醉(neuroleptic analgesia / anesthesia)。

(2) Innovar 常用以輔助笑氣(N_2O)的麻醉作用。

(3) Innovar 常用於平衡麻醉(balanced anesthesia)。

副作用：(1) Fentanyl 會抑制呼吸；靜脈注射太快會使腦壁肌肉張力增加，產生僵硬現象(wooden rigidity)。

(2) Droperidol 會引起錐體外徑反應及帕金森症。

用　途：(1) Innovar 肌肉注射，作為麻醉前給藥。

(2) 靜脈注射，輔助吸入性全身麻醉劑的作用。

7. 類阿片(Opioids)

藥　物：Morphine, Fentanyl (Sublimaze), Sufentanil (Sufenta), Alfentanil (Alfenta), Remifentanil (Ultiva), Meperidine (Demerol)。

作　用：(1) 類阿片(Opioids)作用在μ-opioid 受體產生鎮痛作用。

鎮痛作用大小是：

藥品	作用大小
Sulfentanil	1000 X
Remifentanil	300 X
Fentanyl	100 X
Alfentanil	15 X
Morphine	1 X
Meperidine	0.1 X

(2) 鎮痛作用時間長短是：

Fentanyl > Alfentanil > Sulfentanil > Remifentanil。

副作用：鎮靜、呼吸抑制、肌肉僵直(rigidity)、嘔吐及噁心。

用　途：(1) 注射給藥，麻醉前給藥，用於誘導麻醉及維持麻醉。高劑量的類阿片鎮痛藥(opioid analgesics)能產生全身麻醉作用，適用於心臟手術等。

(2) 可與 70% Nitrous oxide 併用產生麻醉作用。

(3) 手術前類阿片鎮痛藥(Opioids)之選擇，是依據作用時間再給與適當劑量，產生相似的鎮痛作用及最小副作用。

複習試題 11

D 01. 吸入性全身麻醉劑中，何者之最小肺泡濃度(MAC)最小？
(A)Halothane (B)Isoflurane (C)Xitrous oxide (D)Methoxyflurane

D 02. 下列有關靜脈注射型全身麻醉劑的敘述，何者錯誤？
(A)使用 Ketamine 時，成人常會出現作惡夢(bad dream)的經驗
(B)在體內產生作用期間的長短，主要取決於其再分布(redistribution)與代謝的速率
(C)注射 Etomidate 時容易出現注射部位的疼痛及肌肉陣攣
(D)Diazepam 的麻醉誘導速率較 Thiopental 快

B 03. 下列靜脈注射全身麻醉劑，何者有止吐作用(antiemetic effect)？
(A)Thiopental (B)Propofol
(C)Ketamine (D)Fentanyl

A 04. 使用下列哪一種全身性麻醉劑所需要的誘導期間最短，且其恢復也最快？
(A)Sevoflurane (B)Methoxyflurane (C)Halothane (D)Isoflurane

D 05. 下列何種靜脈注射全身麻醉劑沒有鎮痛作用？
(A)Fentanyl (B)Ketamine (C)Meperidine (D)Propofol

A 06. 下列哪一種全身性麻醉劑不屬於靜脈注射型麻醉劑？
(A)Isoflurane (B)Thiopental (C)Ketamine (D)Propofol

A 07. 下列何種藥物可靜脈注射用來處理惡性高熱(malignant hyperthermia)？
(A)Dantrolene (B)Diazepam (C)Succinylcholine (D)Atracurium

B 08. 下列何者是導致全身麻醉劑 Thiopental 麻醉作用快速消失之主要原因？
(A)很快與腦組織結合 (B)很快重分布至其他組織
(C)很快被肝臟代謝 (D)很快被腎臟排泄

A 09. 使用下列哪一種全身麻醉劑(general anesthetic drug)時，最容易造成心輸出量及血壓下降？
(A)Halothane (B)Ketamine (C)Isoflurane (D)Nitrous oxide

B 10. 二氧化碳常作為吸入性麻醉劑的併用劑，主要原因是：
(A)減慢麻醉藥之排泄 (B)使呼吸興奮
(C)減慢循環作用 (D)增加麻醉劑對呼吸道的刺激性

D 11. 有關吸入性麻醉藥物的血液氣體分配係數(blood：gas partition coefficient)，下列敘述何者正確？
(A)係數越大，藥物作用起始(onset)越快
(B)係數越小，藥物作用效力(potency)越強
(C)係數越大，藥物作用排除(elimination)越快
(D)是藥物在血中溶解度(solubility)的指標

A 12. 吸入性麻醉藥物的最小肺泡濃度(minimum alveolar concentation, MAC)的定義，是使多少比例的患者能夠免除疼痛刺激的反應？
(A)50% (B)60% (C)95% (D)99%

D 13. 吸入性麻醉藥物的最小肺泡濃度(MAC)可作為藥物的何種指標？
(A)血中溶解度 (B)作用起始速度 (C)作用時間 (D)作用效力

A 14. 下列全身麻醉劑，何者影響心臟功能及血壓最劇？
(A)Halothane (B)Nitrous oxide (C)Ketamine (D)Fentanyl

B 15. 下列麻醉劑中，何者禁用於癲癇病人，以免誘發痙攣現象(convulsion)？
(A)Halothane (B)Enflurane (C)Methoxyflurane (D)Isoflurane

B 16. 長時間接受 Nitrous oxide 會造成以下何種副作用？
(A)Vitamin B_6 不足 (B)Megaloblastic Anemia
(C)Vitamin K 不足 (D)Vitamin C 不足

C 17. 靜脈麻醉藥物何者產生分離式麻醉作用(dissociative anesthesia)？
(A)Propofol (B)Etomidate (C)Ketamine (D)Midazolam

C 18. 下列麻醉劑中何者可抑制 N-Methyl-D-Aspartate 受體？
(A)Thiopental (B)Etomidate (C)Ketamine (D)Propofol

C 19. 關於 Propofol 的敘述，下列何者錯誤？
(A)具有止吐作用 (B)可用於誘發及維持麻醉
(C)具有升血壓作用 (D)具有心臟收縮力抑制作用

A 20. 下列有關靜脈麻醉藥物 Etomidate 的敘述，何者正確？
(A)不具止痛作用
(B)會造成嚴重的心臟血管抑制作用
(C)會造成嚴重的呼吸抑制作用
(D)會刺激腎上腺皮質，增加血中氫皮質酮(hydrocortisone)

A 21. 下列各麻醉藥劑及其性質之配對中，何者正確？
(A) Ketamine－可誘導神志分離型麻醉狀態(dissociative anesthesia)
(B) Nitrous oxide－具有最小的極小肺泡濃度值(minimum alveolar concentration, M.A.C.)
(C) Thiopental－是一種吸入性麻醉劑(inhaled anesthetics)
(D) Ether－對呼吸道之刺激比其他麻醉劑小

B 22. 以注射方式給予較不具呼吸抑制副作用之全身麻醉劑是：
(A)Fentanyl (B)Ketamine (C)Codeine (D)Hydromorphone

C 23. 下列靜脈麻醉藥物，何者具有心臟血管刺激作用，使心跳、血壓及心搏輸出量增加？
(A)Propofol (B)Etomidate (C)Ketamine (D)Midazolam

MEMO

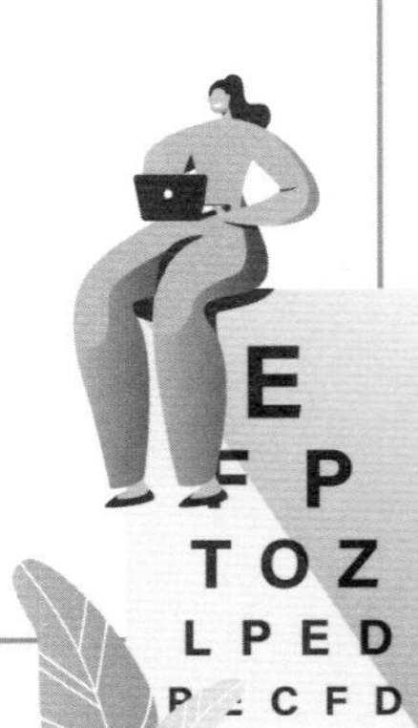

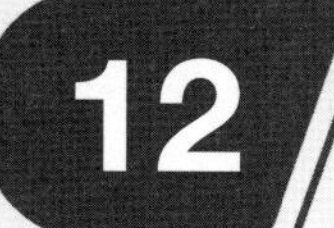

12 腎上腺皮質類固醇 (Adrenalcortical Steroids)

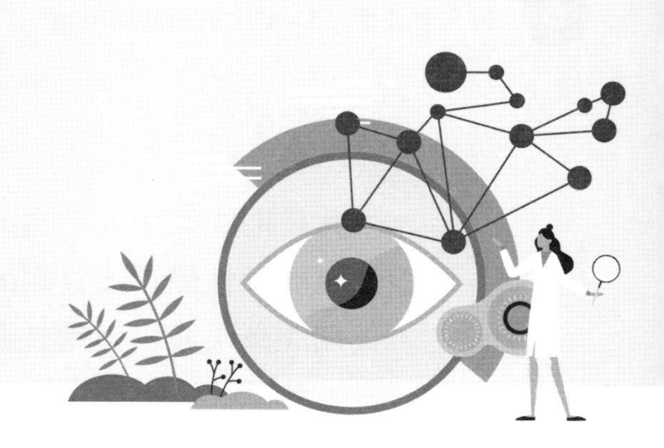

一、皮質類固醇激素的簡介

1. 人體內的腎上腺皮質類固醇激素(adrenocorticosteroids)分為：
   (1) 醣質皮質類固醇(glucocorticoids)。
   以氫化皮質醇(hydrocortisone, cortisol)為主。
   (2) 礦質皮質類固醇(mineralocorticoids)。
   以醛固酮(aldosterone)為主。

2. 氫化皮質醇(hydrocortisone, cortisol)是在腎上腺皮質被合成，是人體內最主要的醣質皮質類固醇。

3. 氫化皮質醇具有許多生理作用，包括中間代謝反應調節、緊張反應、某些中樞神經系統功能及免疫反應。因此 cortisol 是維持生命必需的激素。

4. 醛固酮(aldosterone)也是在腎上腺皮質被合成，在人體是最主要的礦質皮質激素。aldosterone 在細胞外液，是 Na^+及 K^+主要調節劑。

5. 腎上腺皮質類固醇激素的生合成及分泌，受下視丘促腎上腺皮質激素釋放激素(corticotropin releasing factor, CRF)及腦垂體後葉促腎上腺皮質激素(corticotrophin, ACTH)的調節。

6. 下視丘－腦垂體後葉－腎上腺軸對循環的 cortisol 或合成醣質皮質類固醇的負回饋機轉非常敏感。

醣質皮質類固醇血中濃度太高時會抑制丘腦下部－腦垂體－腎上腺活性，結果會減少 cortisol 生合成及降低 cortisol 的循環濃度。抑制丘腦下部－腦垂體－腎上腺活性可持續一段時間。

因此長期間使用人工合成醣質皮質類固醇的病人假如突然停藥會引起外源性與內源性醣質皮質類固醇同時缺乏，結果引起嚴重的病態及甚至死亡。長期間漸漸減少服用外源性醣質皮質類固醇，才能使丘腦下部－腦垂體－腎上腺系統恢復正常。

二、皮質類固醇的作用

（一）醣質皮質類固醇的作用

1. 代謝作用(Metabbolic effects)
   (1) 醣質皮質類固醇能增加肝醣分解(glycogenolysis)及糖質新生(gluconeogenesis)。
   (2) 增加蛋白質代謝及減少蛋白質合成。
   (3) 減少成骨細胞(osteoblast)的形成與活性。
   (4) 減少淋巴球及巨噬細胞(macrophage)的增殖與移動。
   (5) 減少鈣由胃腸道吸收。
   (6) 減少甲狀腺刺激激素(thyroid-stimulating hormone)分泌。
2. 生理代謝(catabolic)及抗同化(antianabolic)作用
   (1) 醣質皮質類固醇在肝臟能增加 RNA 及蛋白質合成。
   (2) 在庫欣氏症(Cushings syndrome)會引起骨質疏鬆(osteoporosis)。
   (3) 在兒童會減少生長。
3. 抗炎作用及免疫抑制作用(immunosuppressant action)。
   (1) 醣質類固醇能抑制發炎介質 cytokines 及 chemokines。
   (2) 醣質類固醇能抑制組織的巨噬細胞(macrophage)。
   (3) 能減少嗜鹼細胞及肥大細胞釋放組織胺，具有血管收縮作用。
   (4) 醣質類固醇能抑制磷脂酶(phospholipase A_2)，因此減少前列腺素(prostaglandins)及白三烯素(leukotrienes)的產生。
   (5) 醣質皮質類固醇能穩定溶胞膜(lysosomal membrane)及引起嗜伊紅血球減少症(eosinopenia)與淋巴球減少症(lymphopenia)。後者會改變細胞的產生或分布或細胞分解(cell lysis)，和改變 T 淋巴球及 B 淋巴球更顯著。

(6) 醣質皮質類固醇可用於治療白血症(leukemia)，例如：兒童的急性淋巴性白血症(acute lymphoblastic leukemia)。

4. 中樞作用
   (1) 高劑量的醣質皮質類固醇會引起失眠及欣快(euphoria)。
   (2) 高劑量的醣質皮質類固醇會引起在顱內壓力增加。

5. 其他作用
   (1) 長期使用醣質皮質類固醇會抑制腦下垂體釋放促腎上腺皮質激素(ACTH)、生長激素(GH)、甲狀腺刺激激素(TSH)及黃體化激素(LH)。
   (2) 高劑量的醣質皮質類固醇會引起消化性潰瘍。

（二）礦質皮質類固醇的作用

1. 醛固酮(aldosterone)是人體主要的礦質皮質類固醇，由腎上腺皮質產生。醛固酮能作用於旋繞腎小管的遠側，促進鈉離子的再吸收及鉀離子的排泄，引起體液滯留及高血壓。

2. 腎上腺皮質分泌醛固酮，受腎活素－血管增壓素(renin-angiotensin)系統及鉀離子濃度的控制。

3. ACTH 在醛固酮(aldosterone)分泌的調節上扮演次要角色。

4. 礦質皮質類固醇受體分布於特定的目標組織及其他組織，其對醣質皮質類固醇具有相似親和力。

▼ 天然及合成的皮質類固醇(corticosteroids)

藥物	抗發炎活性	鈉滯留活性	局部活性	口服劑量(mg)
1. 短效至中效型醣質激素				
Hydrocortisone	1	1	1	20
Cortisone	0.8	0.8	0	25
Prednisone	4	0.3	0	5
Prednisolone	5	0.3	4	5
Methylprednisolone	5	0	5	4
Meprednisone	5	0		4
2. 中效型醣質激素				
Triamcinolone	5	0	5	4
Paramethasone	10	0		2
Fluprenisolone	10	0	7	1.5
3. 長效型醣質激素				
Betamethasone(Bmethasone)	25~40	0	10	0.6
Dexamethasone	30	0	10	0.75
4. 礦質皮質激素				
Fludrocortisone	10	250	0	2
Desoxycorticosterone	0	20	0	

三、皮質類固醇的藥物動力學

1. 大多數醣質皮質類固醇具有親油性，因此易由胃腸道被吸收，醣質皮質類固醇經由皮膚吸收很慢。

2. 局部使用醣質皮質類固醇，僅能產生局部作用。但是，過量使用及長期使用仍會產生系統性作用。

3. 醣質皮質類固醇失去活性的主要位置是肝臟及腎臟。

4. Rifampicin、Phenobarbital 及 Phenytoin 皆會誘導肝臟代謝酵素，會增加醣質皮質類固醇的肝臟生物轉變；因此皮質類固醇與代謝酵素誘導劑併用時，醣質皮質類固醇的劑量需要增加。

5. 甲狀腺機能低下(hypothyroidism)會減少醣質皮質類固醇的代謝。

四、皮質類固醇的臨床用途

(一) 醣質皮質類固醇的用途

1. 眼睛疾病的適應症
   (1) 結膜疾病：春季型結膜炎、疱性角結膜炎(phlyctenulosis)。
   (2) 鞏膜疾病：上鞏膜炎(episcleritis)、鞏膜炎(scleritis)。
   (3) 葡萄膜炎(anterior Uveitis)。
   (4) 球後神經炎(retrobulbar neuritis)。
   (5) 用於角膜移植、防止組織排斥。
   (6) 眼眶疾病(Graves orbitopathy)。
   (7) 貝西氏症(Behcets disease)。
   (8) 眼睛過敏症(ocular allergy)。
   (9) 眼睛發炎性疾病(external eye inflmmatory disease)。

2. 醣質皮質類固醇併用非固醇類抗炎藥(NSAIDs)，具有良好抗炎作用，用於治療黃斑囊樣水腫(cystoid macular edema)。

3. 治療過敏性鼻炎。

4. 治療腎上腺皮質功能不足症(adrenal insufficiency)。

5. 診斷腎上腺皮質類固醇的分泌功能及 Cushings syndrome。

6. 幫助孕婦胎兒肺部之發育(lung maturation)。

7. 當作免疫抑制劑：Prednisone、Prednisolone 及 Methylprednisolone 具有抗炎作用、中度血漿半衰期及低度礦質皮質類固醇活性，是慢性抗炎及免疫抑制治療法的第一線藥品。

(1) 治療膠原疾病：系統性紅斑性狼瘡、多發性肌炎－皮膚肌炎。
(2) 治療血脈管炎症狀：多發性動脈炎(polyarteritis nodosa)、巨細胞動脈炎(giant cell arteritis)及肉芽腫病。
(3) 治療發炎性胃腸道疾病：局部性迴腸炎(Crohn's disease)、潰瘍性結腸炎(ulcerative colitis)。
(4) 治療腎臟自體免疫疾病：血管球性腎炎、腎臟症狀(nephrotic syndrome)。
(5) 器官移植防止組織排斥作用。

8. 治療支氣管氣喘及慢性阻塞性肺疾病(COPD)。

（二）礦質皮質類固醇的用途

1. 治療原發性腎上腺機能不足症(primary adrenal insufficiency)。
2. 治療原發性姿勢性低血壓(idiopathic orthostatic hypotension)。

五、皮質類固醇的副作用

（一）眼睛副作用

1. 白內障(cataract)。
2. 青光眼(glaucoma)：長期使用局部眼用類固醇會引起白內障及眼內壓上升；亦會傷害視神經，引起青光眼。
3. 角膜傷口癒合延遲。
4. 伺機性感染發生率增加：長期使用醣質皮質類固醇會抑制免疫反應，增加感染發生率。
5. 瀰漫性視網膜色素上皮病變(retinal pigment epitheliopathy)。

（二）系統性副作用

1. 長期使用會抑制視丘下部腦垂體腎上腺路徑。
2. 使用醣質皮質類固醇引起骨質疏鬆症(osteoporsis)。
3. 引起低血鈣(hypocalemia)。
4. 引起高血糖。
5. 引起消化性潰瘍(peptic ulcer)。
6. 兒童長期使用醣質皮質類固醇會抑制其線性生長速率。
7. 長期使用醣質皮質類固醇（例如：Hydrocortisone 100 mg 超過二星期），則會引起庫欣氏症候群(Cushing's syndrome)（肥胖、月亮臉、水牛樣駝峰）、鹽滯留及高血壓。

六、皮質類固醇的禁忌症

1. 高血壓。
2. 糖尿病(diabetes mellitus)。
3. 消化性潰瘍(peptic ulcer)。
4. 骨質疏鬆症(osteoporsis)。
5. 病毒及耐酸性分枝桿菌感染患者。
6. 消化性潰瘍(peptic ulcer)。
7. 單純疱疹角膜炎(herpes simplex keratitis)。
8. 孕婦。
9. 充血性心臟衰竭(congestive heart failure)。
10. 腎臟衰竭(renal failure)。
11. 癲癇(epilepsy)。

七、皮質類固醇在眼科的使用方式

1. 局部使用眼用滴劑或眼用軟膏

Dexamethasone, Betamethasone, Hydrocortisone, Prednisolone, Fluorometholone, Loteprednol Etabonate 及 Rimexolone。

2. 結膜下注射(Subconjunctival Injection)

目的是使前房(anterior chamber)濃度增加。

3. 球後給藥及眼外給藥(Retrobulbar and Periocular Route)

使用結晶性懸液給藥，作用可持續 4~8 星期，藥物濃度可達到玻璃體(vitreous)、視神經及葡萄膜幹(uveal tract)，且不會產生全身性作用；但不適用於鞏膜炎。

4. 系統性給藥(Systemic Route)

Prednisolone 及 Methylprednisolone 適合系統性給藥，適用於治療視神經炎、葡萄膜炎及角膜移植。腎上腺皮質類固醇的系統性給藥應避免超過 6 星期。

▼ 眼用局部用製劑

藥物	眼用製劑	濃度
Betamethasone sodium phosphate	溶液	0.15%
Hydrocortisone acetate	溶液、軟膏	1%、2.5%
Prednisolone acetate	懸液	0.125%、1%、0.12%
Prednisolone sodium phosphate	溶液	0.125%、1%、0.5%
Dexamethasone alcohol	懸液	0.1%
Dexamethasone sodium phosphate	溶液、軟膏	0.05%、0.1%
Fluorometholone alcohol	軟膏、懸液	0.1%、0.25%
Lotoprednol elabonate	懸液	0.5%
Rimexolone	懸液	1%

▼ 系統性製劑

藥物	製劑	單位劑量
Hydrocortisone sodium succinate	注射劑	100 mg
Prednisolone	錠劑	5, 10, 20, 40 mg
Methylprednisolone	注射劑	40 mg / mL
Dexamethasone	錠劑	0.5 mg
Dexamethasone	注射劑	4 mg / mL 2 mL
Betamethasone	錠劑	0.5 mg
Betamethasone	注射劑	4 mg / mL 2 mL
Triamcinolone	錠劑	4 mg
Triamcinolone	注射劑	10 mg / mL 1 mL

▼ 系統性製劑的常用劑量

藥物	給藥方式	劑量
Prednisolone	口服	5~60 mg qd
Dexamethasone	口服	0.5~5 mg qd
Dexamethasone	IM, IV	4~20 mg qd
Betamethasone	口服	0.5~5 mg qd
Betamethasone	IM, IV	4~20 mg qd
Triamcinolone	口服	4~32 mg qd
Triamcinolone	IM	5~40 mg

複習試題 12

D 01. 下列何者並非 Corticosterone 常見之副作用？
(A)眼壓上升 (B)骨質疏鬆 (C)胃潰瘍 (D)高血鉀

B 02. 下列何者不是 Adrenocorticosteroids 常見之副作用？
(A)Cushing's 症候群 (B)低血糖
(C)骨質疏鬆症 (D)傷口癒合變慢

A 03. 下列 Glucocorticoids 藥物中，何者的鹽滯留作用(salt-retaining activity)最強？
(A)Fludrocortisone (B)Fluprednisone
(C)Betamethasone (D)Spironolactone

D 04. 下列何者不是 Prednisolone 使用時須避免之禁忌症？
(A)消化性潰瘍 (B)骨質疏鬆症 (C)青光眼 (D)愛迪生氏症

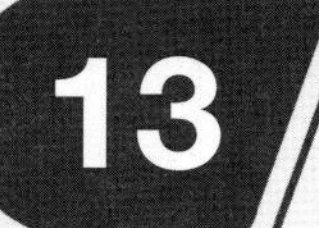

眼睛疼痛的鎮痛藥
(Analgesics for Ocular Pain)

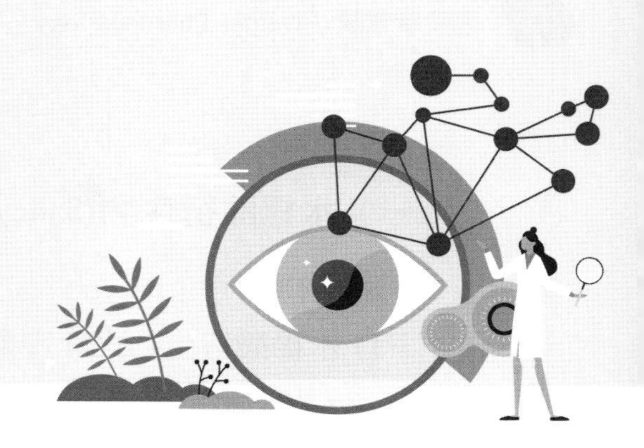

一、疼痛的機轉與鎮痛藥

1. 疼痛(pain)是由於神經末端的傷害受體(nociceptors)被活化引起。傷害受體不僅被外傷刺激，也被化學介質，例如：血清胺(serotonin)、緩慢激素(bradykinin)及組織胺(histamine)活化。
2. 花生四烯酸(arachidonic acid)的代謝物，包括前列腺素(prostaglandins)及白三烯素(leukotrienes)能增加傷害受體對緩慢激素及組織胺敏感性。
3. 急性眼睛疼痛(acute ocular pain)需使用鎮痛藥物治療，鎮痛藥(analgesic drugs)分類為二種：
   (1) 非麻醉性鎮痛藥(nonnarcotic analgesics)

   非麻醉性鎮痛藥又名非類固醇抗炎解熱鎮痛藥(NSAIDs)，包括阿斯匹林(Aspirin)，能抑制環氧化酶(cyclooxygenase)、阻止發炎及疼痛介質，例如：前列腺素的生合成。

   (2) 麻醉性鎮痛藥(narcotic analgesics)

   麻醉性鎮痛藥又名類阿片鎮痛藥(opioid analgesics)，具有成癮性，能作用在中樞神經系統(CNS)的特殊受體。

二、非類固醇抗炎解熱鎮痛藥

非類固醇抗炎解熱鎮痛藥(NSAIDs)用於治療輕度至中度疼痛，鎮痛作用雖然比麻醉性鎮痛藥弱，但較安全及不會產生成癮性。

非類固醇抗炎解熱鎮痛藥對於急性眼睛疼痛，尤其疼痛併發發炎時有效。乙醯胺酚(Acetaminophen)用於治療輕度至中度疼痛，但不具有抗發炎作用。

(一) 水楊酸衍生物(Salicylates)

1. 藥理作用

(1) 水楊酸衍生物之非固醇類抗炎解熱鎮痛藥(NSAIDs)具有：

a. 抗炎作用(antiinflammatory)

b. 解熱作用(antipyretic)

c. 鎮痛作用(analgesic)

d. 抑制血小板的凝集(platelet aggregation)作用

(2) 水楊酸衍生物能抑制尿酸於近端腎小管被重吸收，產生排尿酸作用。

(3) 水楊酸衍生物常用於治療輕度至中度疼痛，減輕炎症及治療眼睛發炎引起的疼痛。

2. 作用機轉

(1) 非固醇類抗炎解熱鎮痛藥(NSAIDs)能抑制環氧化酶(cyclooxygenase, COX)，阻止前列腺素(prostaglandins)的生合成，因此具有抗炎作用及鎮痛作用。

前列腺素 E 及 F 能引起局部性與全身性炎症反應（血管擴張、充血、增加通透性、紅腫、疼痛及增加白血球的移位）。

(2) 乙醯水楊酸(Aspirin, Acetylsalicylic acid)以不可逆性乙醯化環氧化酶，阻止前列腺素(prostaglandins)的生合成。

(3) Aspirin 非選擇性抑制環氧化酶-1 及-2（COX-1 及 COX-2）。

(4) 其他水楊酸衍生物(salicylates)以可逆性抑制環氧化酶，阻止前列腺素的生合成。

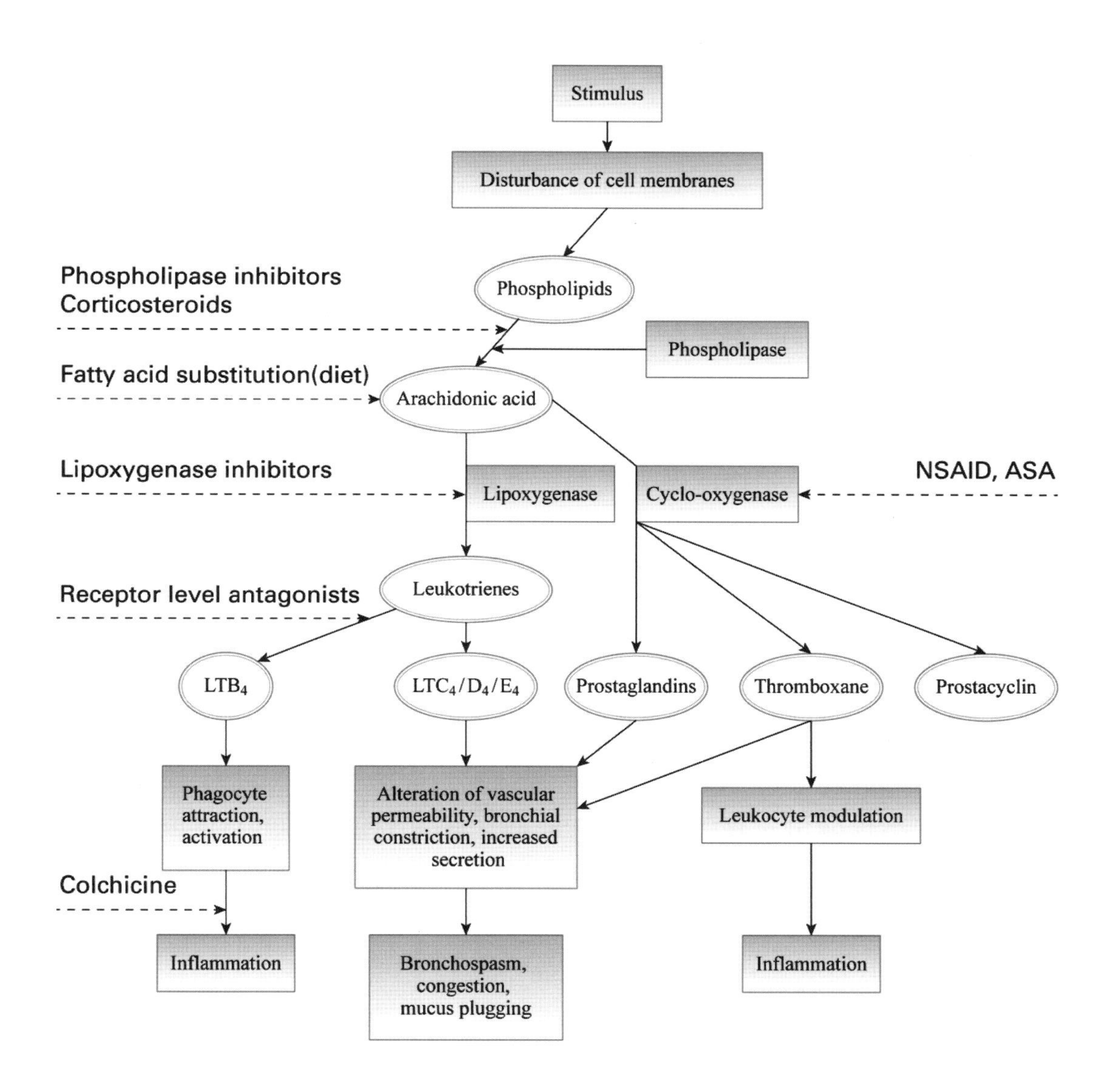

▼ 非選擇性 COX 抑制劑與選擇性 COX-2 抑制劑之副作用比較

副作用	非選擇性 COX-1, 2 抑制劑	選擇性 COX-2 抑制劑
1. 消化性潰瘍（胃酸分泌）	會	不會
2. 抑制血小板功能	會	不會
3. 抑制分娩之誘導	會	會
4. 改變腎臟功能	會	會
5. 過敏反應	會	不明

3. 副作用

(1) 消化性潰瘍

水楊酸衍生物抑制前列腺素的生合成，因此引起消化性潰瘍。前列腺素具有抑制胃酸分泌及保護胃黏膜細胞作。水楊酸衍生物引起的消化性潰瘍可用 Misoprostol 或質子幫浦抑制劑(proton-pump inhibitor, PPIs)治療。

(2) 水楊酸中毒(salicylism)：耳鳴、眩暈、神智不清。

(3) 酸鹼平衡異常

水楊酸衍生物能進入延髓，直接興奮呼吸中樞產生換氣呼吸速率增快現象(hyperventilation)，如此會引起呼吸性鹼中毒，繼而引起代謝性酸中毒(metabolic acidosis)。

(4) 抑制血小板凝集及延長流血時間

乙醯水楊酸(Acetylsalicylic acid)能乙醯化(acetylate)血小板的環氧化酶及減少血栓素(thromboxane A_2)的形成。

(5) 加重氣喘發作

水楊酸衍生物(salicylates)能活化脂質氧化酶(lipoxygenase)、促進白三烯素(leukotrienes)的形成，因此加重氣喘發作。

(6) 乙醯水楊酸(Acetylsalicylic acid)用於濾過性病毒感染的幼兒，容易引起雷氏症侯群(Reye's syndrome)。

(7) 腎臟損害

水楊酸衍生物抑制前列腺素的生合成，因此減少腎臟血流及引起腎臟損害。

(8) 乙醯水楊酸過敏反應(Acetylsalicylic acid hypersensitivity)

a. 鼻炎、氣喘、鼻息肉(nasal polyps)。

b. 蕁麻疹、血管性水腫、支氣管痙攣、藥疹。

4. 臨床用途

(1) 水楊酸衍生物治療輕度至中度疼痛。

(2) 水楊酸中毒衍生物與麻醉性鎮痛藥併用，治療急性眼睛外傷或發炎引起的嚴重疼痛。

▼ 水楊酸衍生物之製劑

藥品	商品名	常用劑量
1. Aspirin 錠劑	Bufferin, Bokey	325 mg q4~6h
2. Aspirin 錠劑	Tapal	100 mg
3. Salsalate 錠劑	Mono-Gesic, Disal	750 mg bid~qid
4. Diflunisal 錠劑	Dolobid, Ilacen	500 mg bid

(二) 非水楊酸衍生物(Nonsalicylates)

1. 藥理作用

(1) 非水楊酸衍生物之非固醇類抗炎解熱鎮痛藥(NSAIDs)具有：

a. 抗炎作用(antiinflammatory)

b. 解熱作用(antipyretic)

c. 鎮痛作用(analgesic)

d. 抑制血小板的凝集(platelet aggregation)作用

(2) 非水楊酸衍生物常用於治療輕度至中度疼痛，減輕炎症及治療眼睛發炎引起的疼痛。

2. 作用機轉

(1) 非水楊酸衍生物之非固醇類抗炎解熱鎮痛藥，主要包括：

a. 丙酸衍生物(propionic acids)及乙酸衍生素(acetic acids)。

b. 環氧化酶-2 (COX-2)抑制劑。

(2) 非水楊酸衍生物之非固醇類抗炎解熱鎮痛藥以可逆性抑制環氧化酶(COX)，阻止前列腺素(prostaglandins)的生合成，因此具有抗炎作用及鎮痛作用。

(3) 丙酸衍生物(propionic acids)的鎮痛作用比乙醯水楊酸較好及副作用較低。鎮痛作用的強弱：

Ketoprofen, Naproxen > Ibuprofen > Aspirin

3. 副作用

(1) 消化性潰瘍

非水楊酸衍生物抑制環氧化酶－1 (COX-1)，阻止前列腺素的生合成，因此引起消化性潰瘍。

(2) 抑制血小板凝集及延長流血時間

非水楊酸衍生物抑制環氧化酶－1 (COX-1)，阻止血栓素(TXA_2)的形成，因此產生抗血小板凝集作用。

(3) 加重氣喘發作

非水楊酸衍生物能活化脂質氧化酶(lipoxygenase, LOX)，促進白三烯素(leukotrienes)的形成，因此加重氣喘發作。

(4) 腎臟損害

非水楊酸衍生物抑制前列腺素的生合成，因此減少腎臟血流及引起腎臟損害。

(5) Diclofenac 眼用溶液會引起角膜傷害。

4. 臨床用途

(1) 非水楊酸衍生物，例如：Indomethacin、Ketorolac 及 Suprofen 用於治療眼睛手術後或外傷後引起的疼痛及炎症。

(2) 非水楊酸衍生物常用於治療輕度至中度疼痛。

(3) 選擇性環氧化酶－2 (COX-2)抑制劑具有抗炎與鎮痛作用，此類藥物包括 Celecoxib、Valdecoxib、Etoricoxib 及 Rofecoxib 等。

▼ 非水楊酸衍生物(Nonsalicylate NSAIDs)之製劑

藥品	商品名	常用劑量
1. Ibuprofen 錠劑	Motrin, Brufen	200~400 mg q4h
2. Naproxen 錠劑	Naxen, Naproxin	250 mg q6~8h
3. Fenoprofen 膠囊	Nalfon, Noprofen	200 mg q4~6h
4. Ketoprofen 膠囊	Oruvail, Ketofen	25~50 mg q6~8h
5 Diclofenac 錠劑	Voltaren, Volen	25 mg tid

▼ 非水楊酸衍生物(Nonsalicylate NSAIDs)之製劑(續)

藥品	商品名	常用劑量
6. Ketorolac 錠劑	Acular, Toradol	10 mg, qid
7. Indomethacin 錠劑	Indocin, Indocid	25 mg tid
8. Meclofenamic acid 膠囊	Meclomen, Ethos	100 mg bid~tid
9. Celecoxib 膠囊	Celebrex	100~200 mg qd~bid

(三)乙醯胺酚(Acetaminophen)

1. 藥理作用

(1) 乙醯胺酚(Acetaminophen, Paracetamol)具有解熱與鎮痛作用,但不具有抗發炎作用及抗血小板作用。

(2) 乙醯胺酚是一種最常用的鎮痛藥,常用於治療輕度至中度疼痛。

(3) 乙醯胺酚可與麻醉性鎮痛藥併用,治療嚴重疼痛。

2. 作用機轉

(1) 乙醯胺酚能抑制中樞神經系統的環氧化酶,阻止中樞神經系統前列腺素之合成,因此具有鎮痛作用。

(2) 乙醯胺酚抑制週邊組織環氧化酶的作用較弱。

3. 副作用

(1) 乙醯胺酚的致死劑量為 13~25 g,超過 7.5 g 會引起肝中毒。

(2) 乙醯胺酚會引起皮膚發疹、嗜中性白血球減少症、全部血球減少症(pancytopenia)及白血球減少症。

4. 臨床用途

(1) 禁忌使用乙醯水楊酸(Acetylsalicylic acid)或非乙醯水楊酸衍生物的病人,適合使用乙醯胺酚。

(2) 乙醯胺酚適用於血友病患及白內障摘除手術的病人,因為乙醯胺酚不會抑制血小板功能。

(3) 乙醯胺酚適用於兒童及青少年的病患,因為乙醯胺酚不會引起雷氏症侯群(Reye's syndrome)。

▼ 乙醯胺酚(Acetaminophen)之製劑

商品名	劑型	劑量單位
1. Panadol, Tylenol	錠劑	325, 500 mg
2. Tempra	糖漿	160 mg / 5 mL
3. Tempra Chewable	咀嚼錠	80 mg
4. Children Tylenol	酏劑	160 mg / 5 mL

(四)局部眼用非固醇類抗炎藥

1. Nepafenac

作　用:(1) Nepafenac 競爭性及可逆性抑制環氧化酶(COX-1 及 COX-2),抑制環氧化酶-2,具有抗炎及鎮痛作用。

(2) Nepafenac 是局部眼用非固醇類抗炎藥,是醯胺前驅藥物(amide prodrug),在眼內被酶水解形成 Amfenac(更強活性代謝物),非選擇性抑制環氧化酶,能抑制前列腺素的合成。

(3) Nepafenac 選擇性抑制環氧化酶-2 的作用大於 Ketorolac,及作用時間比 Ketorolac 長。

(4) Nepafenac 是非離子型醯胺前驅藥物,易穿透角膜上皮及進入眼房水、虹膜、睫狀體、及視網膜等眼睛組織。

(5) Nepafenac 的眼角膜穿透率大於 Ketorolac 及 Bromfenac。Nepafenac 在穿透吸收之前,不會抑制環氧化酶。

副作用:對 NSAIDs 過敏的病人禁忌使用。

用　途:Nepafenac 局部使用,治療角膜、虹膜、睫狀體及眼球晶狀體的炎症。

2. Bromfenac

作　用:Bromfenac 是一種非選擇性環氧化酶抑制劑,具有抗炎及鎮痛作用。

副作用:眼前房炎症、異物感、畏光、視力模糊。

用　途：局部使用，治療手術後炎症及減輕白內障手術後眼疼痛症。

三、類阿片鎮痛藥

類阿片鎮痛藥(opioid analgesics)又名麻醉性鎮痛藥，具有嗎啡相似(morphine-like)的鎮痛作用，用於治療中度至嚴重疼痛。

類阿片鎮痛藥的鎮痛作用比麻醉性鎮痛藥較強，但具有成癮性及呼吸抑制作用。

1. 藥理作用

(1) 類阿片鎮痛藥(Opioids)屬於中樞性鎮痛藥，能活化細胞膜上類阿片受體(opioid receptor)，產生擬似內生性類阿片胜肽物質(endorphins)的鎮痛作用。

(2) 內生性類阿片胜肽物質有三類：Endorphins、Enkephalins 及 Dynorphins，皆能活化類阿片受體。

a. μ (mu)−受體：鎮痛、鎮靜、呼吸抑制、腸胃道抑制。

作用大小：Endorphins > Enkephalins > Dynorphins

b. σ (delta)−受體：鎮痛、調節神經介質釋放、中樞興奮。

作用大小：Enkephalins >> Endorphins 及 Dynorphins

c. κ (kappa)−受體：鎮痛、鎮靜、縮瞳、欣快作用。

作用大小：Dynorphins >> Endorphins 及 Enkephalins

(3) 嗎啡(Morphine)是類阿片鎮痛藥的標準品。

2. 作用機轉

(1) 細胞膜上的類阿片受體有五種：mu、kappa、sigma、delta 及 epsilon，大多數的類阿片鎮痛藥主要是活化 mu 及 kappa 受體，用於治療疼痛。

(2) 類阿片鎮痛藥能活化類阿片受體，使鉀離子流出，產生過極化(hyperpolarization)的動作電位。

▼ 類阿片鎮痛藥的藥理作用

藥物	鎮痛	鎮靜	噁心嘔吐	便祕	欣快
1. Codeine	+	++	++	++	+
2. Oxycodone	+++	++	+	+	+++
3. Hydrocodone	+	+	+	+	++
4. Propoxyphene	±	++	+	++	+
5. Pentazocine	++	+	+	+	+

▼ 麻醉性鎮痛藥與非麻醉性鎮痛藥的作用不同

麻醉性鎮痛藥	非麻醉性鎮痛藥
1. Morphine-like drug (Opioids)	Aspirin-like drug (NSAIDs)
2. 作用於中樞神經系統	作用於週邊系統
3. 產生顯著鎮痛作用	產生鎮痛、解熱、抗炎作用
4. 產生成癮性、耐受性	沒有成癮性、耐受性
5. 治療中度至嚴重疼痛	治療輕度至中度疼痛
6. 通常以注射給藥	通常以口服給藥

3. 副作用

(1) 過量的類阿片藥物引起急性中毒，會引起低血壓、呼吸速率減慢及呼吸抑制、休克、昏迷、體溫下降、縮瞳（針狀瞳孔）、潮紅及發紺(cyanosis)。嗎啡急性中毒的治療劑：靜脈注射 Naloxone (Narcan) 0.4 mg。

(2) 慢性中毒：長期使用嗎啡會產生成癮性(addiction)、依賴性(dependence)及耐受性(tolerance)。戒癮藥：Methadone。

(3) 戒斷症(abstinence syndrome, withdrawal symptom)：

鼻溢、流淚、打呵欠、寒顫、呼吸過度、體溫上升、散瞳、肌肉疼痛、嘔吐、腹瀉、焦慮、敵意。

▼ 麻醉性鎮痛藥的耐藥性（耐受性）程度

高度（最易產生）	中度	低度（不易產生）
鎮痛、抗利尿、呼吸抑制、欣快、鎮靜、嘔吐及噁心、鎮咳	心跳減慢(bradycardia)	縮瞳(miosis)、便祕、痙攣

4. 臨床用途

(1) 類阿片鎮痛藥物適合短期治療急性眼睛疼痛。

(2) 禁忌使用非固醇類抗炎解熱鎮痛藥的病人（例如：消化性潰瘍及腎功能不良），適合使用類阿片鎮痛藥物。

▼ 常用的類阿片鎮痛藥物

藥品	商品名	常用劑量
1. Morphine 錠劑、針劑	Kapanol	10~20 mg q4h
2. Buprenorphine 舌下錠、針劑	Temgesic	100 mg q6~8h
3. Meperidine 錠劑、針劑	Pethidine	50~150 mg q4h
4. Fentanyl 針劑、貼布	Durogesic	0.05~0.1 mg / kg
5. Alfentanil 針劑	Rapifen	7~15 mcg / kg
6. Pentazocine 錠劑、針劑	Talwin	30~50 mg q4h
7. Propoxyphene 膠囊	Depain, Darvone	65 mg q4h
8. Tramadol 錠劑	Tramal	100 mg qid

複習試題 13

D 01. nonsteroidal anti-inflammatory drugs (NSAIDs)即類似 Aspirin 藥物之敘述，下列何者錯誤？
(A)抑制 cyclooxygenase，降低前列腺素之生合成
(B)局部性之抗發炎作用
(C)中樞性之解熱作用
(D)其鎮痛作用主要來自中樞性作用

D 02. 下列何種 NSAIDs，不適合用於小孩的退燒藥，因會導致 Reye's syndrome 的機率很高？
(A)Acetaminophen (B)Diflunisal (C)Piroxicam (D)Aspirin

D 03. 下列有關 Acetaminophen 之敘述何者正確？
(A)是一個很強的抗發炎藥物
(B)會引起血小板功能不正常
(C)可以拮抗促進尿酸排泄藥物(uricosuric agent)的藥效
(D)在中樞神經系統可以抑制 prostaglandin 之合成

C 04. 下列 NSAID 何者較無抑制血小板凝集之藥理作用？
(A)Naproxen (B)Piroxicam (C)Celecoxib (D)Nabumetone

B 05. 下列何者不是水楊酸急性中毒的症狀？
(A)換氣過度 (B)體溫過低 (C)酸鹼失衡 (D)腸胃道的症狀

D 06. 一般服用 Salicylates 所可能出現的下列慢性症狀中，何者較不常見？
(A)噁心或嘔吐 (B)眩暈 (C)耳鳴 (D)代謝性酸中毒

A 07. 下列何者不可逆地抑制 cyclo-oxygenase 的活性？
(A)Acetylsalicyclic Acid (B)Hydrocortisone
(C)Ibuprofen (D)Nitroprusside

B 08. 為減少 NSAIDs 造成胃出血的副作用，最常併用下列何種藥物？
(A)Ondansetron (B)Misoprostol (C)Carbacyclin (D)Methysergide

C 09. 下列 NSAIDs 藥物中，何者在體內可轉化為更強效的 COX-2 抑制劑而且藥效也會延長？
(A)Aspirin (B)Sulindac (C)Nabumetone (D)Celecoxib

B 10. 下列何種抗發炎藥物對血小板凝集之影響最小？
(A)Aspirin (B)Celecoxib (C)Naproxen (D)Piroxicam

A 11. 下列何種藥物可作為 Acetaminophen 過量中毒的解毒劑？
(A)Acetylcysteine (B)Penicillamine (C)Alanine (D)Naloxone

D 12. 下列何種藥物不使用在氣喘病患的治療？
(A)Cromolyn (B)Theophylline (C)Budesonide (D)Aspirin

A 13. 下列何者為 Acetaminophen 過量時最嚴重的副作用？
(A)肝毒性 (B)中樞神經毒性 (C)心臟毒性 (D)腎毒性

C 14. 下列藥物中何者具解熱、鎮痛作用，但因抗發炎活性弱，所以不用於抗發炎疾病的治療？
(A)Diclofenac (B)Indomethacin (C)Acetaminophen (D)Sulindac

B 15. 下列何者具有 cyclooxygenase-2 (COX-2)選擇性的抑制作用？
(A)Aspirin (B)Celecoxib (C)Diclofenac (D)Ibuprofen

C 16. 下列何種鴉片類止痛劑引起之作用不具耐受性？
(A)心搏徐緩 (B)呼吸抑制 (C)胃腸蠕動變慢 (D)咳嗽抑制

B 17. 下列哪一種藥物會與嗎啡(Morphine)產生交互依賴性(Cross-dependence)？
(A)Cocaine (B)Heroin (C)Amphetamine (D)Secobarbital

B 18. 長期使用嗎啡(Morphine)，下列藥理作用會有耐受性(Tolerance)產生，何者例外？
(A)呼吸抑制 (B)便祕 (C)止痛作用 (D)致死劑量

A 19. Morphine 中毒引起的呼吸中樞抑制作用，應該使用下列何種藥物急救？
(A)Naloxone (B)Desipramine (C)Amphetamine (D)Theophylline

B 20. 下列何者的濫用傾向最嚴重？
(A)Codeine (B)Heroin (C)Methadone (D)Propoxyphene

B 21. Endorphins 的主要作用為何？
(A)利尿作用 (B)與痛覺有關 (C)調整血壓 (D)青光眼

A 22. Morphine 產生之止痛作用，與下列何種接受體關係最密切？
(A)Mu opioid receptor (B)Kappa opioid receptor
(C)Sigma receptor (D)Delta opioid receptor

A 23. 下列哪一項不是嗎啡的藥理作用？
(A)增加腸胃蠕動 (B)鎮咳 (C)止痛 (D)抑制呼吸

D 24. 造成嗎啡中毒死亡的主要原因是？
(A)中樞抑制 (B)腹瀉 (C)心律不整 (D)呼吸抑制

C 25. 某患者因藥物中毒而導致呼吸抑制，針狀瞳孔及血壓降低，宜選用下列哪種藥物治療？
(A)Phenobarbital (B)Imipramine
(C)Naloxone (D)Amphetamine

D 26. 下列何者有關 Naloxone 是正確的？
(A)經由非競爭性抑制受體的活性
(B)增強 Barbiturates 之呼吸抑制作用
(C)其半衰期比 Morphine 長
(D)只能以靜脈注射給藥

A 27. 下列藥物中，何者以取代性治療鴉片類藥物(Opioid drug)之成癮症(Addiction)最普遍？
(A)Methadone (B)Meperidine (C)Codeine (D)Fentanyl

A 28. 下列哪一種鴉片類藥物，以靜脈注射時，最快達到最大作用？
(A)Fentanyl (B)Morphine (C)Meperidine (D)Codeine

C 29. 下列嗎啡衍生物中，哪一個屬於純拮抗劑(pure antagonist)？
(A)Pentazocine (B)Meperidine
(C)Naloxone (D)Methadone

14 抗過敏藥 (Antiallergic Drugs)

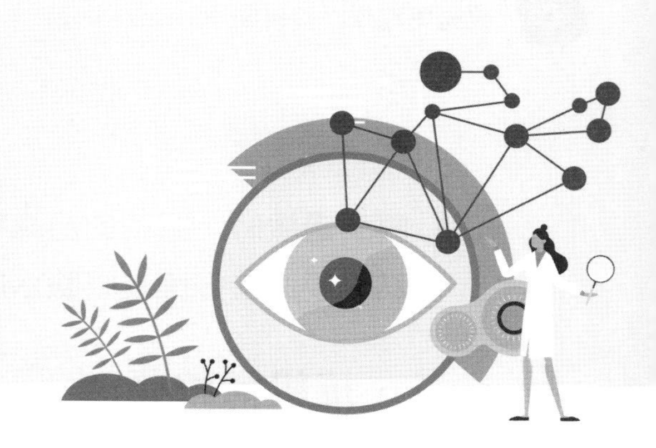

一、過敏反應的簡介

1. 眼睛是過敏反應最常見的部位，是免疫反應的臨床表徵。眼睛過敏又以結合膜(conjunctiva)部位最常見，但眼瞼及角膜也會發生過敏反應。

2. 組織胺(histamine)及白三烯素(leukotrienes)是人體內的自泌素，涉及過敏反應。

3. 過敏反應時，肥大細胞(mast cell)及嗜鹼細胞(basophil)會釋放組織胺，引起鼻炎、搔癢、結合膜充血、平滑肌收縮、血管舒張及血管通透性增加。

4. 治療眼睛過敏性疾病，常用的藥物
   (1) 抗組織胺藥(antihistamines)。
   (2) 肥大細胞安定劑(mast cell stabilizers)。

二、組織胺受體

1. 組織胺受體(histaminergic receptor)是一種細胞膜上 G－蛋白偶合受體，分為 H_1-H_4 受體。

2. H_1 受體：分布於支氣管平滑肌、血管內皮細胞及腦。
   H_1 受體被活化會引起刺激胃腸道收縮、搔癢、嘔吐及血管擴張等作用。

3. H_2 受體：分布於胃黏膜、心肌及肥大細胞。
   H_2 受體被活化引起胃酸分泌增加、搔癢、刺激心跳及心肌收縮力增加等作用。

4. H_1 與 H_2 受體都能使血管平滑肌擴張。

5. 眼睛過敏時，眼睛的組織胺會被釋放及產生搔癢、流淚、結合膜水腫、結合膜血管舒張及眼瞼水腫。

三、抗組織胺藥

1. 抗組織胺藥(antihistamines)能與組織胺競爭，拮抗組織胺受體，又稱為組織胺受體拮抗劑(histamine antagonists)。
2. 抗組織胺藥分為 H_1 與 H_2－抗組織胺藥。
3. H_1－抗組織胺藥，例如：Diphenhydramine、Cypyoheptadine 及 Chorpheniramine 等，用於治療過敏性疾病、蕁麻疹、搔癢症、黏膜充血、及防止動暈病(motion sickness)等。
4. H_2－抗組織胺藥，例如：Cimetidine、Ranitidine 及 Famotidine 等，常用於治療消化性潰瘍。

(一) 口服 H_1－抗組織胺藥

1. 藥理作用

(1) 口服 H_1－抗組織胺藥用於治療眼睛過敏性疾病，例如：過敏性結合膜炎，H_1－抗組織胺藥分類為：
  a. 第一代 H_1－抗組織胺藥。
  b. 第二代 H_1－抗組織胺藥。

(2) 第一代 H_1－抗組織胺藥較易穿透血腦屏障，具有鎮靜嗜睡及口乾等抗膽鹼作用(anticholinergic effects)。

(3) 第二代 H_1－抗組織胺藥的脂溶性較低，較不易穿透血腦屏障，具有低度或不具有鎮靜嗜睡及抗膽鹼作用。

▼ 常用的口服第一代 H_1－抗組織胺藥物

藥品	商品名	常用劑量
1. Diphenhydramine	Benadryl, Vena	25~50 mg qid
2. Prmethazine	Phenergan	25 mg qid
3. Chlorpheniramine	Chlor-Trimeton	2 mg tid~qid
4. Brompheniramine	Bromine	4~8 mg tid~qid
5. Clemastine	Tavist, Tavel	1 mg bid-tid
6. Carbinoxamine	Clistin R-A	8 mg tid
7. Cyproheptadine	Periactin	4 mg tid
8. Doxylamine	Senectin	1.25 mg hs
9. Phenindamine	Thephorin S.C.	25 mg tid

▼ 常用的口服第二代 H_1－抗組織胺藥物

藥品	商品名	常用劑量
1. Fexofenadine	Allegra, Telfast	60 mg bid
2. Loratadine	Clarityne, Lorastyne	10 g qd
3. Desloratadine	Clarinex	5 mg qd
4. Cetirizine	Zyrtec	5~10 mg qd
5. Ebastine	Ebastel	5~10 mg qd
6. Mizolastine	Mizollen	10 mg qd

肥大細胞(Mast cell)釋放組織胺：

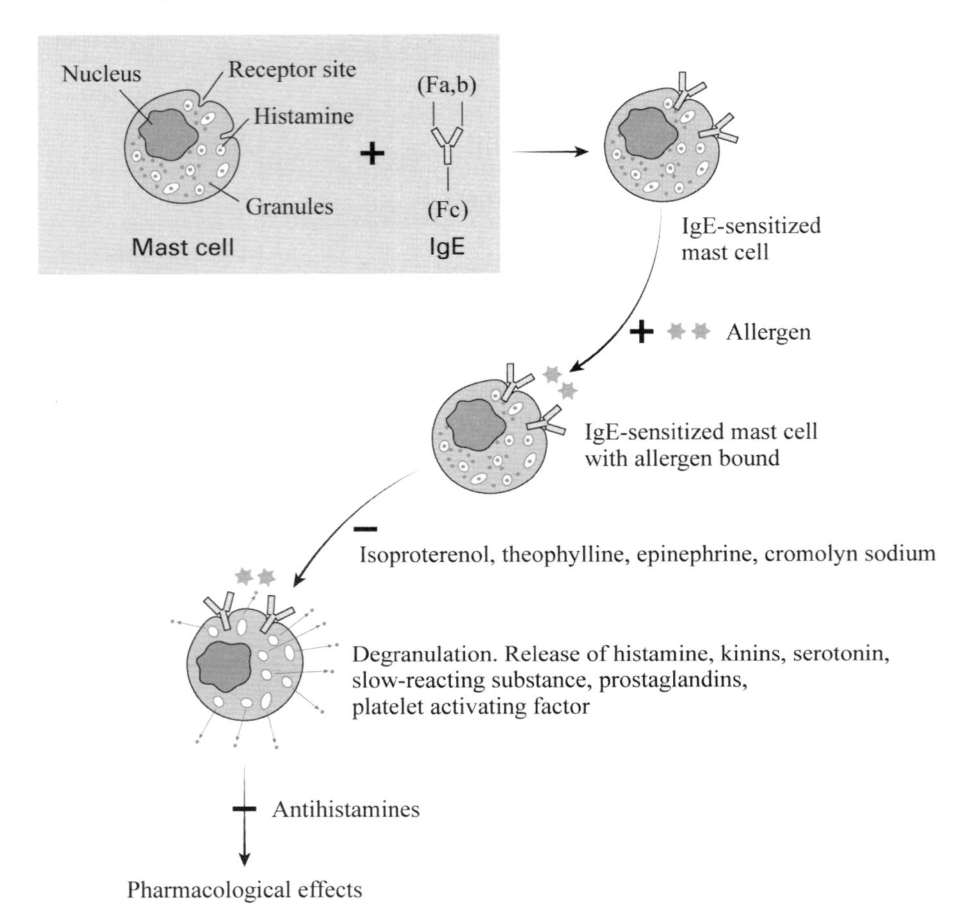

2. 副作用

(1) 第一代 H_1－抗組織胺藥，具有散瞳、使眼內壓增加、口乾、眼乾、尿液滯留、便祕、眩暈、鎮靜及嗜睡等副作用。

(2) 第二代 H_1－抗組織胺藥，例如：Terfenadine 及 Astemizole，具有心律不整的副作用，因此已被下市。

(3) 第二代 H_1－抗組織胺藥，例如：Fexofenadine, Loratadine, Cetirizine 及 Desloratadine，僅具有低度或不具有鎮靜作用。

▼ 第二代 H_1－抗組織胺藥的比較

作用	Cetirizine	Fexofenadine	Desloratadine	Loratadine
1. 嗜睡，%	13.7	1.3	2.1	8
2. 口乾，%	5	－	3	3
3. 頭痛，%	> 2	10.6	－	12
4. 蛋白結合率	88~90	50~70	73~77	97

3. 交互作用

(1) 第一代 H_1－抗組織胺藥與含有乙醇的製劑併用，中樞抑制作用會增加。

(2) 第一代 H_1－抗組織胺藥與吩噻嗪(phenothiazine)抗精神病藥物併用，抗膽鹼作用會增加。

(3) 食物會使 Fexofenadine 及 Cetirizine 的吸收延遲。

(4) 第二代 H_1–阻斷藥 Terfenadine 及 Astemizole 若與 Ketoconazole、Itraconazole、Erythromycin 及 Clarithromycin 併用，會因為抑制肝臟 CYP3A4，因而造成 QTc 間期延長，或甚至造成嚴重的致命性心律不整。

(5) Terfenadine 及 Astemizole 若與葡萄柚汁(grapefruit juice)併用，會因為抑制 CYP3A4，而引起致命性心室心律不整。

4. 臨床用途

(1) 口服抗組織胺藥用於治療中度至嚴重的眼瞼水腫及結合膜水腫(chemosis)。

(2) Cetirizine 是作用較強的第二代抗組織胺藥，適用於嚴重眼睛過敏性疾病。

(3) 眼用抗組織胺藥 Pheniramine 併用 Naphazoline（α_1-致效劑），或併用肥大細胞穩定劑(Cromolyn)，治療過敏性結膜炎。

(二) 外用 H_1－抗組織胺藥

1. 藥理作用

(1) 外用第一代 H_1－抗組織胺藥，包括 Pheniramine 及 Azatadine，併用血管收縮劑 Naphazoline，用於治療眼睛過敏性疾病引起的搔癢症、紅腫、眼瞼充血、及過敏性結膜炎(allergic conjunctivitis)。

(2) 外用第二代 H_1－抗組織胺藥，例如 Azelastine, Ketotifen, Olopatadinee, Epinastine, Alcaftadine 及 Bepotastine (Elestat®)具有雙重作用，能拮抗組織胺 H_1-受體及穩定肥大細胞作用，用於治療過敏性結膜炎。

▼ 常用的外用眼用 H_1－抗組織胺藥物

商品名	藥品	用法
1. Vasocon-A	Antazoline 0.5 + Naphazoline 0.05	qid
2. Naphcon-A	Pheniramine 0.3 + Naphazoline 0.025	qid
3. Opcon-A	Pheniramine 0.315 + Naphazoline 0.027	qid
4. Livostin	Levocabastine 0.05	qid
5. Emadine	Emedastine 0.05	qid
6. Totifen	Ketotifen 0.25, 0.345 mg / mL	Tid~qid
7. Livostin	Levocarbastine 0.54 mg / mL	bid
8. Pataday	Olopatadine 1, 2.22 mg / mL	tid

2. 副作用

(1) 外用抗組織胺藥 Pheniramine 引起灼熱感(burning)的副作用比 Antazoline 低。

(2) Pheniramine 與血管收縮劑 Tetrahydrozoline 或 Naphazoline 併用會引起顯著的散瞳作用。

(3) 長期使用外用抗組織胺藥 Antazoline-naphazoline 會引起角膜病變(keratopathy)。

(4) 抗組織胺藥具有抗膽鹼作用及散瞳作用，會使眼內壓上升。

(5) 隅角閉鎖性青光眼患者禁忌使用局部眼用抗組織胺藥。

四、肥大細胞穩定劑

1. 藥理作用

(1) 肥大細胞穩定劑(mast cell stabilizers)能抑制第一型免疫反應，用於治療眼睛過敏性疾病。

(2) 肥大細胞穩定劑能抑制肥大細胞釋放過敏介質，例如：組織胺、白三烯素(leukotrienes)及血小板活化因子(PAF)。

(3) 肥大細胞穩定劑也能抑制趨化性胜肽(chemotactic peptides)對人類嗜中性白血球(neutrophils)、嗜伊紅細胞(eosinophils)及單核白血球(monocytes)的活化作用。

▼ 常用的外用眼用肥大細胞穩定劑

藥品	商品名	用法
1. Cromolyn sodium 4%	Intal, Opticorm	qid
2. Nedocromil	Alocril	bid
3. Pemirolast	Alamast	qid
4. Lodoxamide tromethamine	Alomide	qid

2. 副作用

(1) 外用肥大細胞穩定劑會引起局部刺痛及灼熱感。

(2) Cromolyn、Nedocromil 及 Lodoxamide 會引起局部充血。

3. 臨床用途

(1) 肥大細胞穩定劑，例如 Cromolyn sodium (Crolom®)用於治療各種類型過敏性眼睛疾病，包括過敏性結膜炎及季節性過敏性結膜炎(vernal conjunctivitis)。

(2) 肥大細胞穩定劑每天外用 4 次，但 Nedocromil 的作用較強及作用較快，可以每天外用 2 次。

複習試題 14

C 01. 下列何者為組織胺(histamine)大量釋放出所引起的症狀？
(A)嚴重皮膚缺血 (B)減少微血管通透性
(C)支氣管收縮 (D)腸胃道平滑肌鬆弛

D 02. 組織胺(histamine)主要大量存在哪一種血液細胞？
(A)Neutrophil (B)Monocyte (C)Platelet (D)Basophil

D 03. 下列有關組織胺的敘述，何者錯誤？
(A)是一種重要發炎反應媒介物質(mediator)
(B)具有神經傳遞物質(neurotransmitter)的功能
(C)具有神經調節物質(neuromodulater)的功能
(D)是遲緩性過敏反應的一種重要媒介物質(mediator)

D 04. 下列對於組織胺的描述，何者不正確？
(A)可增加血管的通透性 (B)可引起血壓下降
(C)可引起炎症反應 (D)可增加血液循環

C 05. Nedocromil sodium 之主要作用機轉為何？
(A)抑制 cyclic nucleotide phosphodiesterases
(B)活化支氣管平滑肌細胞之 adenylyl cyclase
(C)抑制支氣管肥胖細胞(mast cell)釋放發炎媒介物
(D)活化支氣管平滑肌細胞之 K^+-ATP 離子通道

D 06. 下列何種細胞不是 Cromolyn sodium 的作用部分？
(A)肥胖細胞 (B)嗜中性白血球 (C)嗜酸性白血球 (D)T 淋巴球

B 07. 下列何者是學齡兒童用來預防運動所引起氣喘的首選藥物？
(A)Triamcinolone (B)Cromolyn (C)Theophylline (D)Pentoxifylline

D 08. 下列疾病何者不能利用組織胺(histamine) H_1−受體拮抗劑治療？
(A)暈車、暈船等交通病 (B)過敏性鼻炎 (C)蕁麻疹 (D)胃潰瘍

D 09. 下列何者是 H_1－抗組織胺的臨床用途？
(A)抑制胃酸的分泌
(B)治療嚴重性氣喘
(C)治療周邊血管疾病改善四肢的血流量
(D)預防和治療陸、海、空旅遊之暈眩

B 10. 下列有關 Cromolyn 之敘述，何者錯誤？
(A)無法直接舒張已痙攣之支氣管
(B)強烈抑制人類嗜鹼性白血球(basophil)釋放組織胺
(C)無法抑制人類皮膚之肥大細胞(mast cell)釋放組織胺
(D)用於預防運動引致之氣喘

A 11. H_1－受體拮抗劑不用來治療下列何種疾病？
(A)胃潰瘍 (B)暈車、暈船等交通病 (C)過敏性鼻炎 (D)蕁痲疹

B 12. Cetirizine 屬於哪一類藥物？
(A)非選擇性抗組織胺用藥 (B)Histamine 1 拮抗劑
(C)Histamine 2 拮抗劑 (D)Cholinergic 拮抗劑

D 13. 下列抗組織胺藥物，何者最無鎮靜作用？
(A)Chlorpheniramine (B)Cyproheptadine
(C)Diphenhydramine (D)Fexofenadine

D 14. 患有何種疾病病人，不適合使用 Terfenadine 這類的 H_1 拮抗劑？
(A)高血壓 (B)糖尿病 (C)氣喘 (D)心律不整

D 15. 何者為 Cromolyn sodium 抑制組織胺及 SRS-A 釋放的作用機轉？
(A)與 Na^+-K^+ ATPase 結合
(B)抑制再吸收的主動運輸
(C)與 cyclic AMP-dependent protein kinase 結合
(D)與 Ca^{2+}-dependent protein kinase 結合

C 16. 葡萄柚汁與下列何種藥物併用時，易產生「心室性心律不整」之副作用？
(A)Famotidine (B)Lorazepam (C)Terfenadine (D)Phenytoin

MEMO

15 抗細菌藥物 (Antibacterial Drugs)

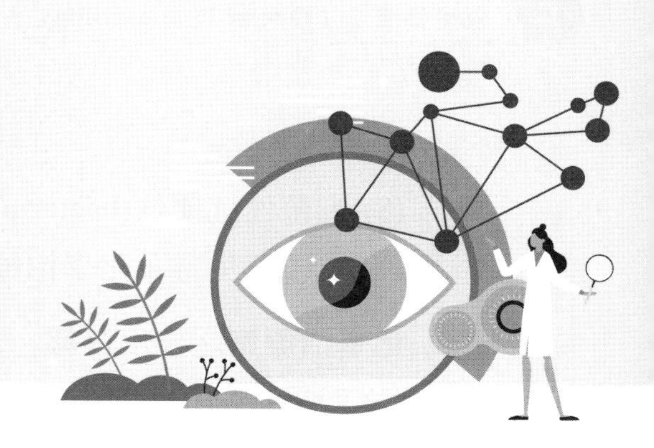

一、簡介

1. 抗生素(antibiotics)是微生物的代謝產物，能抑制其他微生物的生長；目前已有許多抗生素利用半合成或人工方法合成而得。

2. 與化學治療法(chemotherapy)有關的重要名詞：

 (1) 最低抑菌濃度(minimal inhibitory concentration, MIC)

  化學治療劑能抑制微生物生長及繁殖的最低濃度。

 (2) 制菌作用(antimicrobial or bacteriostatic activity)

  化學治療劑能抑制微生物的生長，但不能殺死微生物。例如：紅黴素(erythromycin)及四環黴素(tetracyclines)。

 (3) 最低殺菌濃度(minimal bactericidal concentration, MBC)

  化學治療劑能殺死微生物的最低濃度。

 (4) 殺菌作用(bactericidal activity)

  化學治療劑能殺死微生物。例如：青黴素(penicillins)及胺糖類抗生素(aminoglycosides)。

 (5) 抗生素的協同作用(antibiotic synergism)

  係指二種殺菌性抗生素合併使用，其殺菌作用會比單獨使用者大。

 (6) 抗生素的拮抗作用(antibiotic antagonism)

  係指殺菌性抗生素與制菌性抗生素併用，作用會降低。

 (7) 抗菌範圍(antibacterial spectrum)

  係指化學治療劑的作用範圍，廣效性抗菌劑(a broad spectrum antibacterial drug)能抑制大多數微生物，通常包括革蘭氏陽性 G(+)及革蘭氏陰性 G(−)細菌。

(8) 細菌性抗藥性(bacterial resistance)

抗生素及化學治療劑對某些病原菌失去作用。

3. 化學治療劑之作用機轉

(1) 競爭性拮抗某些代謝物(antimetabolites)

例如：抗菌性磺胺藥及對胺基水楊酸(p-aminosalicylate)能與PABA 競爭，阻止葉酸(folic acid)的合成。

(2) 抑制細菌細胞壁(cell wall)

例如：青黴素(Penicillins)、頭孢菌素(Cephalosporins)、Carbapenems、Monobactams 及 Vancomycin 能阻止細胞壁的合成。

(3) 作用於細胞膜(cell membrane)

例如：Polymyxins 及多烯類(polyene)抗生素(Nystatin, Amphotericin B)阻止細胞膜的合成。

(4) 抑制蛋白質(protein)的合成

抗生素能與核醣體(ribosomal)次單元結合，阻止蛋白質的合成。

a. 作用於核醣體(ribosomal) 30S 次單元：

Aminoglycosides 及 Tetracycline。

b. 作用於核醣體(ribosomal) 50S 次單元：

巨環類(Macrolides)、Chloramphenicol 及 Lincomycin。

(5) 其他機轉

a. 抑制 RNA polymerase：Rifampin 及 Rifabutin。

b. 抑制 DNA polymerase：Idoxuridine、Acyclovir。

c. 抑制 DNA gyrase：Novobiocin、Fluoroquinolones。

二、細菌引起眼睛感染

1. 細菌(bacteria)是一種單一細胞微生物，能自身產生能量及細胞組成。細菌依革蘭氏染色反應及細胞型狀分為革蘭氏陽性細菌及革蘭氏陰性細菌。

▼ 會引起眼睛感染的病源性細菌

細菌	眼睛感染
革蘭氏陽性球菌 *Staphylococcus aureus*	瞼炎、瞼腺炎、結合膜炎、淚囊炎、角膜潰瘍、眼眶蜂窩組織炎、眼內部炎。
Staphylococcus epidermidis	瞼炎、瞼腺炎、結合膜炎、淚囊炎、角膜潰瘍、眼內部炎。
Sreptococcus pyogenes	結合膜炎、淚囊炎、中央角膜潰瘍、眼眶蜂窩組織炎、眼內部炎。
Streptococcus pneumoniae	結合膜炎、淚囊炎、角膜潰瘍、眼眶蜂窩組織炎、眼內部炎。
Viridans group of streptoccus	結合膜炎、角膜潰瘍。
革蘭氏陰性球菌 *Neisseria gonorrhoeae*	急性膿性結合膜炎。
革蘭氏陰性桿菌 *Haemophilus influenzae*	結合膜炎、淚囊炎、眼眶蜂窩組織炎、眼內部炎。
Pseudomonas aeruginosa	角膜潰瘍、眼內部炎。
Escherichia species *Enetrobacter species* *Acinetobacter species* *Salmonella species* *Proteus species* *Klebsiella, Serratia species*	結合膜炎、角膜潰瘍、眼內部炎。

2. 革蘭氏陽性細菌（球菌）以葡萄球菌(*Staphylococcus*)為主。表皮性葡萄球菌(*Staphylococcus epidermidis*)存在於皮膚及黏膜上，當皮膚有傷口時會引起伺機性感染；金黃色葡萄球菌(*Staphylococcus aureus*)存在於皮膚及黏膜的數量較少，但會引起較嚴重的感染性疾病。

3. 鏈球菌(*Streptococci*)屬於革蘭氏陽性細菌，會引起眼睛感染；肺鏈球菌(*Streptococci pneumoniae*)會引起角膜潰瘍及兒童結合膜炎。
4. 革蘭氏陰性球菌，例如：奈瑟氏球菌(*Neissseria gonorrheae*)，會引起淋病(gonorrhea)、結合膜炎及侵犯角膜。
5. 革蘭氏陰性桿菌會引起眼睛感染，例如：流感嗜血桿菌(*Haemophilus influenzae*)易引起中耳炎(otitis media)及結合膜炎。
6. 腸道革蘭氏陰性桿菌，包括大腸桿菌(*Escherchia coli*)、*Serratia marcescens*、變形桿菌(Proteus)及綠膿桿菌(*Pseudomonas aeruginosa*)，這些細菌存在於腸道，會引起尿道感染及角膜潰瘍。
7. 砂眼披衣菌(*Chlamydia trachomatis*)可經由手指或病媒感染眼睛引起砂眼(trachoma)或結合膜炎。
8. 螺旋體(Spirochetes)包括 *Treponema pallidum* 會引起梅毒(syphilis)，也可能引起梅毒性眼睛疾病。

三、青黴素(Penicillins)

作　用：(1) Penicillin G (Benzylpenicillin)及 Penicillin V 對革蘭氏陽性細菌及鏈球菌有效。

(2) 耐內醯胺酶(β-lactamase)之青黴素例如：Methicillin、Nafcillin、Oxacillin 及 Cloxacillin 對金黃色葡萄球菌有效。

(3) Amino-penicillins 例如：Ampicillin 及 Amoxicillin 為廣效型的青黴素，對 G(+)及 G(−)細菌有效。

(4) Carboxyl-penicillins 例如：Carbenicillin 及 Ticarcillin，對綠膿桿菌有效。

(5) Acylureido-penicillins 例如：Piperacillin、Mezlocillin 及 Azlocillin，對綠膿桿菌及 *Bacteroides* spp.有效。

(6) 單獨使用青黴素會引起抗藥性，因此常與其他殺菌性抗生素併用。

▼ 治療眼睛感染的首選抗細菌藥

眼睛感染	抗細菌藥	給藥途徑
眼瞼緣炎(Blepharitis)		
Staphylococcal	Bacitracin, Erythromycin	局部外用
Angular	Bacitracin, Erythromycin	局部外用
Seborrheic	Bacitracin, Erythromycin	局部外用
Acne rosacea	Doxycycline, Erythromycin	口服
Meibomianitis	Doxycycline, Tetracycline	口服
麥粒腫(Hordeolum)		
External	Bacitracin, Erythromycin	局部外用
Internal	Dicloxacillin, Cephalexin	口服
結膜炎(Conjunctivitis)		
Acute mucopurulrnt	Gentamicin, Ciprofloxacin	局部外用
Gonococcal	Ceftriaxone	注射
Chlamydial	Doxycycline, Azithromycin	口服
淚囊炎(Dacryocystitis)		
Acute	Augmentin, Cefaclor, Cefazolin	注射
Neonatal	Trimethoprim / Polymyxin B	局部外用
中膈前蜂窩組織炎 (Preseptal cellulites)		
輕度	Augmentin, Dicloxacillin	口服
中度至嚴重	Ceftriaxone, Unasyn, Vancocin	注射
眼球蜂窩組織炎	Nafcillin, Ceftazidime	注射
角膜炎(Keratitis)		
Small	Ciprofoxacin, Ofloxacin	局部外用
Large	Cefazolin, Gentamicin	局部外用
眼內炎 (Endophthalmitis)	Vancomycin / Amikacin Vancomycin / Ceftazidime	Intravitreal
梅毒眼疾(Syphilitic) (Neurosyphilis)	Penicillin G Procaine penicillin / Probenecid	

機　轉：(1) 青徽素具有殺菌作用；能作用於細菌青黴素結合蛋白(penicillin-binding proteins, PBPs)，抑制細菌細胞壁的合成。

(2) 青黴素(Penicillins)能競爭性抑制細菌酵素轉移胜肽酶(transpeptidase)，阻止胜肽聚醣(peptidoglycan)之交互聯結(cross-linking)。

藥動學：(1) Penicillin G 由胃腸道吸收不完全及不規則；而且 Penicillin G 會被胃酸分解失效。肌肉注射青黴素非常疼痛，因此常以靜脈注射治療嚴重的感染病患。

(2) 青黴素在體內極少或幾乎不被代謝，主要經由腎臟排除，血中濃度會迅速降低。

(3) 青黴素由體內排除是由腎小管主動分泌。

Probenecid 能阻斷青黴素的腎小管分泌機轉，當與青黴素併用時，能提高青黴素的血中濃度及作用時間。

(4) 長效型青黴素製劑，例如：Procaine penicillin G 及 Benzathine penicillin G 能產生持續釋放血中濃度(0.03 μg / ml)，可用於治療鏈球菌感染及梅毒。

(5) Benzathine penicillin G 及 Procaine penicillin G 都是長效型青黴素，肌肉注射可產生長時效血液及組織濃度。每 1~3 星期肌肉注射 Benzathine penicillin G 2.4 百萬單位可有效治療梅毒。

(6) 青黴素在體內有一部分會與血漿蛋白結合。

(7) 青黴素極少能進入腦脊髓液及體液，但容易進入胸腔及滑膜腔(synovial spaces)。

(8) 青黴素能在投藥後 24 小時內產生有效血中濃度，對細菌性腦膜炎(meningitis)有效。

副作用：(1) 青黴素的毒性低，但大劑量使用會引起痙攣發作或血小板機能障礙(platelet dysfunction)。

(2) 少數特異體質的病患對青黴素會產生特異性過敏反應(hypersensitivity)。

(3) 其他副作用包括：白血球減少症、肝炎(Oxacillin)、間質性腎臟炎、腹瀉(Ampicillin, Amoxicillin)、血小板機能異常(Carbenicillin, Ticarcillin, Methicillin)。

(一) 廣效性的青黴素(Broad-spectrum Penicillins)：

1. 胺苄青黴素(Ampicillin)

商品名：Pentrexyl。

作　用：(1) Ampicillin 是第二代青黴素，對酸安定，抗菌範圍比 Penicillin G 廣，對產生青黴素酶(penicillinase)微生物無效。

(2) Ampicillin 對 G(+)及 G(−)細菌有效。

(3) Unasyn®含有 Ampicillin 與 Sulbactam，Sulbactam 為不可逆性內醯胺酶抑制劑。

(4) 不會通過胎盤，影響胎兒發育，因此孕婦可以使用。

(5) Hetacillin 是 Ampicillin 的前驅藥，具有較高可用率。

用　途：(1) 治療尿道感染及呼吸道感染。

(2) 靜脈注射，治療李斯特菌(*Listeria monocytogenes*)及流感嗜血桿菌(*Haemophilus influenzae*)引起的腦膜炎。

2. 胺羥苄青黴素(Amoxicillin trihydrate)

商品名：Amoxil。

用　途：(1) 用途與 Ampicillin 相似，但可產生較高的血中濃度。

(2) Augmentin®含有 Amoxicillin 與 Clavulanic acid。

3. 羧苄青黴素(Carbenicillin disodium)

商品名：Geopen。

作　用：Carbenicillin 對綠膿桿菌(*Pseudomonas aeruginosa*)、大腸桿菌、鋸桿菌及變形桿菌感染有效。

副作用：低血鉀、血小板機能異常。

用　途：Carbenicillin 治療嚴重的 G(−)細菌感染。

4. Carbenicillin indanyl sodium (Carindacillin)

商品名：Geocillin。

用　途：為口服前驅藥，治療尿道感染及前列腺炎(prostatitis)。

5. Ticarcillin disodium

商品名：Ticar。

用　途：(1) 注射給藥，治療綠膿桿菌之感染最有效。

(2) Timentin®含有 Ticarcillin 與 Clavulanic acid。Clavulanic acid 為不可逆性內醯胺酶抑制劑。

6. Piperacillin

商品名：Pipracil。

作　用：(1) Piperacillin 為醯脲青黴素(acylureido-penicillins)，抗菌範圍比 Carbenicillin 廣，對綠膿桿菌、鋸形桿菌、大腸桿菌及克來勃士桿菌(*Klebsiella*)有效。

(2) Zosyn®含有 Piperacillin 與 Tazobactam，Tazobactam 為不可逆性內醯胺酶抑制劑。

7. Mezlocillin

商品名：Mezlin。

用　途：Mezlocillin 為醯脲青黴素，臨床作用及用途與 Peperacillin 相似，注射給藥，治療綠膿桿菌感染。

8. Azlocillin

商品名：Azlin。

用　途：Azlocillin 為醯脲青黴素，對綠膿桿菌的作用較 Mezlocillin 強。

（二）耐青黴素酶的青黴素(Penicillinase-resistant penicillins)

此類青黴素不被青黴素酶 penicillinase (β-lactamase)水解而對葡萄球菌(*Staphylococcus aureus*)感染有效。

1. 二甲氧苯青黴素(Methicillin sodium)

作　用：Methicilline 是耐青黴素酶青黴素(penicillinase-resistance penicillins)對於產生抗藥性的葡萄球菌感染有效。

用　途：以肌肉或靜脈注射，治療對 Penicillin G 產生抗藥性的金黃色葡萄球菌感染。

抗藥性：細菌對於 Methicillin 產生抗藥性的主要機轉是細菌結合青黴素的蛋白質(PBPs)發生改變，使 Penicillin 無法作用於 PBPs。

2. Nafcillin sodium

藥動學：Nafcillin 能進入脊髓液，也大量由膽汁排泄。

用　途：(1) 肌肉或靜脈注射給藥，治療葡萄球菌及鏈球菌感染。
(2) 病人受到革蘭氏陽性球菌(Gram-positive cocci)感染，而且有嚴重皮膚病，Nafcillin 為治療之首選藥物。

3. Oxacillin Sod, Cloxacillin sod, Dicloxacillin sod

作　用：Oxacillin、Cloxacillin 及 Dicloxacillin 是耐青黴素酶青黴素對於產生抗藥性的葡萄球菌感染有效。

用　途：口服或注射給藥，治療對青黴素有抗藥性（具有內醯胺酶 β-lactamases）的葡萄球菌(*S. aureus*)感染。

四、頭胞菌素(Cephalosporins)

作　用：(1) 第一代頭胞菌的抗菌範圍與耐青黴素酶青黴素相似，而且對一部分 G(−)細菌有效。
(2) 第二代頭胞菌素（Cefaclor 及 Cefuroxime）對流感嗜血桿菌(*Haemophilus influenzae*)有效。

(3) 第三代頭胞菌素對 G(−)細菌，包括大腸桿菌、變形桿菌、克來勃士桿菌、鋸形桿菌及腸桿菌(*Enterobacter*)有效。Ceftriaxone 為淋病雙球菌感染之首選藥物。

(4) 某些頭胞菌素，例如：Cefoxitin 及 Cefotetan 對厭氧菌鬆脆桿菌(*Bacteroides fragilis*)有效。

(5) 某些第二代及第三代頭胞菌素能進入腦脊髓液，故可用於治療 G(−)細菌引起的腦膜炎。

▼ 頭胞菌素世代分類

世代分類	頭胞菌素	抗菌範圍
第一代	Cefazolin, Cephalothin, Cephalexin	*Streptococci,* *Staphylococcal aureus*
第二代	Cefuroxime, Cefaclor Cefoxitin, Cefotetan	*E. coli, Klebsiella,* *Haemophilus influenza* *Bacteroides fragilis*
第三代	Cefotaxime, Ceftriaxone, Ceftazidime	*Pseudomonas aeruginosa,* *Neisseria gonorrhoeae*
第四代	Cefepime	與第三代相似

機　轉：(1) 頭胞菌素的作用機轉與青黴素相似，具有殺菌作用，能干擾細菌細胞壁(cell wall)的合成。

(2) Cephalosporins 的抗菌機轉是抑制細菌轉移胜肽鏈(transpeptidation)的反應。

藥動學：(1) 多數頭胞菌是經腎小球濾過及腎小管分泌，由腎臟排泄。腎臟衰竭時，頭胞菌素的排除半衰期會延長。

(2) Probenecid 能抑制頭胞菌素的的腎小管分泌。

(3) 某些較新的頭胞菌素是經由膽汁排泄，因此肝機能異常時，劑量應調整。

副作用：(1) 對青黴素有過敏病症的患者，對頭胞菌素也會引起蕁麻疹(hives)，皮膚疹及過敏(anaphylaxis)。

(2) Moxalactam、Cefamandole、Cefotetan 及 Cefoperazone 含有 N-methyltetrazole (MTT)基團，會引起：

a. disulfiram-like 反應（不可與含有乙醇製劑併用）。

b. 凝血酶原過低 hypoprothrombinemia（流血異常現象）。

(3) Cephaloridine 會引起近端腎小管的損害。

頭胞菌素的臨床用途：

1. Cefotaxime 或 Ceftriaxone 用於治療克來勃士桿菌(*Klebsiella*)引起的菌血症(bacteremia)及 G(−)細菌引起的肺炎。
2. Cefoperazone 或 Ceftazidime 用於治療綠膿桿菌感染。
3. Cefoxitin 用於手術後腹部感染及其他混合感染。
4. Cefazolin 用於胃腸道、骨盆、或整形外科手術前預防感染。
5. Cefazolin 為手術前預防性抗生素的首選用藥。
6. Cefotaxime 或 Ceftriazone 用於治療細菌性的腦膜炎及肺炎球菌。
7. Cefoxitin, Moxalactam 及 Cefotetan 對專屬性厭氧菌感染有效。
8. Ceftriaxone 為治療淋病球菌感染時的首選用藥。

五、其他貝它內醯胺類抗生素(β-lactam Drugs)

1. Imipenem

商品名：Primaxin。

作　用：(1) Imipenem 是一種 carbapenem 衍生物，對需氧性及厭氧性之 G(+)及 G(−)細菌皆有效。

(2) Imipenem 與 Cilastatin 併用，Cilastatin 可防止 Imipenem 被腎臟酵素(dehydropeptidase)水解失效。

(3) Carbapenem 抗生素能抵抗大多數的細菌內醯胺酶(β-lactamases)，但較容易受到 metallo-β-lactamases 的水解失效。

藥動學：Imipenem 口服不吸收，及迅速被近端腎小管的酵素(dehydropeptidase)水解失效。

副作用：(1) 噁心及嘔吐，高劑量會引起痙攣發作。

(2) 有腎臟衰竭的患者 Imipenem 易引起痙攣發作。

(3) 與其他 β-lactam 抗生素會產生交互過敏反應。

用　途：(1) Imipenem 注射給藥，治療嚴重的嗜氧菌的感染。

(2) 注射給藥，治療厭氧菌(anaerobes)的感染。

2. Meropenem

商品名：Merrem IV。

作　用：(1) Meropenem 是 Thienamycin 之 dimethylcarbamoyl 衍生物，不會被腎臟酵素(renal dipeptidase)代謝，因此不需要與 cilastatin 併用。

(2) Meropenem 對綠膿桿菌有效，但對 G(+)球菌的作用較小。

副作用：痙攣發作的副作用較小(Meropenem 0.5%, Imipenem 1.5%)。

用　途：(1) 注射給藥，治療 G(−)細菌、嗜氧菌及厭氧菌的混合感染。

(2) Imipenem 及 Meropenem 與胺糖類抗生素(aminoglycosides)併用，治療嗜中性白血球低下(febrile neutropenic)病人。

3. Ertapenem

商品名：Invanz。

作　用：(1) Ertapenem 是 Thienamycin 衍生物，不被腎臟酵素(dehydropeptidase)代謝，因此不需要與 Cilastatin 併用；Ertapenem 對 G(+) cocci 有效。

(2) Ertapenem 對綠膿桿菌及鮑曼不動菌(*Acinetobacter*)菌種之作用不如 Imipenem 及 Meropenem。

(3) Ertapenem 之半衰期較長（4 小時）及靜脈或肌肉注射每天 1 g。

副作用：Ertapenem 之痙攣發作副作用較小(Meropenem 0.5%, Imipenem 1.5%)。與青黴素會產生交互過敏反應。

用　途：注射給藥，治療骨盆腔及腹腔之需氧菌及厭氧菌感染。

4. Aztreonam

商品名：Azactam。

作　用：(1) Aztreonam 是一種 monobactams，能穿透細菌細胞壁，與 penicillin-binding-protein (PBP)結合。

(2) Aztreonam 對腸桿菌科細菌(*Enterobacteriaceae*)及綠膿桿菌等抑制嗜氧性革蘭氏陰性細菌有效。

(3) Aztreonam 的抗菌範圍與胺糖類抗生素最相似，對革蘭氏陰性菌有效，包括 *Pseudomonas* 及 *Serratia*，但對革蘭氏陽性菌或厭氧菌無效。

(4) 可使用於對 Penicillin 和 Cephalosporin 敏感之患者。

藥動學：Aztreonam 以靜脈或肌肉注射給藥，排除半衰期約 1.7 小時；腎功能不良的病人，其半衰期約為 6 小時。

用　途：注射給藥，治療嚴重的細菌性泌尿道感染。

六、貝它內醯胺酶類抗生素(β-lactamase Inhibitors)

1. Clavulanic acid

作　用：(1) Clavulanic acid 得自 *Streptomyces clavuligerus*，為不可逆性內醯胺酶抑制劑(β-lactamase inhibitors)。

(2) Clavulanic acid 不具有抗菌作用，能抑制革蘭氏陽性與陰性細菌產生的 β-lactamase。半衰期約為一小時。

(3) Clavulanic acid 口服吸收良好及能以注射給藥。

用　途：(1) 口服製劑 Augmentin®含有 Amoxicillin 與 Clavulanic acid，用於治療葡萄球菌、流感嗜血桿菌、淋病球菌及大腸桿菌感染；治療糖尿病足部感染。

(2) Timentin®含有 Ticarcillin 與 Clavulanic acid，注射用於治療葡萄球菌、革蘭氏陰性細菌及厭氧菌感染。

2. Sulbactam

作　用：(1) Sulbactam 的結構式與 Clavulanic acid 相似，是一種內醯胺酶抑制劑(β-lactamase inhibitors)。

(2) Sulbactam 不具有抗菌作用，但能抑制革蘭氏陽性與陰性細菌產生的 β-lactamase。

(3) Sulbactam 可以口服或注射給藥。腎功能病患使用 Sulbactam 時，劑量應調整。

用　途：(1) Unasyn®含有 Ampicillin 與 Sulbactam，以靜脈或肌肉注射給藥，用於治療革蘭氏陽性與陰性細菌及厭氧菌感染。

(2) Unasyn®用於治療腹腔內及骨盆內細菌性感染。

3. Tazobactam

作　用：(1) Tazobactam 是 Penicillanic acid sulfone 衍生物，為一種內醯胺酶抑制劑(β-lactamase inhibitors)。

(2) Tazobactam 能有效抑制細菌 plasmid β-lactamase，但不能抑制 chromosomal β-lactamase。

用　途：Zosyn®含有 Piperacillin 與 Tazobactam，以靜脈或肌肉注射給藥，用於治療綠膿桿菌感染。

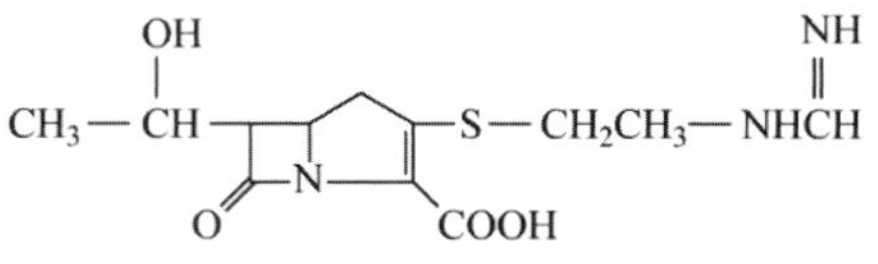

Imipenem 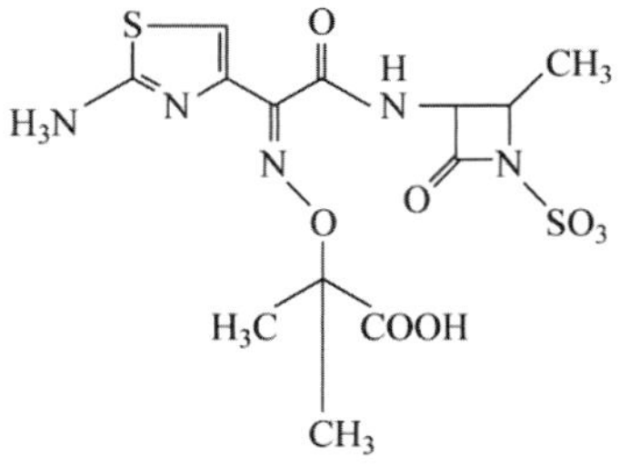　　Aztreonam 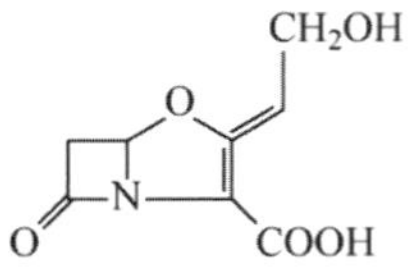　　Clavulanic acid

七、胺糖類抗生素(Aminoglycosides)

作　用：(1) 胺糖類抗生素具有殺菌作用(bactericidal)。

(2) 胺糖類抗生素對多數 G(−)細菌及少數 G(+)細菌有效。

(3) 鏈球菌(*Streptococci*)、肺炎球菌、梭狀桿菌、厭氧菌及黴菌對胺糖類抗生素產生抗藥性。

機　轉：(1) 胺糖類抗生素能抑制細菌蛋白質的合成。

(2) 胺糖類抗生素作用在細菌的細胞內，能干擾細菌的胺醯基(aminoacyl)轉移核醣核酸 ribonucleic acid (tRNAs)結合於 30S ribosomal 次單元。

(3) 胺糖類抗生素能使細菌遺傳基因密碼誤讀。

藥動學：(1) 胺糖類抗生素是一種極性的陽離子化合物，因此口服後吸收差，而且不易穿透血腦屏障，進入中樞神經系統。胺糖類抗生素在人體內少有代謝作用。

(2) 胺糖類抗生素通常以肌肉或靜脈注射給藥，但 Neomycin 例外，通常以口服給藥治療腸道細菌感染。

(3) 胺糖類抗生素與血漿蛋白質的結合率低。

(4) 胺糖類抗生素迅速由腎小球濾過及排泄，血漿半衰期約 2~3 小時，腎臟衰竭的病人使用胺糖類抗生素，半衰期會延長。

副作用：(1) 聽覺毒害(ototoxicity)

孕婦使用 Streptomycin 及 Tobramycin 會引起胎兒的聽覺機能障礙；利尿劑 Furosemide 及 Ethacrynic acid 會增加胺糖類抗生素的聽覺毒害。

(2) 腎臟毒害(nephrotoxicity)

Furosemide 會加強胺糖類抗生素的腎臟毒害。

(3) 神經肌肉阻斷作用(neuromuscular blockade)

較高劑量的胺糖類抗生素具有箭毒樣的作用，若與某些全身麻醉劑 Halothane 及神經肌肉阻斷劑 Tubocurarine 併用或用於重症肌無力症之患者，會產生呼吸麻痺及呼吸停止現象(apnea)。可給予 Neostigmine 或 Calcium gluconate 來解除。

重症肌無力(myasthenia gravis)之病人，會因使用胺糖類抗生素而加重其症狀。

(4) Streptomycin 會引起視神經機能障礙。

(5) 單獨使用胺糖類抗生素易引起細菌性抗藥性，係由於細菌產生 adenylase、phosphorylase 及 acylase 等三種酵素；當胺糖類抗生素受到磷酸化或乙醯化作用，藥效會降低。

(一) 胺糖類抗生素

1. 鏈絲菌素(Streptomycin sulfate)

用　途：(1) 肌肉注射給藥，治療結核病。

(2) 肌肉注射給藥，治療泌尿道感染。

(3) 與 Penicillin G 併用，治療 *Streptococcus fecalis* 引起的心內膜炎。

2. 紫菌素(Gentamicin sulfate)

商品名：Garamycin , Gentacin。

用　途：(1) 治療 G(−)細菌，尤其綠膿桿菌、克來勃士桿菌及鋸形桿菌引起的全身性感染及細菌性心內膜炎。

(2) Gentamicin 與 Oxacillin 併用會有加成(synergism)之作用。

3. 耐特黴素(Netilmicin)

商品名：Netromycin。

副作用：腎臟及聽覺毒害，腎臟毒害比 Gentamicin 大。

用　途：抗菌範圍與 Gentamicin 相似，但對 Gentamicin 及 Tobramycin 產生抗藥性之多數革蘭氏陰性菌感染，例如：綠膿桿菌有效。Netilmicin 或 Amikacin 不易被抗藥性的革蘭氏陰性細菌產生之酵素破壞失效。

4. 泰百黴素(Tobramycin sulfate)

商品名：Nebcin。

用　途：(1) Tobramycin 用途與 Gentamicin 相似，但在低 MIC（最低抑菌濃度）下對綠膿桿菌非常有效。

(2) Tobramycin (Tobrex)之眼用溶液或軟膏，治療眼睛細菌性感染。

5. 康絲菌素(Kanamycin sulfate)

商品名：Kantrex。

用　途：(1) 注射給藥，治療敗血病、腦膜炎及尿道感染。
(2) 注射給藥，治療結核病(tuberculosis)。
(3) 口服給藥，治療大腸桿菌或志賀氏桿菌引起的腹瀉。

6. 艾米康絲菌素(Amikacin sulfate)

商品名：Amikin。

作　用：(1) Amikacin 是 Kanamycin A 的半合成品，對細菌分泌之去活化性酵素(inactivating enzyme)最具有抵抗力，不會被細菌酵素破壞，抗菌範圍與 Gentamicin 及 Tobramycin 相似。
(2) Amikacin 用來對抗 gentamicin-resistant 之微生物。

用　途：(1) 以肌肉或靜脈注射給藥，治療對其他胺糖類抗生素已產生抗藥性的 G(−)細菌及綠膿桿菌感染。
(2) 治療院外及院內之需氧性 G(−)細菌感染。
(3) Amikacin 是治療具有多重抗藥性（含 Streptomycin），結核桿菌(*Mycobacterium tuberculosis*)感染首選藥物。

7. 新絲菌素(Neomycin sulfate)

作　用：(1) Neomycin 是廣效性抗生素，抗菌範圍與 Kanamycin 相似，但副作用大，故不用於全身性感染。
(2) 腸道手術前，以 Neomycin 口服給藥殺死腸道中的細菌。

用　途：(1) 口服給藥，與 Erythromycin 併用，治療細菌性腸炎及腹部手術前的腸道消毒。
(2) 口服給藥，每天 4~12 g 治療肝性腦病變。
(3) 局部給藥，治療皮膚及黏膜感染。

8. Paromomycin

商品名：Humatin。

作　用：(1) Paromomycin 是一種胺糖類抗生素，抗菌範圍與 Neomycin / Kanamycin 相似。

(2) Paromomycin 的抗菌機轉與 Neomycin 或 Kanamycin 相似，與 30S ribosomal 次單元結合。

副作用：腎臟及聽覺毒害。

用　途：(1) 口服給藥，治療阿米巴(*E. histolytica*)感染。

(2) 口服給藥，治療 cryptosporidiosis 及 giardiasis 感染。

9. Spectinomycin sulfate

商品名：Trobicin, Togamycin。

作　用：(1) Spectinomycin 不是胺糖類抗生素，但結構式與胺糖類抗生素相似。

(2) 對綠膿桿菌、變形桿菌及腸球菌感染無效。

用　途：Spectinomycin 以肌肉注射給藥，主要用於治療對青黴素過敏或抗藥性的淋病(gonorrhea)感染病人。

八、四環類抗生素(Tetracyclines)

作　用：(1) 四環黴素為廣效性制菌性抗生素(bacteriostatic)，例如：Oxytetracycline、Demeclocycline、Chlortetracycline、Tetracycline 及長效性 Doxycycline 及 Minocycline。

(2) 四環黴素對 G(+)細菌、G(−)細菌、立克次體(rickettsia)、黴漿菌(*Mycoplasma pneumoniae*)、阿米巴、披衣菌(*Chlamydia* spp.)、霍亂弧菌之感染、瘧疾皆有效。

(3) Tigecycline 是一種 glycylcycline，對四環黴素產生抗藥性的病源菌有效，抗菌範圍廣。

機　轉：(1) 四環黴素(Tetracycline)能抑制細菌蛋白質合成。

(2) 四環黴素能阻斷 aminoacyl-tRNA 結合於細菌的 30S 核糖體次單元(ribosomal subunit)。

藥動學：(1) 四環黴素的口服吸收迅速，但不完全；四環黴素之口服吸收率：

四環黴素	口服吸收率	腎清除率(mL/min)
Chlortetracycline	20~30%	35
Oxytetracycline	77~80%	90
Tetracycline	58%	65
Doxycycline	93%	16
Minocycline	100%	10

(2) 鈣離子及多價金屬的制酸劑及鈣鹽會產生螯合，因此減少四環素的吸收。不適合與奶製品併用。

(3) 四環素能廣泛分布於體內組織，也能被動性擴散進入細菌細胞內；四環素在腦脊髓液中的濃度低。

(4) 四環素具有螯合性，因此會集中於骨骼及牙齒。容易造成小兒或孕婦牙齒、骨頭傷害。

副作用：(1) 嘔吐、噁心、重複感染(superinfection)、腸炎及口炎。

(2) 會使乳牙永久變色。兒童及孕婦應避免服用四環素；Tetracycline 使用於嬰兒會導致棕色牙齒。

(3) 對光敏感(photosensitivity)。
Demeclocycline 及 Doxycycline 易引起光毒害。

(4) 大劑量靜脈注射四環素(> 2 g)，會因脂肪浸潤引起肝臟損害。

(5) 變質的四環素會引起 Fanconi syndrome。

(6) 使用 Demeclocycline 會引起腎性尿崩症。

▼ **四環素類(Tetracyclines)的常用劑量**

四環素類	商品名	常用劑量
短效至中效型		
1. 四環黴素(Tetracycline)	Achromycin	500 mg q6h
2. 羥四環黴素(Oxytetracycline)	Terramycin	500 mg q6h
3. Demeclocycline	Declomycin	300 mg q12h
長效型		
1. 去氧羥四環素(Doxycycline)	Vibramycin	100 mg q12h
2. 美諾四環素(Minocycline)	Minocin	100 mg q12h

用　途：(1) 治療黴漿菌肺炎(*Mycoplasma pneumoniae*)。

(2) 治療立克次氏體病及布魯士菌病(brucellosis)。

(3) Doxycyxline 或 Tetracycline 治療砂眼(trachoma)感染。

(4) 治療披衣菌(*chlamydias*)引起的非淋菌性尿道炎。

(5) 治療立克次體感染的首選藥物。

(6) Doxycycline 治療霍亂(*Vibrio cholerae*)感染。

(7) Teracycline 治療幽門桿菌(*H. pylori*)感染。

(8) 低劑量的四環素，可用於治療粉刺(acne)。

九、巨環類抗生素(Macrolides)及相關藥物

1. 紅絲菌素(Erythromycin)

商品名：Erythrocin。

作　用：(1) 紅絲菌素是一種制菌性抗生素(bacteriostatic)。

(2) 紅絲菌素為 14 員內酯環抗生素，對多數 G(+)細菌有效，包括鏈球菌及葡萄球菌感染有效。

(3) 紅絲菌素對黴漿菌肺炎(*Mycoplasma pneumoniae*)及退伍軍人症肺炎(*Legionella pneumophilia*)有效。

(4) 對 *Chlamydia* 及 *Mycobacterium avium* 感染有效。

機　轉：(1) 紅絲菌素能作用於細菌的 50S ribosomal subunit，阻止細菌蛋白質的合成。

(2) Erythromycin 抑制蛋白質的合成作用，主要是經由與核糖體 RNA 50S subunit 結合，阻斷 peptidyl-tRNA 由 acceptor site 的位置轉移到 donor site。

藥動學：(1) 紅絲菌素易被胃酸分解失去活性，作成腸溶衣錠及 Erythromycin stearate，口服吸收可超過 50%。

(2) 紅絲菌素能迅速擴散進入組織及分布於體液(total body water)，但不易進入腦脊髓液（約 20%）。

(3) Erythromycin 及 Clarithromycin 皆為巨環內酯抗生素，主要由肝臟被排除。因此肝功能不佳的病人使用時需要調低劑量。

交互性：(1) Erythromycin 及 Clarithromycin 會抑制肝臟微粒體酶，因此減少 Theophylline、Warfarin、Methylprednisolone、Digoxin 及 Cyclosporine 的肝臟代謝，Azithromycin 也是巨環內酯抗生素，但不會抑制肝臟微粒體酶及影響其他藥物的代謝。

(2) Terfenadine 及 Astemizole 與紅絲菌素等影響肝微粒體酶的藥物合用，會有心律不整的危險。

副作用：(1) 胃腸不適之副作用(gastrointestinal upset)。

(2) Erythromycin estolate (Ilosone)會產生膽汁鬱滯性肝炎。

用　途：(1) 治療慢性結膜炎、角膜炎、淚囊炎、披衣菌感染。

(2) Erythromycin 治療黴漿菌(*Mycoplasma*)肺炎。

(3) 治療曲狀桿菌腸炎(*Campylobacter* enteritis)。

(4) 治療對青黴素產生抗藥性或會過敏，但是感染了鏈球菌(*Streptococcus*)、葡萄球菌(*Staphylococci*)或肺炎球菌(*Pneumococci*)之上呼吸道感染病人，最佳選擇之抗生素為 Erythromycin。

(5) 棒狀桿菌(*Corynebacterium*)感染的最佳治療劑。

(6) 白喉桿菌(*Diphtheriae*)引起之咽喉炎(pharyngitis)的最佳之選擇藥物。
(7) 百日咳來自 *Bordetella pertussis* 之感染，其治療的第一線藥物為 Erythromycin。

2. 克拉黴素(Clarithromycin)

商品名：Biaxin。

作　用：(1) Clarithromycin 是 14 員巨環內酯(macrolide)抗生素，抗菌範圍及作用比 Erythromycin 大，而且對酸安定及口服生體可用率高，約為 50~55%，口服吸收不受食物影響。Clarithromycin 為長效、廣效型之巨環內酯類抗生素。
(2) Clarithromycin 對鏈球菌(*Streptococci*)及葡萄球菌(*Staphylococcus*)等革蘭氏陽性細菌感染有效。
(3) 對幽門螺旋桿菌(*Helicobacter pylori*)及痲瘋桿菌(*Mycobacterium leprae*)感染有效。

機　轉：抑制細菌蛋白質的合成，作用於 50S 核糖體次單元。

藥動學：Clarithromycin 在肝臟被氧化及水解代謝。

副作用：胃腸道異常；抑制肝臟 cytochrome P450 氧化酶，因此會抑制其他藥物的代謝。

用　途：(1) 口服給藥 250 mg，每天二次，治療 G(+)細菌感染。
(2) Clarithromycin 與 Omeprazole 及 Amoxicillin 併用，治療幽門螺旋桿菌(*H. pylori*)引起的消化性潰瘍。
(3) 治療 AIDS 病人之 *Mycobacterium avium* 感染。

3. 亞茲索黴素(Azithromycin)

商品名：Zithromax。

作　用：(1) Azithromycin 抗菌範圍與紅絲菌素相似，但對 G(−)細菌的作用比 G(+)細菌大。
(2) Azithromycin 對 G(+)細菌的作用比紅黴素小，但對 *H. influenza* 及 *Campylobacter* spp.比紅黴素更有效。

機　轉：作用於 50S 核糖體次單元，抑制細菌蛋白質的合成。

藥動學：(1) Azithromycin 對酸安定及口服生體可用率較高；口服吸收受食物影響。不會明顯抑制肝臟氧化酶。

(2) Azithromycin 在肝臟被代謝失去抗菌作用。主要排除途徑是膽汁，半衰期約 40~68 小時。

(3) Azithromycin 在組織蓄積能力最高，從組織排除之速率最慢，故每天一次投予即可。

副作用：胃腸道異常。

用　途：(1) 口服給藥每天服一次，治療 G(－)及 G(+)細菌感染。

(2) Azithromycin 治療砂眼(trachoma)感染。

(3) 預防及治療 AIDS 病人之鳥分枝桿菌複合(*Mycobacterium avium complex*)感染。

4. 桃黴素(Troleandomycin, Triacetyloleandomycin)

商品名：TAO, Cyclamycin。

作　用：Troleandomycin 是不具有苦味之巨環內酯(macrolide)抗生素，抗菌範圍與紅絲菌素相似。

用　途：口服給藥，治療肺炎鏈球菌及膿性鏈球菌的呼吸道感染。

5. 林絲菌素(Lincomycin)

商品名：Lincocin。

作　用：本品抗菌範圍與 Erythromycin 相似，對葡萄球菌、鏈球菌及非病原性腸桿菌(*Bacteroides*)有效。

機　轉：Lincomycin 作用於 50S 核糖體次單元，能抑制細菌蛋白質的合成，具有制菌作用；抗菌作用機轉與 Erythromycin 及 Chloramphenicol 相似。

藥動學：(1) 食物不會影響林絲菌素的吸收，約有 90%與血漿蛋白結合。

(2) Lincomycin 經肝臟代謝後，約有 90%由腎臟排泄。

副作用：(1) 過敏性皮膚發疹。

(2) 偽膜性腸炎(pseudomembranous colitis)、腹瀉。

用　途：口服或注射給藥，治療葡萄球菌及鏈球菌的感染。

6. 氯林絲菌素(Clindamycin)

商品名：Cleocin。

作　用：(1) Clindamycin 的作用範圍及作用機轉與 Lincomycin 相似；作用於 50S 核糖體次單元，能抑制細菌蛋白質的合成。

(2) Clindamycin 對 G(+)細菌具有殺菌作用，對厭氧菌(anaerobic bacteria)尤其 *B. fragilis* 有殺菌作用。

副作用：(1) 皮膚發疹、Stevens-Johson syndrome。

(2) 嗜中性白血球減少症、血小板減少症。

(3) 增加肝臟酵素(SGOT)。

(4) 梭狀桿菌(*Closridium difficle*)增生、引起嚴重的偽膜性腸炎(pseudomembranous colitis)及腹瀉。

(5) 抑制神經肌肉傳導、加強神經肌肉阻斷劑的作用。

用　途：(1) 口服製劑 Clindamycin palmitate，治療 G(+)細菌引起的上呼吸道感染。

(2) 肌肉或靜脈注射 Clindamycin phosphate，治療 G(+)細菌引起的上呼吸道感染。

十、多胜肽類抗生素(Polypeptide Antibiotics)

1. 枯草菌素(Bacitracin)

商品名：Batramycin, Baciguent。

作　用：枯草菌素能抑制 G(+)細菌，包括葡萄球菌及鏈球菌。

機　轉：Bacitracin 能抑制細菌之細胞壁合成的第二期，能抑制脂質二磷酸載體(lipid pyrophosphate carrier)的利用。

副作用：全身使用易造腎毒害。

用　途：局部使用，治療結合膜炎、膿性葡萄球菌及鏈球菌感染。

2. 黏菌素(Polymyxin B)

商品名：Aerosporin。

作　用：Polymyxn B 對 G(−)細菌及綠膿桿菌有效。

機　轉：(1) Polymyxin B 的作用機轉與陽離子界面活性劑相似，能將細菌細胞膜的脂蛋白質分解。

(2) 作用於微生物的細胞膜之磷脂，減低其細胞膜完整性。

藥動學：Polymyxin B 口服吸收差，以肌肉注射能高濃度集中於肝臟及腎臟。

副作用：(1) 腎臟毒害、神經毒害。

(2) 神經肌肉阻斷作用、加強神經肌肉阻斷劑的作用。

用　途：治療外耳炎、眼睛感染及皮膚感染。

3. 腸黏菌素(Colistin sulfate, Polymyxin E)

商品名：Coli-Mycin S。

作　用：Colistin 對大多數 G(−)細菌有殺菌作用。

副作用：(1) 聽覺毒害

(2) 腎臟毒害。

用　途：口服給藥，治療 G(−)細菌引起的腹瀉或腸胃炎。

4. 泛康黴素(Vancomycin HCl)

商品名：Vancocin。

作　用：(1) Vancomycin 具有殺菌作用，是一種三環醣胜肽抗生素(glycopeptides)。

(2) Vancomycin 對葡萄球菌及鏈球菌等革蘭氏陽性菌有效；對於 Penicillin 過敏者可使用 Vancomycin。

機　轉：(1) Vancomycin 能抑制細菌細胞壁合成的第二期，即抑制胜肽聚醣(peptidoglycan polymer)的聚合反應。

(2) 作用於 N-acetylglucosamine-N-acetylmuramic acid 胜肽的 D-alanyl-D-alanine 末端的羧基，及阻止鏈狀 peptidoglycan 被 peptidoglycan synthetase 聚合。

藥動學：Vancomycin 口服吸收差，能高濃度集中於糞便；半衰期約 6 小時，主要經由腎臟排泄。注射 Vancomycin 約有 90%被腎小球濾過，腎臟功能不良時，Vancomycin 的腎清除率會明顯降低，其半衰期會延長至 6~10 天。

副作用：(1) 聽覺毒害。
(2) 腎臟毒害。應盡量避免與胺糖類抗生素併用，以免增加腎毒性。
(3) 靜脈注射，會引起組織胺釋放，產生潮紅及紅人徵候群（red-neck 或 red-man syndrome）及低血壓。

用　途：(1) 口服給藥，治療梭狀桿菌(*Clostridium difficile*)引起的腸炎(enterocolitis)及偽膜性腸炎。
(2) 靜脈注射給藥，治療葡萄球菌及鏈球菌引起的嚴重性全身性感染。
(3) 注射給藥，治療對 Methicillin 會產生過敏或抗藥性的葡萄球菌(MRSA)感染的病人。

5. Teicoplanin

商品名：Targocid。

作　用：(1) Teicoplanin 是一種三環醣胜肽抗生素(glycopeptides)，具有殺菌作用。
(2) Teicoplanin 與細菌胜肽聚醣(peptidoglycan)的末端 D-alanine-D-alanine dipeptide 錯合，因此阻止交錯聯結及抑制細菌細胞壁的合成，作用方式與 Vancomycin 相似。

藥動學：Teicoplanin 口服吸收差，以肌肉注射安全；血漿蛋白結合率達 90~95%；半衰期 100 小時，主要經由腎臟排泄。

副作用：(1) 藥疹、過敏反應。不會引起組織胺釋放。
(2) 副作用比 Vancomycin 小，腎臟毒害較小。

用　途：(1) 靜脈注射給藥，治療葡萄球菌及鏈球菌引起的嚴重性全身性感染。

(2) 注射給藥，治療 Methicillin 抗藥性葡萄球菌(MRSA)感染。治療 G(+)細菌感染，以肌肉或靜脈注射，每天一次，不會刺激組織。

6. Daptomycin

商品名：Cubicin。

作　用：(1) Daptomycin 為環狀脂質胜肽抗生素，具有殺菌作用。

(2) Daptomycin 對需氧菌及厭氧菌之 G(+)細菌有效。

藥動學：Daptomycin 口服吸收差，以靜脈注射給藥；半衰期約 8~9 小時，主要經由腎臟排泄。

副作用：骨骼肌傷害。

用　途：(1) 治療 Methicillin 抗藥性葡萄球菌(MRSA)感染。

(2) 治療溶血性鏈球菌(*Streptococci*)及糞腸球菌(*E. faecalis*)感染。

十一、其他類抗生素

1. 氯絲菌素(Chloramphenicol)

商品名：Chlormycetin。

作　用：(1) Chloramphenicol 是廣效性抗生素，與 tetracycline 相似，對 G(+)及 G(－)細菌、立克次氏體(*Rickettsia*)皆有效。

(2) 氯黴素對沙門氏菌(*Salmonella typhi*)及流感嗜血桿菌(*Haemophilus influenzae*)有效。

(3) 氯黴素對大多數厭氧菌，包括鬆脆桿菌(*Bacteroides fragilis*)有效。

機　轉：氯黴素是一種制菌性抗生素，能與細菌的 50S 核糖體次單元結合，干擾細菌蛋白質的合成。

藥動學：(1) 氯黴素的分子量低，故口服吸收迅速及完全，約 2 小時可達尖峰血中濃度。

(2) Chloramphenicol sodium succinate 肌肉注射後吸收差，但可以靜脈注射；生物半衰期約 1.5~3.5 小時，Chloramphenicol 與白蛋白的結合率為 60%。

(3) Chloramphenicol 脂溶性高、在體內分布廣，可進入腦脊髓液(CSF)和腦部組織，也能通過胎盤。

(4) 氯黴素會被肝臟內的葡萄糖醛酸轉移酶(glucuronyl transferase)代謝及代謝成葡萄糖醛酸代謝物，約有 80~90% 經由尿液排泄。

副作用：(1) 胃腸道異常、舌炎、藥疹及過度感染(superinfection)。

(2) 最易產生血性惡病質(blood dyscrasias)，包括不可逆性骨髓抑制、無再生能貧血及再生障礙性貧血(aplastic anemia)、血小板減少症。

(3) 灰色嬰兒綜合病徵(gray baby syndrome)、發紺。

用　途：(1) 治療 Haemophilus influenzae 感染引起的敗血病、腦膜炎、肺炎、會厭炎、關節炎及蜂窠組織炎(cellulites)。

(2) 氯黴素治療腸傷寒(typhoid fever)。

(3) 氯黴素用於治療砂眼、葡萄球菌、鏈球菌感染。

(4) 病人患有腸球菌感染心內膜炎且對 Vancomycin 具有抗藥性時，Chloramphenicol 為治療之首選藥物。

2. Fosfomycin

商品名：Monurol。

作　用：(1) Fosfomycin trometamol 能抑制細菌細胞壁之合成。

(2) Fosfomycin 以共價鍵方式與細菌酵素烯醇丙酮酸轉移酶(enolpyruvate transferase)結合，因此阻斷 phosphoenolpyruvate 與 UDP-N-acetylglucosamine 結合。

(3) Fosfomycin 與 β-lactam 抗生素、胺糖類抗生素(aminoglycosides)或 Fluoroquinolones 併用，具有協同作用。

副作用：胃腸道異常。孕婦可以使用。

用　途：口服或注射給藥，治療婦女 G(－)及 G(+)細菌性下泌尿道感染。

3. Mupirocin

商品名：Bactroban。

作　用：(1) Mupirocin 可逆性與細菌的 isoleucyl transfer-RNA synthase 結合，以阻止異白胺酸(isoleucine)介入於細菌蛋白質；Mupirocin 能抑制 RNA 合成及蛋白質合成。

(2) Mupirocin 在體內迅速被酯酶水解失效，因此不用於全身性感染。

(3) Mupirocin 抗菌範圍廣，對 G(+)及 G(－)細菌感染有效。

副作用：刺激性、敏感性。

用　途：Mupirocin 以聚乙二醇（polyethylene glycols 400 及 3350）為基劑作成 2%軟膏，治療 G(+)及 G(−)細菌感染。

4. Novobiocin

商品名：Albamycin, Cathomycin。

作　用：(1) 本品對 G(+)細菌及變形桿菌(*Proteus vulgaris*)有效。

(2) Novobiocin 與 Ciprofloxacin 併用，具有協同作用。

機　轉：(1) Novobiocin 能抑制 DNA gyrase，阻止核酸的合成。

(2) 本品能與細菌維持細胞膜完整所需之鎂離子螯合。

副作用：胃腸道異常、藥疹、顆粒性白血球缺乏症。

用　途：口服或注射給藥、治療葡萄球菌感染。

5. Linezolid

商品名：Zyvox。

作　用：(1) Linezolid 是 Oxazolidinenone 衍生物，具有殺菌作用。

(2) Linezolid 對 G(+)，包括葡萄球菌、鏈球菌、腸球菌、厭氧菌及多重抗藥性細菌感染有效。

機　轉：Linezolid 能抑制細菌蛋白質合成及阻止核糖體錯合物的形成。能與細菌 50S 次單元之 23S 核糖體 RNA 結合。

副作用：血小板減少症、白血球減少症、胃腸道異常。

用　途：口服給藥，或以靜脈注射給藥，治療 Vancomycin－抗藥性糞腸球菌(*E. faecium*)感染。

6. Quinupristin-Dalfopristin

商品名：Synercid。

作　用：(1) Quinupristin-Dalfopristin 是 Streptogramin B 與 Streptogramin A 之 30:70 混合物，具有殺菌作用。

(2) Quinupristin-Dalfopristi 對 G(+)球菌、溶血性鏈球菌、葡萄球菌及披衣菌(*Chlamydia*)、多重藥物抗藥性(multidrug-resistant)細菌感染有效。

機　轉：Quinupristin-Dalfopristin 為半合成抗生素，能與細菌 50S 核糖體次單元結合，抑制多胜肽鏈延長。

副作用：(1) 疼痛、靜脈炎。

(2) 關節痛肌肉痛症狀(arthralgia-myalgia syndrome)。

用　途：以靜脈注射給藥，治療 Vancomycin－抗藥性細菌感染。

十二、磺胺藥(Sulfonamides)

作　用：(1) 革蘭氏陽性 G(+)細菌：釀膿鏈球菌、肺炎鏈球菌、炭疽桿菌。

(2) 革蘭氏陰性 G(−)細菌：腦膜炎球菌、霍亂弧菌。

(3) 放線菌屬、土壤絲菌屬、披衣菌(*Chlamydia*)及瘧原蟲。

機　轉：(1) 磺胺藥為抗代謝藥物(antimetabolite drug)，能競爭性抑制細菌二氫蝶啶酸合成酶(dihydropteroate synthase)，阻止 dihydropteroic acid 的生合成，磺胺類藥物的結構因與對胺基苯甲酸(PABA)相似，因此能競爭性抑制 dihydropteroate synthase，而可阻止細菌葉酸(folic acid)的合成。

(2) 磺胺藥的結構式與 PABA 相似，故能競爭性干擾 PABA 與 dihydropteridine 結合形成二氫蝶啶酸(dihydropteroic acid)，因此能抑制細菌合成 DNA。

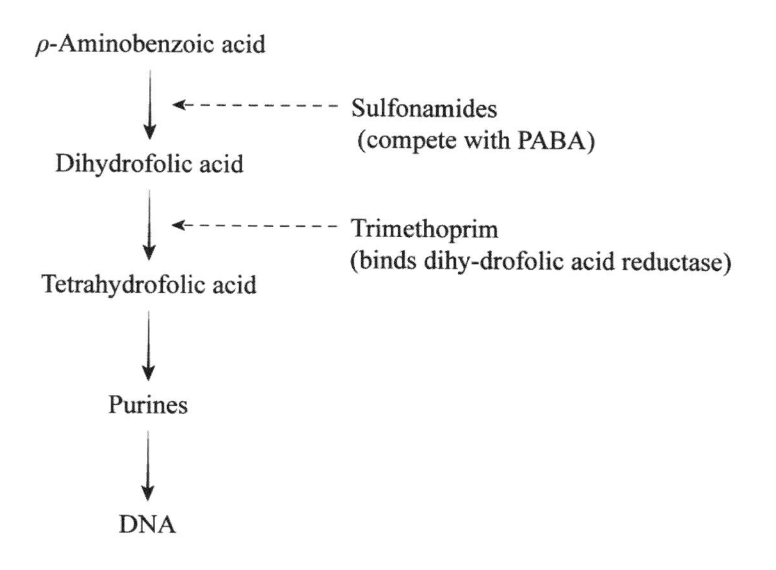

(3) 磺胺藥(Sulfonamides)例如Sulfamethoxazole與Trimethoprim併用，具有協同性抗菌作用。

Trimethoprim是二氫葉酸還原酶(dihydrofolate reductase)抑制劑，能抑制細菌二氫葉酸(dihydrofolic acid)形成四氫葉酸(tetrahydrofolic acid)，因此抑制DNA合成。

副作用：(1) 胃腸道異常（嘔吐、噁心、食慾減退）。

(2) 使用於glucose-6-phosphate dehydrogenase (G-6-PD)缺乏病人會產生溶血性貧血。

(3) 尿結石及腎臟病變

為減緩 Sulfonamides 所引起之結晶尿，較妥善的方式是：多喝開水、採用磺胺藥混合製劑、鹼化尿液（給予$NaHCO_3$以增加其溶解度）、選擇pKa值較低的磺胺藥。

(4) 脫落性皮膚炎、Stevens-Johnson症狀、過敏反應。

（一）常用的磺胺藥

1. 乙醯磺胺鈉(Sulfacetamide sodium)

用　途：呈水溶性，為眼用磺胺藥，作成10%及30%眼用製劑，治療角膜潰瘍、細菌性結合膜炎(conjunctivitis)及砂眼(trachoma)。

2. 異坐磺胺(Sulfisoxazole)

用　途：(1) Sulfisoxazole 的 pKa 值低，在尿液中的溶解度高，用於治療 G(－)細菌，尤其大腸桿菌(*E. coli*)引起的尿道感染。
(2) 用於兒童，預防急性中耳炎(acute otitis media)。
(3) 治療土壤絲菌病(nocardiosis)、砂眼(trachoma)。

3. Sulfamethoxazole-Trimethoprim

商品名：Cotrimoxazole®, Bactrim®, Baktar®。

作　用：(1) Sulfamethoxazole 與 Trimethoprim 兩者併用，屬於連續性抑制細菌代謝路徑的不同酵素具有協同作用(synergism)。
(2) Trimethoprim-sulfamethoxazole (Bactrim®)混合製劑的劑量比例，為 160 mg：800 mg 時，最能達到血漿中最適當有效的濃度比例(1:5)。

用　途：(1) Sulfamethoxazole (Sinomin)治療結膜炎、眼瞼緣炎及淚囊炎。
(2) 治療志賀桿菌腸炎（痢疾 Shigella）。
(3) 治療肺囊蟲病 *Pneumocystis carinii* 感染引起之肺炎。
(4) 治療 AIDS 病人之 *Pneumocystis jiroveci* 的感染。
(5) 治療下呼吸道感染、中耳炎、尿道感染及瘧疾。

十三、Quinolone 及 Fluoroquinolone 衍生物

作　用：(1) Quinolone 類藥物在酸性尿液中能抑制 G(－)細菌感染，但對 G(+)細菌作用小。
(2) Fluoroquinolone 類藥物對大腸桿菌、腸桿菌(*Enterobacter*)、*Klebsiella* 及變形桿菌(*Proteus*)有效。
(3) Ciprofloxacin 可對抗許多革蘭氏陰性菌，尤其綠膿桿菌，對綠膿桿菌作用比 Norfloxacin 更有效。
(4) Garenoxacin 及 Gemifloxacin 對厭氧菌有效。
(5) Gatifloxacin、Moxifloxacin 及 Gemifloxacin 對革蘭氏陽性菌感染有效。

機　轉：Quinolones 是一種合成的化學治療劑，能抑制細菌的旋轉酶 DNA gyrases (topoisomerase II)及 Topoisomerase IV。

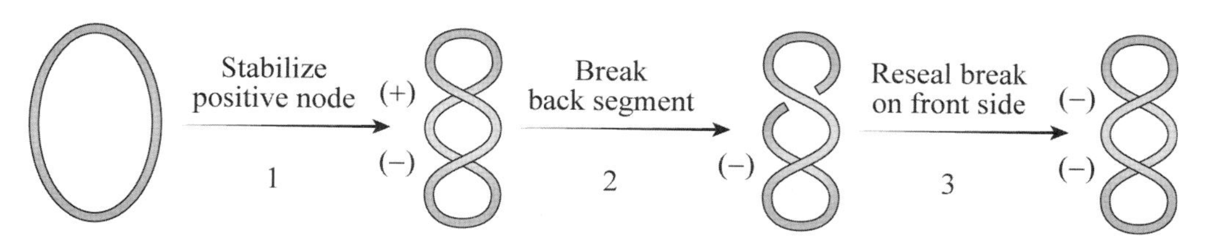

藥動學：(1) Quinolones 易由胃腸道吸收，迅速被代謝及排泄。

(2) Fluoroquinolones 大部分經由腎小管主動分泌，因此用於腎臟衰竭的病人，劑量應調整。

(3) Moxifloxacin 及 Perfloxacin 主要經由肝臟代謝及膽道排泄，因此不可用於肝臟衰竭的病人。

(4) Quinolones 會與多價金屬（鈣或鐵）產生螯合。

(5) Norfloxacin 及 Ciprofloxacin 半衰期約 3~5 小時，Sparfloxacin 半衰期約 20 小時。

副作用：(1) 嘔吐、噁心、腹瀉、過敏反應。

(2) Lomefoxacin 及 Perfloxacin 會引起光毒害。

(3) 用於 18 歲以下兒童，會破壞軟骨(cartilage)生長。

(4) 中樞異常，尤其是癲癇或帕金森氏病患禁忌使用。

(5) 新一代 Gatifloxacin、Levofloxacin、Gemifloxacin 及 Moxifloxacin 會引起心律不整。

(6) 兒童及孕婦禁用。

交互性：Ciprofloxacin 及 Pefloxacin 會抑制 Theophylline 的代謝。

用　途：(1) 治療細菌性結膜炎、眼瞼炎、及瞼結膜炎。

(2) 口服給藥，治療 G(−)細菌引起的尿道感染。

(3) 治療革蘭氏陰性桿菌感染引起的腸胃炎。

(4) Levofloxacin、Gatifloxacin、Gemifloxacin 及 Moxifloxacin 又名呼吸道 Fluoroquinolones，用於治療披衣菌、黴漿菌及退伍軍人桿菌(*Legionella*)引起的肺炎。

藥　物：Nalidixic acid (Negacide), Oxolinic acid (Prodoxol), Cinoxacin (Cinobac), Norfloxacin (Noroxin, Baccidal), Ciprofloxacin (Cipro), Pefloxacin。

▼ 眼用 Fluoroquinolones 的藥物動力性質

藥物	半衰期 (hr)	生體可用率(%)	口服劑量 (mg)	排除路徑
1. Ciprofloxacin	3~5	70	500	腎臟
2. Gatifloxacin	8	98	400	腎臟
3. Gemifloxacin	8	70	320	腎臟／非腎臟
4. Levofloxacin	5~7	95	500	腎臟
5. Lomefloxacin	8	95	400	腎臟
6. Moxifloxacin	9~10	>85	400	非腎臟
7. Norfloxacin	3.5~5	80	400	腎臟
8. Ofloxacin	5~7	95	400	腎臟

▼ 局部使用之眼用抗細菌藥 (Antibacterial Agents)

藥品（商品名）	劑型	適應症
Azithromycin (Azasite)	1%溶液劑	結膜炎
Bacitracin (AK-Tracin)	軟膏劑，500 U/g	結膜炎、瞼緣炎、角膜炎、角膜結膜炎、角膜潰瘍、瞼緣結膜炎、瞼板腺炎、淚囊炎
Besifloxacin (Besivance)	0.6%懸液劑	結膜炎
Chloramphenicol (Chlormycetin)	1%溶液劑、軟膏劑	結膜炎、角膜炎
Ciprofloxacin HCl (Ciloxan)	0.3%溶液劑；0.3%軟膏劑	結膜炎、瞼緣炎、角膜炎、角膜結膜炎、角膜潰瘍、瞼緣結膜炎、瞼板腺炎、淚囊炎
Erythromycin (Ilotycin)	0.5%軟膏劑	感染性結膜炎、角膜炎
Gatifloxacin (Zymar)	0.3%溶液劑	結膜炎

▼ 局部使用之眼用抗細菌藥 (Antibacterial Agents)（續）

藥品（商品名）	劑型	適應症
Gentamicin sulfate (Garamycin)	0.3% 溶液劑；0.3% 軟膏劑	結膜炎、角膜炎、瞼緣炎、角膜結膜炎、角膜潰瘍、瞼板腺炎、淚囊炎、瞼緣結膜炎
Levofloxacin (Quixin, Iquix)	0.5%溶液劑	結膜炎
Levofloxacin (Iquix)	1.5%溶液劑	角膜潰瘍
Moxifloxacin (Vigamox)	0.5%溶液劑	結膜炎
Ofloxacin (Ocuflox)	0.3%溶液劑	結膜炎、角膜潰瘍
Sulfacetamide sodium (Cetamide)	1%、10%、15% 及 30% 溶液劑；10% 軟膏劑	結膜炎、淺表角感染
Polymyxin B combinations	溶液劑；軟膏劑	結膜炎、角膜炎、瞼緣炎
Tobramycin sulfate (Tobrex, Tobrasol)	0.3% 溶液劑；0.3% 軟膏劑	眼睛外部感染

註：結膜炎(conjunctivitis)、瞼緣炎(blepharitis)、角膜炎(keratitis, corneal inflammation)、角膜結膜炎(keratoconjunctivitis)、角膜潰瘍(corneal ulcers)、瞼緣結膜炎(blepharoconjunctivitis)、瞼板腺炎(meibomianitis)、淚囊炎(dacryocystitis)、淺表角感染(superficial ocular infection)

▼ 局部使用之眼用抗細菌藥／類固醇複方製劑

藥品	商品名	劑型
Neomycin / Dexamethasone	NeoDecadron	0.35 / 0.1%液劑
Neomycin / Dexamethasone / Polymyxin B	Maxitrol	0.35 / 0.1% / 10,000 U / mL 液劑
Gentamicin / Prednisolone	Pred-G	0.3 / 1%液劑
Tobramycin / Dexamethasone	TobraDex	0.3 / 0.1%液劑，軟膏
Tobramycin / Loteprednol	Zylet	0.3 / 0.5%液劑
Neomycin / Bacitracin / Polymyxin B / Hydrocortisone	Cortomycin	0.35 / 400U / 10,000U / 1%軟膏

複習試題 15

C 01. 下列何者最易產生平衡失調與聽覺損傷？

(A)Ethambutol (B)Isoniazid (C)Amikacin (D)Rifabutin

A 02. 下列何者是治療具有多重抗藥性（含 Streptomycin）*Mycobacterium tuberculosis* 感染首選藥物？

(A)Amikacin (B)Spectinomycin

(C)Clarithromycin (D)Gentamicin

C 03. Tetracyclines 的抗菌機轉是：

(A)抑制 DNA-dependent RNA polymerase

(B)抑制 Translocase 的活性

(C)阻斷 Aminoacyl-tRNA 與細菌 Ribosomes 結合

(D)抑制 Ribosomal peptidyl transferase

B 04. 病人受到革蘭氏陽性球菌(Gram-positive cocci)感染，而且有嚴重皮膚病，下列何者為治療之首選藥物？

(A)Amoxicillin (B)Nafcillin (C)Aztreonam (D)Penicillin G

A 05. Cephalosporins 的抗菌機轉是抑制：

(A)Transpeptidation 的反應 (B)合成 Peptidoglycans 的先驅物

(C)β-lactamases (D)Ergosterol 的合成

C 06. Aminoglycosides 類抗生素 Streptomycin 的主要抗菌機轉，何者正確？

(A)促進脂肪分解 (B)抑制糖類合成

(C)抑制蛋白質合成 (D)分解 DNA

B 07. 下列何者為細菌對 Penicillin 產生抗藥性的可能原因？

(A)細菌 Porin channel 增加

(B)細菌製造 β-lactamase

(C)Penicillin 和其作用目標蛋白鍵結能力提高

(D)細胞死亡

A 08. 下列藥物中，何者無法通過 B.B.B.，所以無法用於治療中樞神經系統之感染？

(A)Erythromycin (B)Sulfonamides

(C)Rifampin (D)Chloramphenicol

D 09. 下列抗生素中，何者之結構含有 β-lactam ring 而且制菌效果顯著？
(A)Vancomycin (B)Sulfonamides (C)Rifampin (D)Amoxicillin

B 10. 下列何者是屬於第一代 Cephalosporin，且作為手術前預防性抗生素的首選用藥？
(A)Cefadroxil (B)Cefazolin (C)Cephradine (D)Cephalexin

B 11. 第三代 Cephalosporins 常用於治療嚴重感染，其中下列何者不但可以治療中樞性感染，作為治療淋病球菌感染時的首選用藥？
(A)Cefoperazone (B)Ceftriaxone (C)Cefixime (D)Ceftazidime

B 12. 關於 Tetracyclines 類抗生素之敘述，下列何者為正確？
(A)不宜口服 (B)與制酸劑併用時會降低其藥效
(C)藉由抑制細菌粒線體功能而達到抑菌作用
(D)副作用少最適合孕婦或幼童感染時之治療

B 13. Tetracycline (T)與胃乳片併服，會有下列何種交互作用？
(A)胃乳片促進 T 藥之代謝，讓 T 藥療效降低
(B)胃乳片與 T 藥形成不溶性化合物，讓 T 藥吸收量降低
(C)胃乳片促進 T 藥之排除，讓 T 藥療效降低
(D)胃乳片與 T 藥沒交互作用，反而降低胃傷害，可以併服使用

B 14. 下列何種藥物能抑制肝臟內 cytochrome P-450 代謝酶的數量？
(A)Rifampin (B)Erythromycin (C)Phenobarbital (D)Cyclosporine

B 15. Methicillin−resistant staphylococcal infection (MRSI)的首選治療用藥是：
(A)Nafcillin (B)Vancomycin (C)Ampicillin (D)Oxacillin

A 16. 下列根據抗生素的機轉分類來配對，何者正確？
(A)Gentamicin－抑制細菌 Ribosome 功能
(B)Amoxicillin－抑制細菌 Dihydrofolate reductase 而影響代謝功能
(C)Sulfonamide－改變細菌細胞膜結構
(D)Rifampin－抑制細菌 DNA gyrase 功能

C 17. 下列 Penicillin 類抗生素中，何者用來治療具 β-lactamases 的金黃葡萄球菌(*S. aureus*)之感染？
(A)Ampicillin (B)Amoxicillin (C)Oxacillin (D)Carbenicillin

A 18. 下列有關 Tetracyclines 類抗生素之敘述，何者為正確？
(A)是治療立克次體、披衣菌的首選藥物
(B)可以增強鐵劑之藥效
(C)可抑制細菌產生葉酸
(D)副作用少最適合孕婦或幼童感染之治療

B 19. 下列何種藥物抑制蛋白質的合成作用，主要是經由與核糖體 RNA 50S subunit 結合，阻斷 Peptidyl-tRNA 由 Acceptor site 的位置轉移到 Donor site？
(A)Fosfomycin (B)Erythromycin
(C)Streptomycin (D)Tetracycline

D 20. β-lactam antibiotics 中，何者是 Cephalosporin 的第四代製劑？
(A)Cephalexin (B)Cefuroxime (C)Cefotaxime (D)Cefepime

C 21. 下列何種藥物的作用機轉不是抑制蛋白質的合成？
(A)Chloramphenicol (B)Clindamycin
(C)Aztreonam (D)Tetracycline

C 22. 下列何種抗生素之作用機轉主要不是抑制細胞壁？
(A)Penicillins (B)Cephalosporins
(C)Erythromycin (D)Vancomycin

D 23. Imipenem 結構上是一種 Carbapenem，易受腎小管的 Dehydropeptidase 水解，故臨床使用時常會併用下列何種物質？
(A)Sulbactam (B)Tazobactam Z
(C)Clavulanic acid (D)Cilastatin

D 24. 下列 β-lactam antibiotics 中，何者的結構上是一種 Monobactam，抗菌活性很接近 Aminoglycoside？
(A)Imipenem (B)Clavulanic acid
(C)Cefotaxime (D)Aztreonam

A 25. 下列抗生素中，何者最容易引起腎毒性？
(A)Amikacin (B)Tetracycline
(C)Vancomycin (D)Chloramphenicol

A 26. 下列抗生素中，何者可抑制細菌核糖體的功能？
(A)Amikacin (B)Aztreonam (C)Bacitracin (D)Vancomycin

C 27. 抗菌藥物之作用機轉是作用於微生物的細胞膜而減低其細胞膜完整性？
(A)Bacitracin (B)Dapsone (C)Polymyxins (D)Rifampin

A 28. 下列何種抗生素長期使用最容易引起再生不能性貧血？
(A)Chloramphenicol (B)Amikacin
(C)Vancomycin (D)Tetracycline

D 29. 高劑量的 Aminoglycosides 會引起箭毒樣的作用而導致呼吸麻痺。可給予下列何種藥物來解除？
(A)Tubocurarine (B)Ampicillin
(C)Kanamycin (D)Neostigmine

A 30. 下列頭孢子菌素抗生素，何者不易引起低凝血酶原(Hypoprothrombinemia)及出血之毒性？
(A)Cephradine (B)Cefotetan
(C)Cefmetazole (D)Cefperazone

D 31. 服用 Fluoroquinolones 類的抗生素可能會引起下列何種副作用，故不建議長期給孩童使用？
(A)牙齒鈣化不良 (B)注意力無法集中
(C)臉部、脖子及上肢長出毛髮 (D)破壞軟骨生長

C 32. 何者屬於 Quinolone 類抗生素，可對抗許多革蘭氏陰性菌？
(A)Gentamicin (B)Amphetericin
(C)Ciprofloxacin (D)Imipenem

D 33. 通常使用磺胺類抗生素易引起尿路結石的副作用，下列何藥物的這種副作用最低？
(A)Sulfadiazine (B)Sulfamethoxazole
(C)Sulfathalidine (D)Sulfisoxazole

A 34. 下列何種藥物的作用機轉是抑制 Dihydrofolate reductase 減低 Tetrahydrofolic acid 的形成？

(A)Trimethoprim (B)Sulfamethoxazole

(C)Rifampin (D)Isoniazid

B 35. 下列何種 Sulfonamides 常用於治療眼睛的感染問題？

(A)Sulfamethoxazole (B)Sulfacetamide

(C)Sulfisoxazole (D)Silver sulfadiazine

C 36. 使用下列何種結核病治療藥品，需每月檢查視力及辨色力？

(A) Streptomycin (B) Pyrazinamide

(C) Ethambutol (D) Rifampin

16 抗病毒藥物 (Antiviral Drugs)

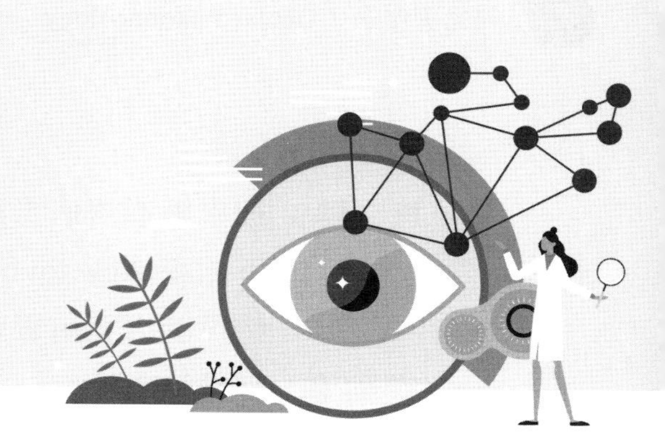

一、簡介

1. 基本上，病毒(viruses)是一種細胞內的寄生蟲；病毒的複製主要是依宿主細胞的代謝過程進行，因此抗病毒藥(antiviral agents)能抑制病毒的複製，也會抑制某些宿主細胞的機能及產生毒害。
2. 病毒的複製(viral replication)包括下列五期(five phase)：
   (1) 首先吸附或進入易被感染的細胞。
   (2) 初期合成非結構性蛋白質，例如：nucleic acid polymerases。
   (3) 合成 RNA 或 DNA。
   (4) 末期合成結構性蛋白質(structural proteins)。
   (5) 病毒分子(viral particles)成熟，並由細胞釋出。

二、抗病毒藥

(一) 抗 HSV、VZV 及 CMV 藥物

1. 阿塞維爾(Acyclovir)

商品名：Zovirax®。

作　用：(1) 阿塞維爾是合成的嘌呤(purine)核苷酸類似物，能抑制單純疱疹病毒(herpes simplex viruses, HSV)。
(2) 血中濃度達 0.8~1.2 μg / mL，能抑制帶狀疱疹病毒(Varicella zoster virus, VZV)。
(3) 血中濃度 1.6 μg / mL 以上，能抑制 Epstein-Barr 病毒。
(4) 血中濃度達 20 μg / mL 以上，能抑制細胞巨病毒。

機　轉：被單純疱疹病毒感染的細胞在病毒激酶(thymidine kinase)催化下能將 Acyclovir 磷化形成 Acyclovir 三磷酸(triphosphate)，此物質能抑制病毒聚合酶(herpes virus DNA polymerase)。

藥動學：靜脈給藥(5 mg / kg)可達尖峰血中濃度 10 μg / mL，腎臟機能正常時，排除半衰期約 2.5 小時。Acyclovir 主要由腎小球濾過而被清除，腎功能不正常的病人，其半衰期是 20 小時，腎功能不佳的病人使用 Acyclovir 時，需要調低劑量。口服的生物可用率僅有約 20%。

副作用：(1) 靜脈注射部位會引起靜脈炎(phlebitis)。
(2) 藥疹、血尿症、嗜眠(lethargy)、精神錯亂。
(3) 暫時性腎臟機能異常。

用　途：(1) 局部或口服給藥，治療生殖器疱疹病毒感染。
(2) 3%眼用軟膏，治療單純疱疹病毒引起角膜炎及葡萄膜炎。
(3) 靜脈給藥，治療單純疱疹病毒腦炎。
(4) Acyclovir 對水痘狀帶狀疱疹感染有效。

2. Valacyclovir

商品名：Valtrex。

作　用：(1) Valacyclovir 為 Acyclovir 之 L-valyl ester 衍生物，是一種前驅藥；作用與 Acyclovir 相似，能抑制病毒 DNA 合成。
(2) Valacyclovir 在體內形成 Acyclovir，被病毒 HSV thymidine kinase 代謝形成 acyclovir triphosphate，再競爭性抑制病毒聚合酶 DNA polymerase。

機　轉：被單純疱疹病毒感染的細胞在病毒激酶 thymidine kinase 催化下能將 Acyclovir 磷化形成三磷酸(acyclovir triphosphate)，質能抑制聚合酶(HSV DNA polymerase)。

藥動學：Valacyclovir 口服生體可用率增加。對於腎功能不佳的病人需要調低劑量。

副作用：(1) 噁心、頭痛、腹瀉。
　　　　(2) 高劑量會引起腎臟毒害。

用　途：(1) 口服給藥，治療生殖器單純疱疹病毒感染。
　　　　(2) 治療單純疱疹病毒腦炎(HSV encephalitis)。
　　　　(3) 治療單純疱疹病毒引起眼睛角膜炎及葡萄膜炎。

3. Ganciclovir

商品名：Cytovene。

作　用：Ganciclovir 是 Acyclovir 之類似物，屬於非環 guanine 核苷酸類。在體內先經病毒的酵素磷酸化，再經宿主細胞的酵素磷酸化後代謝形成活性的三磷酸酯(ganciclovir triphosphate)，再抑制病毒 DNA 聚合酶。

藥動學：克毒癒(Valganciclovir)是 Ganciclovir 之纈胺酸(L-valyl)酯類前驅藥，口服生體可用率比 Ganciclovir 好。

副作用：骨髓抑制、白血球減少症、血小板減少症。

用　途：(1) 口服給藥，治療單純疱疹病毒(HSV)感染起角膜炎及葡萄膜炎。
　　　　(2) 治療 AIDS 病患之巨細胞病毒(CMV)引起視網膜炎(retinitis)及肺炎、巨細胞病毒結腸炎及食道炎。

4. Penciclovir

商品名：Denvir。

作　用：Penciclovir 是一種非環鳥嘌呤(guanine)核苷酸衍生物，被病毒激酶代謝形成 Penciclovir 三磷酸酯，再抑制病毒 DNA 聚合酶(DNA polymerase)。

藥動學：Penciclovir 之口服生體可用率約 5%。

副作用：噁心、頭痛、腹瀉。

用　途：(1) 口服給藥，治療單純疱疹病毒(HSV)感染。
　　　　(2) 治療水痘帶狀疱疹病毒(VZV)感染。

5. Famciclovir

商品名：Famvir。

作　用：Famciclovir 是 Penciclovir 之口服的前驅藥；被病毒酵素(thymidine kinase)代謝形成 Penciclovir 三磷酸酯，再抑制 DNA 聚合酶及抑制病毒 DNA 合成。

藥動學：Famciclovir 之口服生體可用率比 Penciclovir 好。

副作用：噁心、頭痛、腹瀉。

用　途：(1) 口服給藥，治療單純疱疹病毒感染引起角膜炎。
(2) 治療水痘狀帶疹病毒(VZV)感染。

6. Cidofovir

商品名：PMPC。

作　用：Cidofovir 是胞嘧啶(cytosine)衍生物；在體內被病毒酵素磷酸化代謝形成 Cidofovir 三磷酸酯，再抑制 CMV、VZV 及 HSV 之 DNA 聚合酶。

藥動學：(1) Cidofovir 之口服生體可用率低，半衰期約 2.6 小時。
(2) Cidofovir 無法穿透血腦障礙(blood brain barrier)。

副作用：劑量依存性腎臟毒害。

用　途：(1) 靜脈給藥，治療 AIDS 病人之巨細胞病毒(CMV)引起之視網膜炎(retinitis)。
(2) 治療 HSV 病毒感染引起角膜炎。

7. Idoxuridine

商品名：Stoxil, Herplex。

作　用：(1) Idoxuridine 對疱疹病毒(herpes virus varicela, HSV-1)、細胞巨病毒(cytomegalovirus)及牛痘(vaccinia)等病毒有效。
(2) Idoxuridine 是一種嘧啶衍生物，能抑制 DNA 聚合酶(HSV DNA polymerase)。

機　轉：(1) Idoxuridine 是核酸合成抑制劑，能抑制大多數 DNA 病毒的複製。

(2) Idoxuridine 與 thymidine 相似，在細胞內可被病毒酵素磷化形成 idoxuridine triphosphate，再介入病毒細胞內的 DNA。

藥動學：局部眼睛使用，於體內會被迅速代謝與排泄。

副作用：局部刺激、輕度水腫、發癢、畏光。

用　途：0.1~0.5%局部使用，治療單純疱疹性角膜炎(HSV keratitis)。

8. Trifluridine

商品名：Viroptic。

作　用：Trifluridine 是 thymidine 的三氟化合物，為嘧啶核苷酸衍生物，作用與 Idoxuridine 相似，對 HSV 及 CMV 病毒有效。

用　途：眼用軟膏，治療單純性疱疹性角膜炎(HSV keratitis)及角膜結膜炎(keratoconjunctivitis)。

9. Vidarabine (Adenine arabinoside)

商品名：Ara-A, Vira-A。

作　用：Vidarabine 是嘌呤衍生物對單純疱疹第 1 型及第 2 型、帶狀疱疹(varicella-zoster)及牛痘病毒有效。

機　轉：Vidarabine 在細胞內被磷化形成 vidarabine 核苷酸，再抑制病毒聚合酶(viral DNA polymerase)。

藥動學：(1) Vidarabine 在體內被氧化代謝形成作用較低的 hypoxanthine arabinoside。

(2) Vidarabine 廣範分布於體內組織（包括腦脊髓液）；其代謝物主要經由尿液排泄。

抗病毒藥之作用：

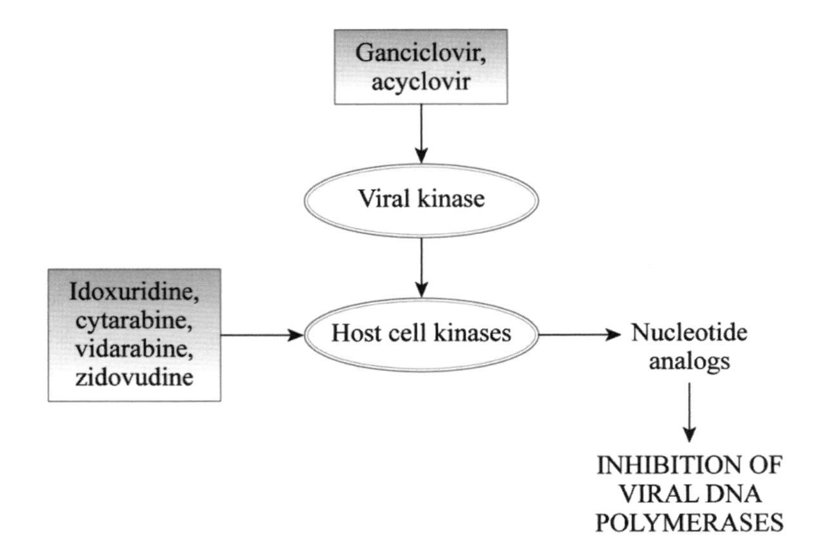

副作用：(1) 嘔吐、噁心、腹瀉、藥疹、無力感及血栓性靜脈炎。

(2) 大劑量會引起幻覺、精神病、運動失調及眩暈。

用　途：(1) 局部使用，治療眼睛單純疱疹角膜結膜炎(ocular herpes simplex, herpes simplex keratoconjunctivitis)。

(2) 靜脈注射，治療疱疹性腦炎(herpes encephalitis)。

(3) 治療疱疹病毒引起葡萄膜炎。

10. Formivirsen

商品名：Vitravene。

作　用：(1) Formivirsen 是 21-mer phosphorothioate 寡核糖苷(oligonucleotides)，為最早被 FDA 允許上市的反義(antisense)治療劑。

(2) Formivirsen 可與人類細胞巨病毒之立即性－早期轉錄(transcriptional)單元的 mRNA 結合，干擾特定蛋白質合成，能抑制巨細胞病毒複製。

(3) Formivirsen 對 Ganciclovir、Foscarnet 及 Cidofovir 產生抗藥性的巨細胞病毒(CMV)有效。

副作用：增加發炎反應的危險性，引起白內障及使眼內壓上升。

用　途：玻離狀體內(intravitreal)注射，治療巨細胞病毒(CMV)引起之視網膜炎(retinitis)。

11. Foscarnet

商品名：Foscavir。

作　用：(1) Foscarnet (phosphoboformic acid) 為非核苷酸類 (non-nucleosides)，是一無機二磷酸類似物；能直接抑制疱疹病毒聚合酶（DNA polymerase 及 RNA polymerase）。

(2) Foscarnet 能直接抑制反轉錄酶 HIV reverse transcriptase。

(3) Foscarnet 與 Zidovudine 及 Didanosine 併用，對抗 HIV 病毒具有協同作用。

藥動學：Foscarnet 口服的生體可用率差，在穩定血清濃度時藥物的腦脊髓液濃度可達 43~67%。

副作用：腎臟毒害、低血鈣、引起頭痛及痙攣發作。

用　途：(1) 治療 Acyclovir 抗藥性之 HSV 及 VZV 感染。

(2) 靜脈注射，治療細胞巨病毒引起腸炎與食道炎。

(3) 治療 AIDS 病人之巨細胞病毒(CMV)之視網膜炎及食道炎(esophagitis)。

12. Docosanol

商品名：Abreval。

作　用：Docosanol 為飽和 22－碳脂肪族醇，能直接抑制原生質膜(plasma membrane)與疱疹病毒外套膜(envelope)融合，因此抑制病毒進入宿主細胞內及同時抑制病毒的複製。

用　途：10% cream 外用治療 HSV 感染。

（二）抗流感病毒藥物

1. Amantadine

商品名：Symmetrel。

作　用：(1) Amantadine (1-aminoadamantane)為非核苷酸衍生物，在血中濃度達 0.4 μg / mL，能抑制多數類型的 A 型流感病毒。

(2) Amantadine 在血中濃度達 25~50 μg / mL，能抑制 B 型流感病毒(influenza B viruses)及德國麻疹病毒。

機　轉：(1) Amantadine 能抑制 A 型流感病毒在宿主細胞內的複製(replication)。

(2) Amantadine 在體內不必經過修飾激酶(kinase)轉換，即能作用在流感病毒表面之 M_2 proton 離子通道。

藥動學：Amantadine 口服吸收完全，約有 90%原物經由腎臟排泄，血漿排除半衰期約 12~18 小時。

副作用：(1) 中樞神經系統症狀，包括神經過敏、注意力不集中、失眠、罕有大發作。高劑量可造成中樞神經障礙。

(2) 使貯存的兒茶酚胺釋出。可促使 dopamine 之釋放。

(3) 胃腸道異常（噁心、厭食）。

交互性：Amantadine 與抗組織胺藥及咖啡鹼併用，神經毒害的副作用會增加。

用　途：(1) Amantadine 是一種預防性藥物，以口服給藥 100 mg bid，能預防 A_2 型流感(influenza A)病毒感染。

(2) 用於治療帕金森氏病(Parkinson's disease)。

2. Rimantadine

商品名：Flumadine。

作　用：(1) Rimantadine 的作用機轉與 Amantadine 相似，但抑制 A 型流感病毒在宿主的細胞內複製的作用較強。

(2) Rimantadine 主要作用在 A 型流感病毒表面之 M_2 蛋白質及抑制 ribonucleoprotein 之分離，防止 A 型流感病毒感染。

藥動學：Rimantadine 口服吸收完全，於肝臟被氧化代謝；血漿排除半衰期約 24~36 小時。

副作用：(1) 中樞神經系統症狀，包括神經過敏、注意力不集中、失眠、抗膽素作用(anticholinergic effect)。

(2) 胃腸道異常、噁心、腹部不適。

用　途：口服給藥，預防及治療 A 型流感感染。

3. Oseltamivir

商品名：Tamiflu，克流感。

作　用：(1) Oseltamivir phosphate 是一種唾液酸(sialic acid)衍生物之前驅藥，在腸道及肝臟被酯酶水解代謝形成活性的羧酸 oseltamivir carboxylate，是 A 型及 B 型流感病毒之神經胺酶(neuraminidases)強力選擇性抑制劑。

(2) Oseltamivir 可以促進成熟病毒粒子的聚合及能減少流感病毒在呼吸道內擴散。

機　轉：Oseltamivir 能抑制流感病毒之神經胺酶。

藥動學：克流感口服吸收迅速，血漿排除半衰期約 1~3 小時。

副作用：胃腸道異常、噁心、頭痛。

用　途：口服給藥 75 mg / bid，預防及治療 A 型及 B 型流感病毒。

4. Zanamivir

商品名：Relenza。

作　用：(1) Zanamivir 是一種 sialic acid 衍生物，為 A 型及 B 型流感病毒之 Neuraminidases 之強力抑制劑；Neuraminidases 是病毒複製及病毒釋出必需的病毒醣蛋白(viral glycoprotein)。

(2) Zanamivir 能減少病毒在細胞表面之凝集及減少病毒在呼吸道之擴散。

機　轉：Zanamivir 能抑制流感病毒之神經胺酶。

藥動學：Zanamivir 口服生體可用率 $< 5\%$，口腔吸入之血漿排除半衰期約 2.5~5 小時，靜脈注射僅約 1.7 小時。

副作用：喘息及支氣管痙攣。

用　途：吸入或注射給藥，預防及治療急性非併發性 A 型及 B 型流感。

▼ 預防及治療流感病毒之藥物

比較	Amantadine	Rimantadine	Znanmivir	Oseltamivir
抗流感病毒	A 型	A 型	A,B 型	A,B 型
給藥途徑	口服	口服	吸入、靜脈	口服
生體可用率	> 90%	> 90%	< 5%	80%
排除半衰期	12~18 hr	24~36 hr	2.5~5 hr	6~10 hr
蛋白結合率	67%	40%	< 10%	3%
原型腎排泄	> 90%	25%	100%	95%

（三）抗病毒性肝炎藥物

1. Adenofovir dipivoxil

商品名：bis-POM-PMEA, Hepsera。

作　用：(1) Adefovir 是一種腺苷(adenosine)之非環磷酸核苷酸(phosphate nucleotide)類似物，adefovir dipivoxil 為二酯前驅藥，進入細胞內及被水解形成 adefovir，被細胞激酶磷酸化形成 adefovir diphosphate，再選擇性競爭性抑制 B 型肝炎病毒(HBV)之 DNA 聚合酶。

(2) Adefovir 具有抗反轉病毒作用，能抑制 HIV 逆轉錄酶(reverse transcriptases)及能抑制 DNA 及 RNA 病毒。

藥動學：Adefovir 口服生體可用率約 < 12%，前驅藥 Adenofovir dipivoxil 之生體可用率約 30~60%；血漿蛋白結合率 < 5%，細胞內半衰期 5~18 小時；由腎臟排除。

副作用：劑量依存之腎臟毒害；頭痛、腹瀉、腹痛。

用　途：口服給藥，治療 B 型肝炎病毒(HBV)及 HIV 病毒感染。

2. Lamivudine

商品名：3TC, (－)－SddC, Epivir。

作　用：(1) Lamivudine 是合成胞嘧啶核苷(cytosine nucleoside)衍生物，呈左旋異構物，不同於 ddC；在體內被酵素代謝形成 lamivudine triphosphate，再抑制肝炎病毒 HBV DNA polymerase。

(2) Lamivudine 當作抗反轉病毒藥(antiretroviral agents)，能抑制愛滋病毒 HIV reverse transcriptase，對 HIV-1 和 HIV-2 具有療效。

藥動學：Lamivudine 口服生體可用率約 80%，血漿半衰期約 9 小時。

交互作用：Lamivudine 與 Trimethorprim-sulfamethoxazole 併用，Lamivudine 之 AUC 會增加。

副作用：頭痛、失眠、胃腸道異常。肝臟酵素值上升。

用　途：(1) 口服給藥，治療慢性 B 型肝炎病毒感染。

(2) 口服給藥，治療 HIV 病毒感染。

(3) 與 Zidovudine 或 Stavudine 併用，具有協同作用。

3. Entecavir

商品名：Baraclude。

作　用：Entecavir 是鳥糞核苷酸(acyclic guanosine)衍生物，在體內被激酶代謝形成 entecavir triphosphate，再競爭性抑制肝炎病毒 HBV DNA polymerase。

藥動學：(1) Entecavir 口服生體可用率約 100%，食物會減少其吸收，應空腹服藥。

(2) 血漿半衰期約 15 小時，主要由腎臟排除。

副作用：頭痛、疲倦、噁心、胃腸道異常。

用　途：口服給藥，治療慢性 B 型肝炎病毒感染。

4.Telbivudine

商品名：Tyzeka。

作　用：Telbivudine 是胸腺核苷酸(thymidine nucleoside)衍生物，在體內被激酶代謝形成 Telbivudine 三磷酸酯，再競爭性抑制肝炎病毒 HBV DNA polymerase。

藥動學：(1) Telbivudine 口服吸收良好，食物不影響其吸收；血漿蛋白結合率約 3%。

(2) 細胞內半衰期約 14 小時，主要由腎臟排除。

副作用：頭痛、疲倦、腹痛、上呼吸感染、噁心及嘔吐。

用　途：口服給藥，治療慢性 B 型肝炎病毒感染。

5. Tenofovir

商品名：Viread。

作　用：Tenofovir 是腺核苷酸(adenosine nucleoside)衍生物，結構式與 Adefovir 相似；在體內被激酶代謝形成 Tenofovir 三磷酸酯，再競爭性抑制肝炎病毒 HBV DNA 聚合酶。Tenofovir 能抑制 HIV-1 及 HBV 病毒。

藥動學：Tenofovir 口服吸收良好；腎臟衰竭病患應調整劑量。

副作用：噁心及嘔吐、腹瀉、腹脹。

用　途：口服給藥，治療慢性 B 型肝炎病毒感染。

6. Ribavirin

商品名：Virazole, Rebetol。

作　用：(1) Ribavirin 是一種鳥苷(guanosine)核苷酸衍生物，Ribavirin 三磷酸酯能抑制 DNA 與 RNA 病毒的複製。

(2) Ribavirin 能抑制呼吸道融合病毒(respiratory syncytial viruses, RSV)。

機　轉：(1) Ribavirin 能抑制病毒訊息 RNA 的合成。

(2) Ribavirin 單磷酸酯能競爭性抑制病毒細胞脫氫酶(inosine-5'-phosphate dehydrogenase)及干擾 GTP 合成。

藥動學：Ribavirin 口服生體可用率約 50%，血漿半衰期約 200~300 小時。

副作用：劑量依存性溶血性貧血、骨髓抑制。

用　途：(1) 口服 Ribavirin 併用注射 Peginterferon α-2a 或 Interferon α-2b，治療慢性 C 型肝炎病毒(HCV)感染。

(2) 噴霧劑型，吸入給藥，治療兒童嚴重呼吸道融合病毒(RSV)感染引起支氣管炎及肺炎。

(3) 注射給藥，治療冠狀病毒引起的嚴重急性呼吸系統綜合症(SARS)。

5. 人類干擾素(Human interferon)

作　用：(1) 干擾素(Interferons, IFNs)是一種具有生理作用的醣蛋白質，為強力的細胞激素(cytokines)，具有抗病毒、調節免疫功能。

(2) 人類干擾素有三種類型：α、β 及 γ-type，具有抗病毒作用。臨床使用重組α IFNs 為非醣化蛋白質。

(3) 干擾素可由人類白血球，成纖維母細胞(fibroblasts)或淋巴母(lymphoblastoid)細胞獲得，或利用細菌遺傳基因 DNA 重組技術獲得。

機　轉：干擾素與細胞激素(cytokines)受體結合，活化 JAK-STAT 訊息傳遞路經，及引起細胞蛋白質複合體的細胞核 translocation。

藥動學：(1) 干擾素以皮下或肌肉注射，吸收率達 80%。

(2) 干擾素蛋白質與聚乙烯二醇 PEG 分子(peylation)錯合可以延緩吸收，減少清除及產生較高血中濃度，因此可以每星期注射一次。

副作用：(1) 疲勞、無力、貧血、胃腸道異常。

(2) 感冒樣症狀(influenza-like syndrome)。

(3) 劑量依存的骨髓抑制：血小板減少症及顆粒性白血球減少症。

用　途：(1) 與 Lamivudine 併用，治療慢性 B 型肝炎感染。
(2) 與 Ribavirin 併用，治療慢性 C 型肝炎感染。
(3) 治療 HIV－感染病人之 Kaposi's sarcoma。
(4) 治療多發性硬化症(multiple sclerosis)。
(5) 治療 HSV、CMV 及 Herpes-Zoster 病毒感染。

(四) 抗反轉病毒藥物(Antiretroviral Agents)

1. 核苷酸反轉錄酶抑制藥 (Nucleoside reverse transcriptase inhibitors, NRTI)	Zidovudine (Retrovir), Stavudine (Zerit), Didanosine (Videx), Abacavir (Ziagen), Tenofovir, Zalcitabine (Hivid), Lamivudine (Epivir)
2. 非核苷酸反轉錄酶抑制藥 (Non-nucleoside reverse transcriptase inhibitors, NNRTI)	Nevirapine (Viramune), Efavirenz (Sustiva), Delaviridine (Rescriptor), Etravirine, Nevirapine, Ateviradine
3. HIV 蛋白酶抑制藥 Non–nucleoside HIV protease inhibitors (PI)	Saquinavir (Invirase), Nelfinavir (Viracept), Indinavir (Crixivan), Ritonavir (Norvir), Amprenavir (Agenerase), Lopinavir (Kaletra)
4. Integrase 抑制藥	Doluegravir, Rategravir

（五）Nucleoside Reverse Transcriptase 抑制藥

1. 薺多夫定(Zidovudine)

商品名：Retrovir , AZT。

作　用：Zidovudine 是一種合成 thymidine 核苷酸衍生物，能對抗 HIV-1、HIV-2 及人類 T-cell lymphotropic 病毒。

機　轉：Zidovudine 在細胞內被胸腺苷(thymidine)激酶磷酸化，形成活性的 Zidovudine 5'－三磷酸酯，能抑制愛滋病毒反轉錄酶(reverse transcriptase)。

藥動學：(1) Zidovudine 口服吸收迅速，血漿排除半衰期約 1 小時，但細胞內 5'-triphosphate 的半衰期約 3~4 小時。

(2) Zidovudine 之生體可用率約 64%，在肝臟被首渡代謝形成 5-glucuronyl zidovudine。

副作用：(1) 疲勞、肌痛、頭痛、失眠。

(2) Zidovudine 其最常見的副作用是抑制骨髓功能，結果會引起貧血或嗜中性白血球減少症，較少發生的副作用是血小板減少症。

(3) HIV−感染病人使用 Zidovudine 治療所引致之貧血，可用 Epoetin alfa 治療，每星期皮下注射 Epoetin alfa 100~300 U / kg。

交互性：(1) Zidoivudine 與 Probenecid、Fluconazole 及 Valproic acid 併用，Zidovudine 的血中濃度會上升。

(2) Zidovudine 與 Ganciclovir 併用，貧血及和嗜中性白血球減少症的副作用會增加。

用　途：口服給藥，治療人類免疫缺乏病毒(human immunode-ficiency virus, HIV) 引起的後天免疫缺乏徵候群 (acquired immunodeficiency syndrome, AIDS)。

2. Didanosine

商品名：Videx, ddI。

作　用：Didanosine 是嘌呤核苷酸衍生物，能對抗 HIV-1、HIV-2 及 HTLV-1 病毒。

機　轉：Didanosine 在病毒細胞內被酵素磷酸化，形成活性的 didanosine 5'－三磷酸酯，能抑制 HIV 病毒的反轉錄酶(reverse transcriptase)。

藥動學：Didanosine 易被胃酸分解，制酸劑可改善生體可用率，血漿排除半衰期約 1.5 小時，但細胞內 5'-triphosphate 的半衰期約 25~40 小時。

副作用：週邊神經病變、胰臟炎(pancreatitis)、肝臟酵素上升、頭痛、高尿酸。

交互性：Didanosine－制酸劑製劑與 Itraconazole 及 Ketoconazole 併用，會降低藥物的血中濃度。

用　途：口服給藥，與其他 NRTI、HIV protease 抑制劑或 NNRTI 併用，治療人類免疫缺乏病毒引起的後天免疫缺乏徵候群。

3. Stavudine

商品名：Zerit, d4T。

作　用：Stavudine 是一種胞腺苷(thymidine)核苷酸衍生物，能對抗 HIV-1 及 HIV-2 病毒。

機　轉：Stavudine 在病毒細胞內被 thymidine 激酶磷酸化，形成活性的 stavudine 5'－三磷酸酯，能抑制 HIV 病毒的反轉錄酶(reverse transcriptase)。

藥動學：(1) Stavudine 口服之生體可用率不受食物影響。
(2) Stavudine 被腎小管主動分泌，病人腎功能不良時，劑量應調整。

副作用：(1) 週邊神經病變。Stavudine 與 Didanosine 及 Zalcitabine 併用，神經病變(neuropathy)的發生率會增加。
(2) 乳酸中毒(lactic acidosis)。

交互性：(1) Stavudine 與 Ethambutol、Isoniazid 及 Vincristine 併用，神經毒害會增加。

(2) Stavudine 禁忌與 Zidovudine 併用。

用　途：治療人類免疫缺乏病毒引起的後天免疫缺乏徵候群。

4. Zalcitabine

商品名：Hivid, DDC。

作　用：Zalcitabine 是一種胞嘧啶(cytosine)核苷酸衍生物，能對抗 HIV-1、HIV-2 及 HBV 病毒。

機　轉：Zalcitabine 在病毒細胞內被激酶磷酸化，形成活性代謝物 zalcitabine 5'－三磷酸酯，能抑制人類免疫缺乏病毒的反轉錄酶(reverse transcriptase)。

藥動學：(1) Zalcitabine 口服之生體可用率約 80%。

(2) Zalcitabine 排除半衰期約 2~3 小時，因此需要每 8 小時給藥。

副作用：週邊神經病變、口腔潰瘍、口炎(stomatitis)。

交互性：(1) Zalcitabine 與 Probenecid 併用，Zalcitabine 之 AUC 會增加。

(2) Zalcitabine 與 Cimetidine 併用，Zalcitabine 之 AUC 會增加。

用　途：治療人類免疫缺乏病毒引起的後天免疫缺乏徵候群。

5. Lamivudine

商品名：Epivir, 3TC。

作　用：Lamivudine 是一種胞嘧啶(cytosine)核苷酸衍生物，能對抗 HIV-1、HIV-2 及 HBV 病毒。

機　轉：Lamivudine 在病毒細胞內被激酶磷酸化，形成活性代謝物 Lamivudine 5'－三磷酸酯，能抑制人類免疫缺乏病毒的反轉錄酶(reverse transcriptase)。

藥動學：(1) Lamivudine 口服之生體可用率超過 80%。

(2) Lamivudine 5'-phosphate 排除半衰期約 12~18 小時。

副作用：白血球減少症及頭痛。

交互性：(1) Lamivudine 會抑制 Zalcitabine 在細胞內的磷酸化。

(2) Sulfamethoxazole-trimethoprim 會增加 Lamivudine 之血漿濃度。

用　途：治療人類免疫缺乏病毒引起的後天免疫缺乏徵候群。

6. Abacavir

商品名：Ziagen, ABC。

作　用：Abacavir 是一種鳥苷(guanosine)核苷酸衍生物，能對抗 HIV-1 病毒。

機　轉：Abacavir 在病毒細胞內被酵素磷酸化，形成活性代謝物 abacavir 5'-triphosphate，能抑制人類免疫缺乏病毒的反轉錄酶(reverse transcriptase)。

藥動學：(1) Abacavir 口服之生體可用率超過 80%，食物不影響其吸收。腦脊髓液之濃度是血漿的三倍。

(2) Abacavir 5'-phosphate 排除半衰期約 21 小時。

副作用：(1) 過敏反應(hypersensitivity syndrome)。

(2) 神經異常、胃腸道異常、高尿酸症。

用　途：(1) 治療 HIV-1 病毒引起的後天免疫缺乏徵候群。

(2) Abacavir 與 Zidovudine 及 Lamivudine 併用，能有效降低血漿 HIV-1 RNA。

(六) Non-nucleoside Reverse Transcriptase 抑制藥

1. Nevirapine

商品名：Viramune, NVP。

作　用：Nivirapine 為 dipyridodiazepinone 衍生物，能對抗 HIV-1 病毒，是一非核苷酸反轉錄酶抑制劑。

機　轉：Nevirapine 是 HIV-1 反轉錄酶(reverse transcriptase)之非競爭性抑制劑。

藥動學：Nevirapine 口服吸收迅速，不受食物及制酸劑的影響。

副作用：藥疹、頭痛、噁心、肝臟酵素提升、肝炎。

交互性：(1) Nevirapine 是 CYP3A4 誘導劑，與口服避孕藥併用，會降低口服避孕藥的血中濃度。
(2) Nevirapine 為 CYP3A4 誘導劑，與 Methadone 併用，會降低 methadone 的血中濃度。

用　途：(1) 口服給藥，治療後天免疫缺乏徵候群。
(2) Nevirapine 與 Zidovudine 及 Didanosine 併用，能使血漿 HIV RNA 濃度降低。

2. Delavirdine

商品名：Rescriptor, DLV。

作　用：Delavirdine 為 bis-heteroarylpiperazine 衍生物，選擇性抑制 HIV-1 病毒，為非核苷酸 reverse transcriptase 抑制劑。

機　轉：Delavirdine 是 HIV-1 反轉錄酶之非競爭性抑制劑。

藥動學：(1) Delavirdine 在 pH < 2 時口服吸收良好，制酸劑、H_2－抗組織胺藥、及 Omeprazole 會影響其吸收。
(2) Delavirdine 被肝臟 CYP3A4 氧化代謝，排除半衰期約 5.8 小時；可穿透血腦屏障進入腦脊髓液(CSF)。

副作用：藥疹、史蒂芬斯－強森徵候群(Stevens-Johnson syndrome)、肝臟酵素提升、肝炎。

交互性：(1) Carbamazepine、Phenobarbital、Phenytoin、Rifabutin 及 Rifampin 是強力 CYP3A4 誘導劑，會降低 Delavirdine 的血中濃度。
(2) Delavirdine 為 CYP3A4 抑制劑，會增加多數 HIV protease 抑制劑的血中濃度。

用　途：口服給藥，治療後天免疫缺乏徵候群。

3. Efavirenz

商品名：Emtriva, FTC。

作　用：Efavirenz 為 1,4-dihydro-2H-3,1-benzoxazin-2-one 衍生物，強力抑制 HIV-1 病毒，為非核苷酸反轉錄酶抑制劑(NNRTI)。

機　轉：Efavirenz 是 HIV-1 反轉錄酶之非競爭性抑制劑。

藥動學：(1) Efavirenz 口服吸收良好，與高脂肪食物併用，生體可用率約 22%。

(2) Efavirenz 被肝臟 CYP2B6 氧化代謝，排除半衰期約 40~55 小時。

副作用：(1) 藥疹、Stevens-Johnson syndrome。

(2) 中樞神經系統副作用。

交互性：(1) Efavirenz 是中度 CYP3A4 誘導劑，會降低 Indinavir、Saquinavir 及 Amprenavir 的血中濃度。

(2) Efavirenz 會增加 Ritonavir 及 Nelfinavir 的血中濃度。

用　途：口服給藥，治療後天免疫缺乏徵候群。

（七）HIV Protease 抑制藥

1. Saquinavir

商品名：Invirase, Fortovase, SQV。

作　用：Saquinavir 是一種擬胜肽(peptidomimetic) hydroxyethylamine 衍生物，能抑制 HIV-1 及 HIV-2 病毒複製。

機　轉：Saquinavir 選擇性抑制蛋白酶 HIV-encoded protease，因此能抑制愛滋病毒的複製及降低感染性 HIV virion 製造。

藥動學：(1) 口服生體可用率 13%，排除半衰期 1~2 小時。

(2) Saquinavir 在肝臟被 CYP3A4 代謝失去活性。

副作用：胃腸道異常、噁心、嘔吐、腹瀉。

交互性：(1) Saquinavir 是 CYP3A4 抑制劑，禁忌與麥角生物鹼、Triazolam、Midazolam 等治療指數低的藥物併用。

(2) Rifampin、Nevirapine 及 Efavirenz 會降低 Saquinavir 的血中濃度。

用　途：口服給藥，與 Ritonavir 併用，治療後天免疫缺乏徵候群。

2. Ritonavir

商品名：Norvir, RTV。

作　用：Ritonavir 是一種擬胜肽 hydroxyethylamine HIV protease 抑制劑。對抗 HIV-1 之作用比 HIV-2 大。

機　轉：Ritonavir 可逆性與 HIV protease 結合，防止多胜肽步驟與病毒之成熟及降低感染性 HIV virion 製造。

藥動學：(1) Ritonavir 口服生體可用率約 60%，血漿排除半衰期約 3~5 小時。

(2) Ritonavir 在肝臟被 CYP3A4 及 2D6 代謝失去活性。

副作用：(1) 胃腸道異常、噁心、嘔吐、腹瀉。

(2) 味覺異常、三酸甘油酯過高症、血清胺基轉移酶 (aminotransferase)上升。

交互性：(1) Ritonavir 是 CYP3A4 強力抑制劑，禁忌與麥角生物鹼、Triazolam、Midazolam 等治療指數低的藥物併用。

(2) Ritonavir 的製劑中含有乙醇，因此與 Disulfiram 及 Metronidazole 呈禁忌。

用　途：口服給藥，治療後天免疫缺乏徵候群。

3. Indinavir

商品名：Crixivan, IDV。

作　用：(1) Indinavir 是一種擬胜肽 hydroxyethylene HIV 蛋白酶抑制劑。對抗 HIV-1 之作用比 HIV-2 大。

(2) Indinavir 能抑制 HIV 的蛋白水解，能降低感染性 HIV virion 製造。

機　轉：Indinavir 選擇性抑制 HIV-encoded 蛋白酶，防止病毒多胜肽步驟及病毒之成熟。

藥動學：Indinavir 口服生體可用率約 60~65%，血漿排除半衰期約 1.8 小時，在肝臟被 CYP3A4 代謝失去活性。

副作用：(1) 尿結石、腎結石(nephrolithiasis)。
(2) 膽紅質過高症(hyperbilirubinemia)、血小板減少症。

交互性：(1) Indinavir 是 CYP3A4 強力抑制劑，禁忌與 Ergot 生物鹼、Triazolam、Midazolam 等治療指數低的藥物併用。
(2) Indinavir 禁忌與制酸劑同時併用。
(3) Indinavir 與 Ketoconazole 併用，血中濃度會上升。

用　途：口服給藥，治療後天免疫缺乏徵候群。

4. Nelfinavir

商品名：Viracept, NFV。

作　用：Nelfinavir 是一種非胜肽類 HIV 蛋白酶(HIV protease)抑制劑，能同時抑制 HIV-1 及 HIV-2。

機　轉：Nelfinavir 選擇性抑制 HIV-encoded protease。

藥動學：Nelfinavir 口服生體可用率 20~80%，血漿排除半衰期約 3.5~5 小時；在肝臟被 CYP2C19 及 CYP3A4 代謝。

副作用：腹瀉、高血糖、高血脂。

交互性：(1) Rifampin 及 Rifabutin 會增加 Nelfinavir 的肝臟代謝。
(2) Nefinavir 是 CYP3A4 中度抑制劑，禁忌與治療指數低的藥物併用。

用　途：口服給藥，治療後天免疫缺乏徵候群。

5. Amprenavir

商品名：Agenerase, APV。

作　用：Amprenavir 為具有磺胺基之非胜肽類 HIV protease 抑制劑，能同時抑制 HIV-1 及 HIV-2。

機　轉：Amprenavir 選擇性抑制 HIV-encoded protease，防止病毒成熟及複製。

藥動學：Amprenavir 口服生體可用率 35~90%，血漿排除半衰期約 7.1~10.6 小時；Fosamprenavir 是 Amprenavir 之前驅藥，水溶解度高、生體可用率較高。

副作用：胃腸道異常、噁心、嘔吐、腹瀉、高血糖。

交互性：(1) Rifampin 及 Efavirenz 會增加 Amprenavir 肝臟代謝。
(2) Amprenavir 是 CYP3A4 抑制劑及誘導劑。

用　途：口服給藥，與 Zidovudine 及 Lamivudine 併用，治療後天免疫缺乏徵候群。

6. Lopinavir

商品名：Kaletra, LPV。

作　用：Lopinavir 為擬胜肽類 HIV 蛋白酶抑制劑，能同時抑制 HIV-1 及 HIV-2。Lopinarir 併用 Ritonarvir 能使血中藥物濃度增加。

機　轉：Lopinavir 選擇性抑制 HIV-encoded protease，防止病毒成熟及複製。

藥動學：(1) Lopinavir 口服吸收，血漿排除半衰期約 5~6 小時。
(2) Lopinavir 被肝臟 CYP3A4 氧化代謝及失去活性。

副作用：(1) 胃腸道異常、噁心、嘔吐、腹瀉。
(2) 高血脂（cholesterol 及 triglycerides 上升）。

交互性：(1) Rifampin 及 Efavirenz 會降低 Lopinavir 的血漿濃度。
(2) Amprenavir 會降低 Lopinavir 的血漿濃度。

用　途：口服給藥，與 Zidovudine 及 Lamivudine 併用，治療後天免疫缺乏徵候群。

7. Atazanavir

商品名：Reyataz, ATV。

作　用：Atazanavir 為 HIV 蛋白酶抑制劑，能同時抑制 HIV-1 及 HIV-2。

機　轉：Atazanavir 選擇性可逆性抑制 HIV-encoded 蛋白酶，防止病毒成熟及複製。

藥動學：Atazanavir 口服吸收迅速，排除半衰期 6.5~8 小時；被肝臟 CYP3A4 氧化代謝及失去活性。

副作用：膽紅質過高症(hyperbilirubinemia)。

交互性：(1) Rifampin 及 Efavirenz 會降低 Atazanavir 的血漿濃度。

(2) Ritonavir 會增加 Atazanavir 的血漿濃度。

用　途：口服給藥，治療後天免疫缺乏徵候群。

8. Tipranavir

商品名：Aptivus。

作　用：Tipranavir 能抑制 HIV-1 及 HIV-2 病毒複製。

機　轉：Tipranavir 選擇性抑制 HIV 蛋白酶，因此能抑制人類免疫缺乏病毒的複製。

藥動學：(1) 口服生體可用率差，與脂肪性食物併用，可以提高口服生體可用率。主要在肝臟被排除。

(2) Tipranavir 必需與 Ritonavir 併用，才能產生療效血清濃度。

副作用：產生磺胺藥過敏、腹瀉及嘔吐、肝毒害。

交互性：(1) Tipranavir 是 CYP3A4 抑制劑及誘導劑，與 Ritonavir 併用，會抑制 Ritonavir 的代謝。

(2) Tipranavir 會誘導醣蛋白 P-glycoprotein 輸送蛋白質，因此會影響其他藥物的血中濃度。

(3) Tipranavir 會降低 Amprenavir 及 Sanquinavir 的血中濃度。

用　途：與 Ritonavir 併用，治療後天免疫缺乏徵候群。

（八）其他抗病毒藥物

1. Enfuvirtide

商品名：Fuzeon, T-20。

作　用：Enfuvirtide 是合成的 36 個胺基酸胜肽衍生物，能與病毒 HIV-1 醣蛋白之 gp 41 次單元結合，產生構形改變，防止病毒與宿主的細胞膜融合(fusion)。

機　轉：Enfuvirtide 是一種融合抑制劑(fusion inhibitor)，具有抗反轉病毒作用，能阻斷病毒進入細胞內。

副作用：注射部位反應、過敏反應。

用　途：皮下注射，與其他抗反轉病毒藥(antiretroviral agents)，併用治療 HIV-1 感染。

2. Imiquimod

商品名：Aldera。

作　用：Imiquimod 是一種免疫反應調節劑(immunomodulatory agent)，對人類乳突病毒(human papillomavirus, HPV)及尖銳濕疣(condylomata acuminata)有效。

機　轉：Imiquimod 不具有直接性抗病毒及 antiproliferative 作用，但能誘導細胞激素(cytokines)及趨化因子(chemokines)，產生抗病毒及免疫反應調節作用。

副作用：局部皮膚反應。

用　途：5% cream 局部給藥，治療人類乳突病毒感染。

3. Palivizumab

作　用：Palivizumab 是一種人類單株抗體，能與呼吸道融合細胞病毒之融合蛋白(fusion protein)結合，能直接對抗呼吸道融合病毒(respiratory syncytial virus)表面的 F－醣蛋白。

副作用：血清肝臟酵素 aminotransferase 上升。

用　途：肌肉注射給藥，預防兒童被呼吸道融合病毒感染。

▼ 眼用抗病毒藥 (Antiviral Agents)

藥品（商品名）	劑型	適應症
Trifluridine (Viroptic)	1%溶液劑	單純疱疹角膜炎及角膜結膜炎
Acyclovir (Zovirax)	200 mg 口服膠囊劑、400 mg 及 800 mg 口服錠劑	帶狀疱疹眼症、單純疱疹虹膜睫狀體炎
Valacyclovir (Valtrex)	500 mg 及 1,000 mg 口服錠劑	單純疱疹角膜炎、帶狀疱疹眼症
Famciclovir (Famvir)	125, 250 及 500 mg 口服錠劑	單純疱疹角膜炎、帶狀疱疹眼症
Foscarnet (Foscavir)	靜脈注射劑、玻璃體植入劑	巨細胞病毒視網膜炎
Ganciclovir (Cytovene)	靜脈注射劑、口服錠劑	巨細胞病毒視網膜炎
Ganciclovir (Vitrasert)	玻璃體植入劑	巨細胞病毒視網膜炎
Valganciclovir (Valcyte)	口服錠劑	巨細胞病毒視網膜炎
Cidofovir (Vistide)	靜脈注射劑	巨細胞病毒視網膜炎

註：單純疱疹角膜炎(herpes simplex keratitis)、單純疱疹角膜結膜炎(herpes simplex keratoconjunctivitis)、帶狀疱疹眼症(herpes zoster ophthalmicus)、單純疱疹虹膜睫狀體炎(herpes simplex iridocyclitis)、巨細胞病毒視網膜炎(cytomegalovirus retinitis)、玻璃體植入劑(intravitreal implant)

複習試題 16

A 01. 治療 HSV (Herpes simplex virus)引起的角膜炎可使用：
(A)Idoxuridine (B)Rimantidine (C)Mebendazole (D)Ivermectin

B 02. 服用 Zidovudine 的愛滋病人，再使用下列何種藥品最易引起加成性的貧血和嗜中性白血球減少症？
(A)Amantadine (B)Ganciclovir (C)Acyclovir (D)Stavudine

C 03. 下列何者具有抑制病毒 DNA 和 RNA 合成的作用，在臨床上常被用來治療新生兒嚴重呼吸道融合細胞病毒的感染？
(A)Amprenavir (B)Ritonavir (C)Ribavirin (D)Amantadine

D 04. 下列何者可以促進成熟病毒粒子的聚合，而被用來預防和治療流行性流感病毒的感染？
(A)Amantadine (B)Rimantadine (C)Saquinavir (D)Oseltamivir

B 05. 下列抗病毒藥物中，何者主要在治療單純性疱疹及帶狀疱疹？
(A)Interferons (B)Acyclovir (C)Amantadine (D)Zidovudine

B 06. 下列藥物何者僅限於局部使用治療單純疱疹角膜炎？
(A)Ganciclovir (B)Idoxuridine (C)Zidovudine (D)Ribavirin

B 07. 下列藥物何者無法穿透血腦障礙(Blood brain barrier)？
(A)Amantadine (B)Cidofovir (C)Ribavirin (D)Acyclovir

C 08. Didanosine 抗病毒的作用機轉是抑制：
(A)Neuraminidase (B)Thymidine kinase
(C)Reverse transcriptase (D)Protease

A 09. 下列何種干擾素之製劑與 Ribavirin 併用於治療慢性 C 型肝炎？
(A)Interferon alfa-2b (B)Interferon beta-1a
(C)Interferon beta-1b (D)Interferon gamma-1b

A 10. 下列何藥用於改善 Zidovudine 治療 AIDS 病人所引致之貧血？
(A)Epoetin alfa (B)Folic acid
(C)Oprelvekin (D)Thrombopoietin

A 11. 有一 HIV 病人因 Cytomegalovirus（巨細胞病毒）感染引起視網膜炎(Retinitis)，則下列哪一個藥物可以點眼投予，以 Antisense 作用方式與巨細胞病毒之 mRNA 結合，而抑制其蛋白合成，以治療視網膜炎？

(A)Fomivirsen (B)Dimaprit
(C)Clemastine (D)Carbinoxamine

A 12. 下列何種抗生素是一種口服抗病毒藥，用於治療 A 型流感的感染？

(A)Amantadine (B)Dapsone (C)Mebendazole (D)Clindamycin

A 13. 下列何種抗病毒藥物需先經病毒的酵素磷酸化，再經宿主細胞的酵素磷酸化後才有藥效？

(A)Ganciclovir (B)Nevirapine (C)Vidarabine (D)Zidovudine

D 14. 下列何藥用於預防新生兒之呼吸道融合細胞病毒(respiratory syncytial virus)感染？

(A)Adalimumab (B)Basiliximab
(C)Daclizumab (D)Palivizumab

C 15. 下列 Antiviral drugs 中，何者用於器官移植之治療及預防巨細胞病毒視網膜炎(Cytomegalovirus retinitis)感染？

(A)Rimantadine (B)Idoxuridine (C)Ganciclovir (D)Indinavir

B 16. 下列何者以噴霧劑型(Aerosol form)用於治療呼吸融合性病毒(Respiratory syncytial virus)感染；最近該藥也被用於治療 Hepatitis C 病毒感染？

(A)Acyclovir (B)Ribavirin (C)Lamivudine (D)Stavudine

17 抗黴菌藥物 (Antifungal Drugs)

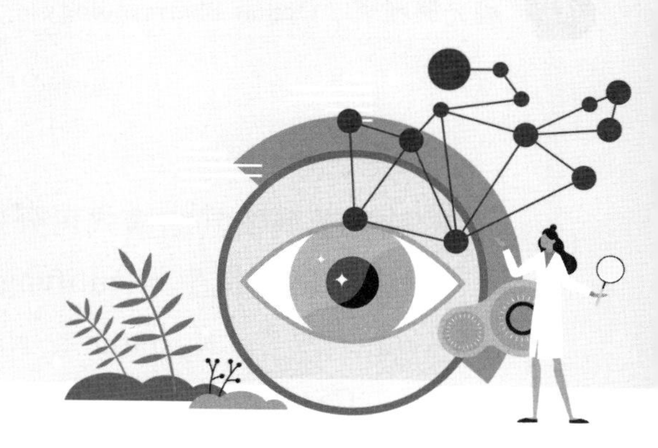

一、簡介

1. 常見的眼睛黴菌感染(Ocular Myotic Infections)：
   (1) 眼瞼感染：
      a. 念珠菌(*Candida albicans*)感染眼瞼。
      b. *Microsporum trichophyton* 感染眼瞼。
      c. *Rhinosporidium seeberi* 感染引起 rhinosporoidoses。
      d. *Pityosporum ovale* 感染引起 pityrosporosis。
   (2) 結膜感染：
      Sporotrichum schenckii 最常感染結膜。
   (3) 角膜感染：
      Aspergillus、Fusarium 及 Cephalosporium 等感染引起黴菌性角膜炎(keratomycosis)。
   (4) 眼眶感染：
      腐生菌(Saprophytic)、根黴菌(Rhizopus)、接合菌(Zygomycetes)及藻狀菌(Phycomycetes)等感染引起眼眶黴菌炎(orbital mycosis)。
      免疫力低的病人，例如：糖尿病患、慢性酒精中毒、癌症末期病患、接受免疫抑制療法的病人及 AIDS 病人皆易罹患眼眶黴菌炎。

2. 抗黴菌藥(Antifungal Agents)可分類為二大類：
   (1) 全身性抗黴菌藥(systemic antifungal drugs)
      Amphotericin B, Flucytosine , Griseofulvin , Imidazoles。
   (2) 局部性抗黴菌藥(topical antifungal drugs)
      Nystatin, Tolnaftate, Natamycin, Candicidin, Haloprogin。

3. 抗黴菌藥依其結構式可分類為：
   (1) 抗黴菌抗生素(antifungal antibiotics)
   Nystatin, Natamycin, Amphotericin B, Griseofulvin, Caspofungin。
   (2) Azole 類抗黴菌藥
   a. Imidazole 類：Miconazole, Clotrimazole, Ketoconazole。
   b. Triazole 類：Fluconazole, Itraconazole, Terconazole。
   (3) 嘧啶類抗黴菌藥(pyrimidine antifungal drugs)
   Flucytosine。
   (4) 其他抗黴菌藥
   Tolnaftate, Terbinafine, Ciclopirox。

二、抗黴菌藥

(一) 抗黴菌抗生素

1. 節絲菌素(Amphotericin B)

商品名：Fungizone。

作　用：Amphotericin B 是微生物 *Streptomyces nodosus* 之產物，為一種多烯類(polyene)抗生素，能與黴菌細胞膜的麥角固醇(ergosterol)結合，改變黴菌細胞膜的通透性。

藥動學：(1) 本品口服胃腸道吸收差，臨床上以靜脈滴注給藥。
(2) Amphotericin B 與 Deoxycholate 錯合可以延長作用。
(3) 作成微脂粒 liposomal amphotericin B 可減少腎臟毒害的副作用。

副作用：(1) 血小板減少症(thrombocytopenia)、發燒、血栓症。
(2) 腎臟毒害。
(3) 低血鉀、低血鎂、低血鈣。
(4) 貧血(normochromic, normocytic anemia)。

用　途：(1) 治療黴菌性角膜潰瘍(mycotic corneal ulcer)及黴菌性眼內炎(mycotic endophthalmitis)。
(2) 治療麴黴菌病(aspergillosis)感染。
(3) 治療 AIDS 病人之組織漿菌病(histoplasmosis)及隱球菌病(cryptococcosis)。
(4) Amphotericin B 以注射給藥，治療新型隱球菌(*Cryptococcus neoformans*)感染引起之腦膜炎。
(5) 治療芽生菌病(blastomycosis)、念球菌病(candidiasis)及球黴菌病(coccidioidomycosis)。

2. 耐絲菌素(Nystatin)

商品名：Mycostatin。

作　用：Nystatin 是一種多烯類抗黴菌藥，能與黴菌細胞膜的麥角固醇(ergosterol)結合，抑制黴菌細胞膜的形成，但不會抑制細菌細胞膜。

藥動學：口服吸收差，但不以注射給藥。

副作用：噁心、嘔吐、腹瀉。

用　途：(1) 局部眼用軟膏，治療念珠菌引起結膜炎及角膜炎。
(2) 局部外用或口服給藥，治療陰道、胃腸道和口腔之念珠菌病。

3. Natamycin

商品名：Natacyn。

作　用：(1) Natamycin 是一種多烯類(polyenes)抗黴菌藥，對鐮孢菌屬(*Fusarium*), *Cephalosporium* 或其他黴菌感染有效。
(2) Natamycin 能與感受性黴菌細胞膜上的麥角固醇結合而破壞細胞膜。

用　途：(1) 5%眼用懸液成 1%眼用軟膏，治療念珠菌引起角膜炎、眼瞼炎(blepharitis)及結膜炎(conjunctivitis)。
(2) 治療口腔或陰道念珠菌感染(candidiasis)。

4. Griseofulvin

商品名：Fulcin。

作　用：(1) 灰黴素(Griseofulvin)是一種抗生素具有抑制黴菌作用(fungistatic)，對於小芽胞菌屬(*Microsporum*)、表皮癬菌屬(*Epidermophyton*)及髮癬菌屬(*Trichophyton*)等黴菌有效。

(2) Griseofulvin 能抑制黴菌的有絲分裂(mitosis)。

機　轉：Griseofulvin 能干擾微管聚合(polymerized microtubules)，引起黴菌有絲分裂紡錘體(mitotic spindle)的破壞。

藥動學：(1) Griseofulvin 口服生體可用率達 96%，血漿蛋白結合率約 56%，被肝臟 CYP2C19 代謝。

(2) Griseofulvin 的吸收與其物理性質有關，高脂肪性食物會加速本品的吸收。

(3) 灰黴素對角蛋白(keratin)具有較高的親和性。

副作用：(1) 頭痛、皮膚發疹、週邊神經炎、腹瀉。

(2) 血液毒害、白血球減少、肝臟毒害、對光敏感。

交互性：(1) Griseofulvin 會增加 Warfarin 的代謝。

(2) Phenobarbital 會減少 Griseofulvin 經由腸道吸收。

用　途：(1) 治療嚴重皮黴菌病(dermatophytosis)引起眼睛週圍的感染。

(2) 治療嚴重皮黴菌病，如皮膚癬、頭髮癬、指甲癬等錢癬感染的最佳藥物。

(3) 治療足癬(athlete's foot)、香港腳。

5. Caspofungin

商品名：Cancidas。

作　用：(1) Caspofungin acetate 為水溶性，由 *Glarea lozoyensis* 發酵之產物經半合成的脂胜肽(lipopeptides)。

(2) Caspofungin 具有抑制黴菌作用，對於麴黴菌(*Aspergillus*)及念球菌(*Candida*)等黴菌有效。

機　轉：Caspofungin 能抑制黴菌細胞壁 β (1-3)-D-glucans 合成酶，而影響黴菌細胞壁之形成。

藥動學：Caspofungin 由胃腸道不吸收，靜脈注射，在血漿的半衰期約 9~11 小時。

副作用：組織胺樣(histamine-like)反應。

用　途：(1) 注射給藥，治療侵犯性麴菌病(aspergillosis)感染。
(2) 治療食道念珠菌感染(esophageal candidiasis)。

相似藥：Micafungin。

（二）Thymidylate Synthetase 抑制劑

1. Flucytosine

商品名：Ancobon。

作　用：(1) Flucytosine (5-FC) 是一種嘧啶抗代謝藥物 (pyrimidine antimetabolites)，用於治療黴菌的感染。
(2) Flucytosine 在黴菌細胞內被酵素 cytosine deaminase 去胺基氧化形成 fluorouracil；fluorouracil 再被代謝形成 5-fluoro-2'-deoxyuridylic acid (5-F-dUMP)，此代謝物能抑制 thmidylate synthetase，因此抑制 DNA 的合成。

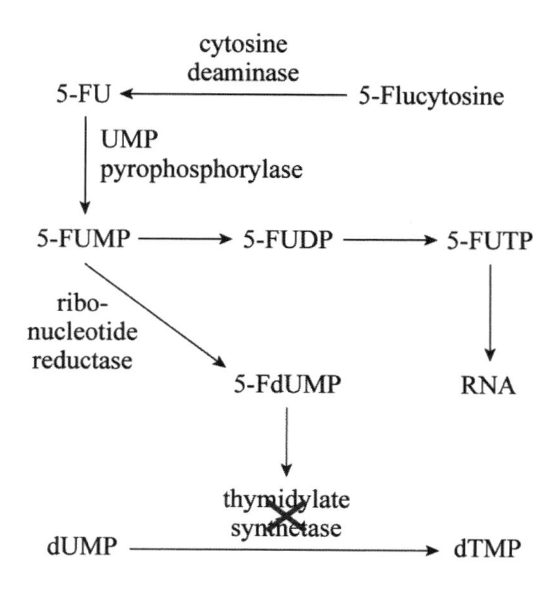

藥動學：(1) Flucytosine 口服吸收迅速，並能廣範分布；本品與血漿蛋白質的結合率低。Flucytosine 能進入腦脊髓液(CSF)。

(2) Flucytosine 產生抗藥性，是由於胞嘧啶脫氨酶(cytosine deaminase)的活性降低。

副作用：(1) 骨髓功能抑制（包括貧血、白血球減少症及血小板減少症）。

(2) 肝臟毒害、腹瀉。

用　途：(1) 1%外用治療眼睛白色念珠菌(*Candida albicans*)感染。

(2) 治療白色念珠菌引起的尿道感染或局部感染。

(3) 治療白色念珠菌引起的中樞神經系統及骨骼感染。

(4) Flucytosine 與 Amphotericin B 併用，治療 AIDS 病人之隱球菌病腦膜炎(cryptococcal meningitis)。

(5) Flucytosine 與 Itraconazole 併用，治療黴菌性產色黴菌病(chromoblastomycosis)。

（三）Azoles 抗黴菌藥（Imidazole 及 Triazole 衍生物）

1. 克康那唑(Ketoconazole)

商品名：Nizoral。

作　用：(1) Ketoconazole 為嘧唑衍生物(imidazoles)，作用機轉與 miconazole 相似，能抑制黴菌麥角固醇的生合成。

(2) Ketoconazole 對於念珠菌(*Candida*)、隱球菌(*Cryptococcus*)、麴菌病(*Aspergillus*)、芽生菌(*Blastomyces*)及組織漿菌(*Histoplasma*)等有效。

機　轉：(1) Ketoconazole 是類固醇去甲基酶(steroid demethylase)抑制劑。

(2) Ketoconazole 能抑制黴菌細胞漿質膜麥角固醇(ergosterol)的生合成。

藥動學：(1) Ketoconazole 需在酸性胃液中才能被溶離及吸收。

(2) Ketoconazole 僅有少量能進入腦脊髓液(CSF)，約有 90%以上會與血漿蛋白結合。

副作用：(1) 胃腸道異常（噁心與嘔吐）、肝臟機能損害。

(2) 男性乳房增殖(gynecomastia)、陽萎。

(3) 會抑制腎上腺皮質激素及男性激素的合成。

交互性：(1) Ketoconazole 會抑制肝臟 cytochrome P450 氧化酶(CYP3A4)，使 Cyclosporine、Phenytoin、Glipizide、Glyburide 及 Tolbutamide 的血漿濃度增加。

(2) 制酸劑，Cimetidine、Ranitidine 及 Omeprazole 會降低 Ketoconazole 的溶離與吸收。

(3) Ketoconazole 與腸胃道收縮劑 Cisapride 併用，最易產生心律不整的作用。

用　途：(1) 口服給藥，治療慢性表皮性念珠菌病及皮癬菌病。

(2) Ketoconazole 治療輕度全身性黴菌感染，例如：組織漿菌病(histoplasmosis)及芽生菌病(blastomycosis)。

(3) Ketoconazole 是肝臟氧化酵素抑制劑，能抑制腎上腺皮質荷爾蒙的合成，可治療庫欣症候群(Cushing syndrome)。

(4) Ketoconazole 是肝臟氧化酵素抑制劑，能抑制男性腺荷爾蒙的合成，可治療男性前列腺癌(prostatic carcinoma)及女性多毛症。

2. Itraconazole

商品名：Sporonox。

作　用：Itraconazole 是 Triazole 衍生物，為廣效性抗黴菌藥。

機　轉：Itraconazole 是類固醇去甲基酶抑制劑，能抑制黴菌麥角固醇(ergosterol)的生合成。

藥動學：(1) Itraconazole 在酸性胃液才能被溶離及吸收，因此制酸劑及 H_2-抗組織胺藥會減少胃酸，降低 Itraconazole 的生體可用率。

(2) 食物會增加 Itraconazole 的生體可用率。

(3) Itraconazole 的代謝物 1-hydroxyitraconazole 具有顯著的抗黴菌作用。腎功能不良的病人使用本藥，劑量不需調整。

副作用：(1) Itraconazole 不具有肝臟毒害。

(2) Itraconazole 不會抑制腎上腺皮質激素及男性激素。

(3) 藥疹、Stevens-Johnson syndrome。

交互性：(1) Itraconazole 會抑制肝臟 cytochrome P450，使抗組織胺藥 Terfenadine 及 Astemizole 的血漿濃度增加。

(2) Itraconazole 會減少 Quinidine 及 Cisapride 的代謝，引起心律不整之副作用。

用　途：(1) 100 mcg 玻璃體注射(intravitreal injection)，治療黴菌性眼內炎(mycotic endophthalmitis)。

(2) 100~400 mg／每天口服給藥，治療芽生菌病(blastomycosis)、組織漿菌病(histoplasmosis)、胞子絲菌病(sporotrichosis)。

(3) 治療念珠菌病(moniliasis)及球黴菌腦膜炎(coccidioidal meningitis)等。

3. 氟康那唑(Fluconazole)

商品名：Diflucan。

作　用：Fluconazole 是水溶性 Bis-triazole 衍生物，具有廣效性抗黴菌作用，可以口服及靜脈注射給藥。

機　轉：Fluconazole 是類固醇去甲基酶抑制劑，能抑制黴菌麥角固醇(ergosterol)的生合成。

藥動學：(1) Fluconazole 口服錠劑或懸液之口服生體可用率良好、口服的生體可用率不受胃酸及食物的影響，此點與 Ketoconazole 及 Itraconazole 不同。

(2) Fluconazole 易穿透血腦屏障可進入腦脊髓液，血漿蛋白結合率低於 10%，因此易被血液透析。

(3) Fluconazole 的肝臟代謝很低，及幾乎由尿液排泄。

副作用：(1) 噁心及嘔吐。

(2) Fluconazole 不會抑制腎上腺皮質類固醇(corticosteroids)或男性激素的生合成。

交互性：(1) Fluconazole 為肝臟 CYP3A4 及 CYP2C9 抑制劑，會使 Cyclosporine、Phenytoin、Glipizide、Glyburide 及 Tolbutamide 的血漿濃度增加。

(2) Fluconazole 會減少 Warfarin 及 Tacrolimus 的代謝。

用　途：(1) 0.1 mg 玻璃體注射，治療黴菌性眼內炎。

(2) 全身性抗黴菌藥物，治療芽生菌病(blastomycosis)、組織漿菌病(histoplasmosis)及胞子絲菌病(sporotrichosis)。

(3) 治療及預防深層念珠菌病及球黴菌腦膜炎(coccidioidal meningitis)的最佳治療藥。

(4) Fluconazole 可以在腦脊髓液達到治療濃度，以治療愛滋病患的的隱球菌病腦膜炎(cryptococcal meningitis)的最佳治療劑。

(5) Fluconazole 用於骨髓移植病人(bone marrow transplant recipients)及 AIDS 患者，防止或治療免疫功能不全患者之食道念珠球菌感染(candidiasis)。

4. Voriconazole

商品名：Vfend。

作　用：Voriconazole 是 Triazole 衍生物，具有廣效性抗黴菌作用，作用與 Itraconazole，可以口服及靜脈注射給藥。

機　轉：Voriconazole 是類固醇去甲基酶抑制劑。

藥動學：Voriconazole 口服生體可用率約 96%、口服的生體可用率不受胃酸及食物的影響，可進入腦脊髓液。

副作用：(1) 致畸型胎，孕婦禁忌使用(class D)。

(2) 肝臟毒害，延長 QTc interval 引起心律不整。

(3) 視覺異常(visual disturbance)。

交互性：(1) Voriconazole 為肝臟 CYP3A4 及 CYP2C9 抑制劑，會使 Cyclosporine、Phenytoin、Glipizide、Glyburide 及 Tolbutamide 的血漿濃度增加。

(2) Rifampin 及 Rifabutin 會增加 Voriconazole 的代謝。

用　途：(1) 全身性抗黴菌藥物，對侵犯性麴黴菌(invasive aspergillosis)最有效。

(2) 治療及預防深層念珠菌病及球黴菌腦膜炎。

▼ 系統性偶氮類(Systemic Azole)藥物的比較

Azole 藥物	水溶解度	吸收	CSF：serum 濃度比率	排除路徑
1. Ketoconazole	低	差	< 0.1	肝臟
2. Itraconazole	低	差	< 0.01	肝臟
3. Fluconazole	高	高	> 0.7	腎臟
4. Voriconazole	高	高	--	肝臟
5. Posaconazole	低	高	--	肝臟
6. Isavuconazole	高	高	--	肝臟

5. 美可那唑(Miconazole)

商品名：Monistat。

作　用：(1) Miconazole 是一嘧唑衍生物(imidazole derivatives)，能干擾黴菌細胞膜麥角固醇(ergosterol)的生成。

(2) Miconazole 能抑制 lanosterol 14α–demethylase。

(3) 麥角固醇(ergosterol)是黴菌的主要細胞膜固醇成分，由於 Miconazole 能抑制羊毛固醇(lanosterol)的去甲基反應，因而能抑制黴菌 ergosterol 的合成。

藥動學：Miconazole 不易進入腦脊髓液(CSF)，排除半衰期約 24 小時，約有 90%與 albumin 呈結合態。

副作用：嘔吐、噁心、貧血、血小板增多症(thrombocytosis)中樞神經毒害、搔癢。

交互性：Miconazole 會抑制 Phenytoin 與 Warfarin 的代謝。

用　途：(1) 1% 外用溶液或 2% 軟膏局部使用，治療皮癬菌病(dermatophytosis)及皮膚念珠菌感染。

(2) 20~50 mcg 玻璃體注射，治療黴菌性結膜下感染。

(3) 陰道栓劑給藥，治療念珠菌病(candidiasis)。

6. Econazole

商品名：Spectazole。

作　用：Econazole 能抑制黴菌麥角固醇(ergosterol)的合成。

用　途：1%乳膏局部使用，治療念珠菌感染(candidiasis)。

7. Terconazole

商品名：Terazole。

作　用：Terconazole 為羊毛固醇去甲基酶(lanosterol demethylase)抑制劑，作用機轉與 Miconazole 相似，能抑制黴菌麥角固醇的合成。

用　途：(1) 0.1 mg 玻璃體注射，治療黴菌性眼內炎。

(2) 0.4% 乳膏或 80 mg 栓劑，治療白色念珠菌(*Candida albicans*)引起的陰道念珠菌病(moniliasis)。

8. Clotrimazole

商品名：Lotrimin, Mycelex。

作　用：Clotrimazole 的作用機轉與 Miconazole 相似，能抑制黴菌麥角固醇(fungal ergosterol)的合成。

用　途：(1) 棘狀阿米巴角膜炎(acanthamoeba keratitis)。

(2) 局部治療，陰道念珠菌病(vulvovaginal candidiasis)。

(3) 10 mg 含錠，治療口腔念珠菌病。

9. Butoconazole

商品名：Mycelex 3。

作　用：Butoconazole 為羊毛固醇去甲基酶抑制劑，能抑制黴菌麥角固醇的合成。

用　途：2%乳膏，治療 *Candida albicans* 引起的陰道念珠菌病。

10. Tioconazole

商品名：Vagistat。

作　用：Tioconazole 為羊毛固醇 14α-demethylase 抑制劑，能抑制黴菌麥角固醇的合成。對光滑球擬酵母菌(*Torulopsis glabrata*)比其他 azoles 藥物更有效。

用　途：6%乳膏，治療陰道念珠菌病(Candida vulvovaginitis)。

11. Oxiconazole, Subconazole, Sertaconazole

商品名：Oxistat, Exelderm, Ertaczo。

作　用：Oxiconazole、Subconazole 及 Sertaconazole 為 Imidazole 衍生物，能抑制黴菌麥角固醇的合成。

用　途：外用製劑，治療局部性圓癬感染，例如：足癬及髮癬。

（四）Allylamines 類抗黴菌藥

1. 妥耐泰(Tolnaftate)

商品名：Aftate, Tinactin。

作　用：Tolnaftate 是一種 Thiocarbamate 衍生物，對表皮癬菌有效，但對念珠菌無效。

機　轉：Tolnaftate 是過氧化酶(squalene 2,3-epoxidase)抑制劑，使鯊烯(squalene)無法轉換成羊毛固醇，導致麥角固醇無法形成，而改變細胞膜的通透性。

副作用：過敏反應。

用　途：1%局部使用，治療表皮癬(epidermophytosis)。

2. Terbinafine

商品名：Lamisil。

作　用：Terbinafine 為合成的丙烯胺(allylamine)衍生物，有廣效性殺黴菌作用。

機　轉：(1) Terbinafine 是過氧化酶(squalene 2,3-epoxidase)抑制劑，能抑制黴菌麥角固醇(ergosterol)的生合成。

(2) Terbinafine 能使鯊烯(squalene)蓄積，再引起黴菌細胞膜的破壞。

(3) Terbinafine 的作用比 Naftifine 強，可以口服給藥，治療甲黴菌病（onychomycoses，指甲癬）。

藥動學：Terbinafine 口服吸收良好，高度被肝臟首渡代謝；血漿蛋白結合率達 99%。在體內會蓄積於指甲、皮膚及脂肪。半衰期約 12 小時，但在穩定狀態時達 200~400 小時。

副作用：(1) 肝功能及腎功能不良的病人禁忌使用。

(2) 孕婦禁忌使用(class B)。

交互性：(1) Rifampin 會增加 Terbinafine 的代謝。

(2) Cimetidine 會抑制 Terbinafine 的代謝。

用　途：(1) 局部性抗黴菌藥，1%外用乳膏，治療圓癬感染(tinea infection)及甲黴菌病(onychomycosis)。

(2) 口服給藥，治療甲黴菌病(nail onychomycosis)。

（五）其他抗黴菌藥

1. Ciclopirox olamine

商品名：Loprox。

作　用：(1) Ciclopirox 為廣效性抗黴菌藥，具有殺黴菌作用。

(2) Ciclopirox 對於白色念珠菌(*C. albicans*)、*E. floccosum*、*M. canis* 及 *T. mentagrophytes* 有效。

用　途：(1) 局部使用，治療表皮黴菌感染及甲黴菌病。

(2) 1%洗髮液治療皮脂漏皮膚炎(seborrheic dermatitis)。

2. Haloprogin

商品名：Halotex。

用　途：局部使用，治療表皮黴菌感染及圓癬（錢癬）。

3. 十一烯酸(Undecylenic acid)

用　途：局部使用，治療足癬(tinea pedis)及圓癬。

▼ 眼用抗黴菌藥(Antifungal Agents)

藥品（商品名）	劑型	適應症
Amphotericin B (Fungizone)	0.1~0.5%溶液劑；靜脈注射劑、5 μg 玻璃體注射劑	黴菌角膜炎、黴菌眼內炎
Natamycin (Natacyn)	5%外用懸浮劑	黴菌瞼緣炎、角膜炎、結膜炎
Fluconazole (Diflucan)	150 mg 口服錠劑、靜脈注射劑	黴菌角膜炎、黴菌眼內炎
Itraconazole (Sporanox)	100 mg 口服錠劑	黴菌角膜炎、黴菌眼內炎
Ketoconazole (Nizoral)	口服錠劑	黴菌角膜炎、黴菌眼內炎
Miconazole (Daktarin)	1%溶液劑；10 μg 玻璃體注射劑	黴菌角膜炎、黴菌眼內炎

註：黴菌角膜炎(fungal keratitis)、黴菌眼內炎(fungal endophthalmitis)、黴菌眼內炎(fungal endophthalmitis)、玻璃體注射劑(intravitreal injection)、外用懸浮劑(topical suspension)、黴菌瞼緣炎(fungal blepharitis)

複習試題 17

D 01. 使用腸胃道收縮劑 Cisapride，再服用何種藥物最易產生心律不整的作用？
(A)Voriconazole (B)Clotrimazole
(C)Griseofulvin (D)Ketoconazole

B 02. 下列何者可被用來治療眼睛 Candidiasis？
(A)Quinine (B)Clotrimazole (C)Ampicillin (D)Griseofulvin

C 03. 下列對 Ketoconazole 之敘述何者正確？
(A)可與 Amphotericin B 併用以增加藥效
(B)易分布在腦脊髓液
(C)易導致男性乳房增殖症
(D)與感受性黴菌細胞膜上的麥角固醇結合而破壞細胞膜

D 04. 下列抗黴菌藥物中，何者的作用機轉，主要是抑制 Squalene epoxidase，致 Squalene 無法轉換成 Lanosterol，導致 Ergosterol 無法形成，而改變細胞膜的 Permeability？
(A)Flucytosine (B)Griseofulvin
(C)Amphotericin B (D)Terbinafine

A 05. 下列何種藥物具有兩性(Amphipathic)性質，可與細胞膜的 Ergosterol 結合，改變細胞膜的通透性及運送系統？
(A)Amphotericin B (B)Flucytosine
(C)Itraconazole (D)Terbinafine

A 06. 下列何種抗生素是一種抗黴菌藥，外用於治療念珠球菌的感染？
(A)Nystatin (B)Dapsone
(C)Mebendazole (D)Clindamycin

D 07. 下列何種藥物是一種抗黴菌藥，用於治療皮膚、毛髮及指甲的感染？
(A)Cefuroxime (B)Bacitracin (C)Zidovudine (D)Griseofulvin

D 08. 下列 Azoles 類抗黴菌藥物中，何者較易引起視覺障礙？
(A)Fluconazol (B)Ketoconazole
(C)Itraconazole (D)Voriconazole

B 09. 下列對於 Ketoconazole 的敘述，何者錯誤？
(A)是一種抗黴菌藥物
(B)促進腎上腺類固醇合成
(C)抑制生殖腺類固醇合成
(D)可治療庫欣氏症(Cushing's syndrome)

B 10. 下列抗黴菌藥物中，何者之作用機轉是抑制 β (1-3) glucan，而影響黴菌細胞壁之形成？
(A)Fluconazole (B)Caspofungin
(C)Amphotericin B (D)Terbinafine

A 11. 下列何種藥物結構上是一種 Pyrimidine antimetabolite，用於治療黴菌的感染？
(A)Flucytosine (B)5-Fluorouracil
(C)Ketoconazole (D)Terbinafine

B 12. 下列抗黴菌藥物之作用機轉何者正確？
(A)Griseofulvin－抑制 Ergosterol 結合而改變細胞的完整性
(B)Terbinafine－抑制 Squalene epoxidase
(C)Econazole－抑制 Thymidylate synthase
(D)Flucytosine－抑制 Microtubule 合成

D 13. 臨床上 Flucytosine 較少單獨使用治療黴菌感染的主要原因為：
(A)易被代謝成 Fluorouracil (B)口服吸收率低
(C)易造成腎毒性 (D)易產生抗藥性

18 抗寄生蟲用藥
(Antiparasitic Drugs)

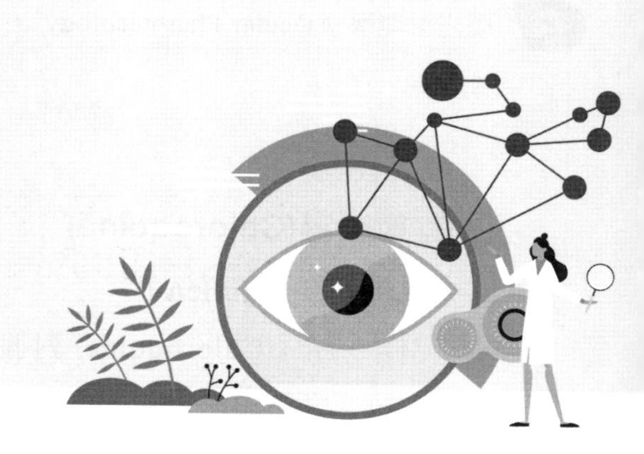

1. 硝基甲嘧唑乙醇(Metronidazole)

商品名：Flagyl。

作　用：(1) Metronidazole 對阿米巴原蟲、梨形蟲、及陰道滴蟲都有效。

(2) Metronidazole 對厭氧性 G(+)及 G(−)細菌有效。

(3) Metronidazole 對幽門螺旋桿菌(*H. pyroli*)有效。

機　轉：(1) Metronidazole 為前驅藥，是一種 Nitroimidazole 衍生物，在電子傳遞蛋白質中，當作電子接受者。

(2) Metronidazole 能抑制 DNA 的功能。

藥動學：(1) Metronidazole 口服由腸道吸收良好，並能分布於體液，半衰期約 8.5 小時。

(2) 本品能高濃度集中於血漿及腦脊髓液(CSF)。

副作用：(1) 胃腸道異常、口炎(stomatitis)。

(2) 與乙醇併用，會產生戒酒藥效應(disulfiram-like reaction)。

(3) 懷孕婦女禁忌使用本品，因為會引起畸型胎兒。

用　途：(1) 口服給藥，治療女性陰道滴蟲病(trichomoniasis)。

(2) 治療阿米巴病(amebiasis)引起絡膜炎(choroiditis)。

(3) 治療阿米巴感染的首選藥物組合為 Metronidazole + Paromomycin。

(4) 治療阿米巴肝膿腫。

(5) 治療梨形蟲病(giardiasis)引起葡萄膜炎。

(6) 治療幽門桿菌(*H. pylori*)引起之消化性潰瘍。

2. 氯喹啉(Chloroquine)

商品名：Aralen。

作　用：Chloroquine 對腸道的阿米巴原蟲無效，僅對肝臟的阿米巴原蟲有效。

機　轉：Chloroquine 能抑制原蟲蛋白質的合成。

藥動學：口服後由小腸吸收完全，能高濃度集中於肝臟。

副作用：視網膜病變(retinopathy)。

用　途：(1) 治療肝臟阿米巴炎（腸外阿米巴炎）。
(2) 治療惡性瘧疾引起的眼睛疾病。

3. 喹納克啉(Quinacrine)

商品名：Atabrine。

作　用：Quinacrine 對梨形蟲(*Giardia lamblia*)有效；對條蟲(tapeworm)的感染也有效。

機　轉：(1) Quinacrine 為 Acridine 衍生物，能與 DNA 結合。
(2) Quinacrine 能抑制 DNA 及 RNA polymerase 的活性及阻止核酸的合成。

藥動學：Quinacrine 口服後由小腸吸收及廣範分布於組織；長期使用會引起蓄積性中毒。

副作用：頭痛、眩暈、嘔吐、血液毒害、脫落性皮膚炎、蕁麻疹。

用　途：口服給藥治療梨形蟲病(giardiasis)引起葡萄膜炎。

4. Paromomycin

商品名：Humatin。

作　用：(1) Paromomycin 對腸道內的阿米巴原蟲有直接殺滅作用。
(2) 對腸道內的正常與病原性微生物也有作用。

藥動學：Paromomycin 不能由小腸吸收。

副作用：胃腸道異常、腹瀉。

用　途：口服給藥，治療梨形蟲病(giardiasis)引起葡萄膜炎；Paromomycin 適用於孕婦。

5. Pentamidine isethionate

商品名：Lomidine。

作　用：(1) Pentamidine 對卡氏肺囊蟲(*Pneumocystis carinii*)及錐體蟲(*Trypanosomes*)有效。

(2) 對黴菌皮炎芽生菌(*Blastomyces dermatitidis*)也有效。

機　轉：(1) Pentamidine 是正電荷化合物，能與 DNA 結合。

(2) 能干擾 polyamines 的功能或再吸回。

藥動學：Pentamidine 口服不能吸收，需以 IV 或 IM 給藥；不能進入腦脊髓液。

副作用：低血壓、低血糖、血液毒害、腎臟衰竭。

用　途：(1) 治療非洲錐蟲病(African trypanosomiasis)及睡病(sleeping sickness)。

(2) 治療利什曼病(visceral leishmaniasis)。

(3) Pentamidine 治療 AIDS 病患之肺囊蟲肺炎。

6. Sodium Stibogluconate

商品名：Pentostam。

作　用：本品對 leishmanial infection 有效。

機　轉：Stibogluconate 的作用機轉與砷製劑(Arsenicals)相似；本品是一種五價銻(antimonials)能與原蟲蛋白質的硫醇基結合形成 thioantimonites。

藥動學：對腸道黏膜有刺激性，因此以 IM 或 slow IV 給藥；能高濃度集中於肝臟及脾臟。

副作用：腹痛、腹瀉、藥疹、過敏性虛脫。

用　途：治療利什曼病(cutaneous leishmaniasis)引起眼瞼炎、角膜炎、結膜炎及虹膜炎(iridocyclitis)。

7. 匹利沙明(Pyrimethamine)

商品名：Daraprim。

作　用：(1) Pyrimethamine 是 2,4-diaminopyrimidine 衍生物，抗瘧作用與 Chloroguanide 相似。

(2) Pyrimethamine 作用緩慢，故不用於急性瘧疾。

(3) 單獨使用，易產生抗藥性。

機　轉：(1) Pyrimethamine 能抑制二氫葉酸還原酶(dihydrofolate reductase)，阻止二氫葉酸(dihydrofolate)還原形成四氫葉酸(tetrahydrofolate)。

(2) Pyrimethamine 能抑制 DNA 合成。

藥動學：(1) 口服吸收良好，於 3~7 小時即可產生尖峰血中濃度。

(2) Pyrimethamine 會蓄積於腎臟、肺臟、肝臟及脾臟，因此排泄緩慢；半衰期約 4 天。

副作用：(1) Pyrimethamine 會干擾宿主的葉酸代謝，引起巨芽細胞性貧血(megaloblastic anemia)。

(2) 食慾不振、嘔吐、貧血、白血球減少、血小板減少及萎縮性舌炎。

用　途：(1) 治療弓漿蟲引起葡萄膜炎、視神經炎及視乳頭炎。

(2) Pyrimethamine 與 Sulfadoxine 併用，預防惡性瘧疾。

8. Trimethoprim

商品名：Trimpex。

作　用：Trimethoprim 是一合成的二胺嘧啶(diaminopyrimidine)化合物，具有抗菌作用及抗瘧作用。

機　轉：(1) Trimethoprim 的作用機轉與 Pyrimethamine 相似，能抑制二氫葉酸還原酶(dihydrofolate reductase)。

(2) Trimethoprim 與 Sulfamethoxazole 併用，具有協同作用；Sulfamethoxazole 能抑制 dihydropteroate 合成酶。

副作用：巨芽細胞性貧血。

用　途：(1) Trimethoprim 與 Sulfamethoxazole 併用，治療瘧疾及細菌性感染。

(2) Trimethoprim 與 Sulfamethoxazole 併用靜脈注射，治療 AIDS 病人併發卡氏肺囊蟲(*Pneumocystis carinii*)肺炎的第一線藥物。

(3) Trimethoprim 與 Sulfamethoxazole，是治療細菌性前列腺炎的第一線藥物。

9. 奎寧(Quinine)

作　用：(1) Quinine 得自金雞納的樹皮，具有殺裂殖體作用。
(2) 本品對 *P. vivax* 及 *P. malariae* 有殺配殖體作用。
(3) Quinine 的毒性較 Chloroquine 大，但作用較小。

機　轉：Quinine 是一種原生質毒素(protoplasmic poison)。

藥動學：Quinine 口服吸收迅速，於 1~4 小時即可達尖峰血中濃度；於體內會迅速被代謝及排泄，故長期使用沒有蓄積性。

副作用：(1) 金雞納症狀(cinchonism)：耳鳴、頭痛、嘔吐、視覺障礙。
(2) 過敏性皮膚發疹。
(3) 白血球減少症、顆粒性白血球減少症。

用　途：奎寧可與 Pyrimethamine 併用，治療惡性瘧疾引起結膜下出血、角膜炎及眼眶蜂窩組織炎等症狀。

10. Artemisinin

商品名：Arteannuin。

作　用：青蒿素(Artemisinin)是由中國產的青蒿 Qinghaosu（黃花蒿）抽提而得，為萜類衍生物，對紅血球期的瘧原蟲有殺滅作用(blood schizonticidal effect)。

副作用：噁心、嘔吐及腹瀉。

用　途：Artemisinin 以肌肉注射或口服給藥，治療抗藥性的惡性瘧疾。

複習試題 18

B 01. 下列何者抗瘧疾藥物會產生皮膚潮紅、發汗、頭暈、嘔吐、下痢、視力模糊和聽覺損傷？
(A)Primaquine (B)Quinine
(C)Pyrimethamine (D)Sulfadoxine

B 02. 下列對於 Artemisinin 的敘述，何者錯誤？
(A)可有效治療嚴重瘧疾感染
(B)療效和青蒿素不同
(C)對 Chloroquine 產生抗藥性的瘧疾也有效
(D)Artesunate 為其衍生物

A 03. 下列何種抗瘧疾造成的副作用，稱為金雞納中毒(Cinchonism)？
(A)Quinine (B)Chloroquine
(C)Amodiaquine (D)Primaquine

B 04. 下列何者為抗瘧疾藥物，會引起視網膜病變？
(A)Quinine (B)Hydroxychloroquine
(C)Allopurinol (D)Methotrexate

A 05. 下列有關青蒿素(Qinghaosu)之敘述中，何者不正確？
(A)可用於預防虐疾
(B)有腹痛之副作用
(C)特別有用於治療腦部之鐮狀瘧原蟲瘧疾
(D)孕婦不可使用

A 06. 下列哪一種藥品之作用係經由抑制雙氫葉酸還原酶(Dihydrofolate reductase)而致？
(A)Pyrimethamine (B)Oxolinic acid
(C)Moxifloxacin (D)Pyrazinamide

C 07. 當被 *Pneumocystis carinii* 感染之肺炎患者對磺胺藥有過敏時，宜使用的藥物為何？
(A)Metronidazole (B)Sodium stibogluconate
(C)Pentamidine (D)Pyrimethamine

C 08. 下列有關 Metronidazole 用途的敘述，何者不正確？
(A)治療阿米巴赤痢 (B)治療阿米巴肝膿腫
(C)治療惡性瘧疾 (D)治療陰道滴蟲

19 乾眼症用藥 (Drug for Dry Eye)

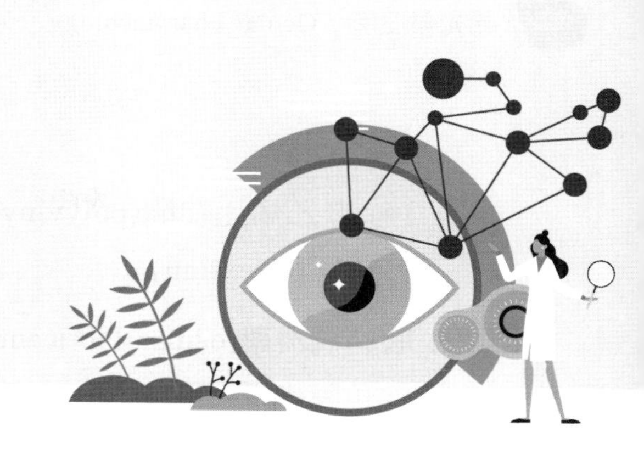

一、淚液補充液及潤滑劑

(一) 簡介

1. 乾眼症(dry eyes)的病因分為局部性(local eye disease)及症狀性(symptomatic dry eyes)，會影響角膜前淚液膜(precorneal tear film)。
   (1) 局部性乾眼症，例如眼瞼炎(blepharitis)、眼睛玫瑰斑(ocular rosacea)、眼睛類天疱瘡(ocular pemphigoid)、角膜營養不良(corneal dystrophies)、及化學性灼傷(chemical burns)。
   (2) 症狀性乾眼症，例如修格蘭氏症候群(Sjogren's syndrome)、類風濕性關節炎(rheumatoid arthritis)、維他命 A 缺乏症、砂眼(trachoma)、及史蒂芬斯－強森症候群(Stevens-Johnson syndrome)。

2. 聚合物基質(polymer-based)的人工淚液是最常用的淚液補充液(tear supplementation)，臨床上用於治療乾眼症(dry eyes)。

3. 大多數的人工淚液(artificial tears)是以水分為基質，再添加聚合物，增加黏稠性、潤滑性、及滯留時間，以及促進淚膜(tear film)的安定性。

4. 常用的聚合物：
   (1) 纖維素聚合物(cellulose polymer)及其衍生物：甲基纖維素(methylcellulose)、羥甲基纖維素(hydroxymethylcellulose)、羥乙基纖維素(hydroxyethylcellulose)、羥丙基纖維素(hydroxypropyl methylcellulose, HPMC)、羧甲基纖維素(carboxymethylcellulose, CMC)。
   (2) 聚乙烯醇(polyvinyl alcohol, PVA)。
   (3) 聚乙二醇(polyethylene glycol, PEG)。

(4) 聚乙烯比啶酮(polyvinyl pyrrolidinone, PVP)。

(5) 糊精(dextran)。

5. 眼睛潤滑藥(ocular lubricants)常用於治療角膜潰瘍(corneal abrasion)、病毒性角膜炎(viral keratitis)、乾性角膜結合膜炎(keratoconjuntivitis sicca, KCS)及乾眼症。

6. 黏性彈性藥(viscoelastic agents)，例如：Sodium hyaluronate (Healon®)及Sodium chondroitin sulfae (Viscoat®)是一種黏多醣類，存在於結締組織的細胞外基質，用於治療嚴重乾眼症。

7. Tyloxapol (Enuclene®)處方中含有人工淚液及血管收縮劑（例如Naphazoline, Phenylephrine 或 Tetrahydrozoline），用於治療乾眼症。

8. 羥丙基纖維素眼用植入劑(Hydroxypropyl cellulose ophthalmic insert)，用於治療乾眼症。

二、淚液刺激藥

（一）簡介

1. 淚液刺激藥(tear stimulation)能增加眼睛淚液的產生，臨床上用於治療乾眼症。

2. 能增加眼睛淚液產生的藥物
   (1) 分泌促進藥：Carbachol, Bethanechol, Pilocarpine。
   (2) 黏液溶解藥：Bromhexine, Ambroxol。
   (3) P2Y2 核苷酸受體致效劑：Diquafosol。
   (4) 免疫調節劑：Corticosteroids, Cyclosporine。

3. 會減少眼睛淚液分泌的藥物，禁忌使用於乾眼症患者
   (1) 抗膽素性藥物：Atropine, Scopolamine, Tropicaimide。
   (2) 抗組織胺藥：Diphenhydramine, Promethazine, Chlorpheniramine。
   (3) Phenothiazine 安神藥：Chlorpromazine, Thioridazine。
   (4) 抗憂鬱藥：Amitriptyline, Nortryptyline。
   (5) 抗帕金森症藥：Trihexyphenidyl, Benztropine, Biperiden。

（二）藥物

1. 毛果芸香鹼(Pilocarpine)

商品名：Isopto Carpine, Pilocar, Salagen。

作　用：(1) Pilocarpine 為副交感神經受體致效劑，作用與乙醯膽鹼相似，能顯著的作用於毒蕈素性(muscarinic)受體，能快速降低眼內壓及會引起瞳孔縮小(miosis)。

(2) Pilocarpine 為高脂溶性直接作用的膽素酯類藥物，對汗腺及唾液腺的分泌作用最顯著。

副作用：長期使用有近視的危險。

用　途：(1) 0.25~10%眼用溶液，治療乾眼症。

(2) 眼用溶液、降低眼內壓、治療青光眼。

(3) 口服給藥，能促進流涎、治療放射線照射所引起的口乾症(xerostomia)。

(4) 口服給藥，治療修格連氏症候群(Sjogren’s syndrome)引起的乾性角膜結合膜炎(keratoconjuntivitis sicca, KCS)。

2. Bromhexine

商品名：Bisolvan。

作　用：Bromhexine 是一種黏液溶解藥(mucolytic agent)及分泌促進藥，能促進淚液的分泌。

副作用：噁心、流汗、藥疹。

用　途：口服給藥，治療乾眼症。

相似藥：Ambroxol。

3. Diquafosol

作　用：Diquafosol 是一種 P2Y2 嘌呤受體(purinergic receptor)致效劑(mucolytic agent)，能活化眼睛上皮細胞的 P2Y2 嘌呤受體，促進淚液的分泌。

副作用：引起局部刺痛及灼熱感。

用　途：2%眼用溶液、治療乾眼症。

4. 腎上腺皮質類固醇(Corticosteroids)

作　用：(1) 腎上腺皮質類固醇當作抗發炎藥及免疫調節劑，能抑制發炎反應及使眼睛表面與淚液腺體之間的神經反射正常化。

(2) 腎上腺皮質類固醇，例如：Methylprednisolone 或 Loteprednol etabonate 能減輕眼睛表皮發炎症狀及細胞激素(cytokines)的濃度。

(3) 局部使用腎上腺皮質類固醇治療慢性乾眼症，不可以超過二星期。

(4) 慢性乾眼症(chronic dry eye)是由於細胞激素(cytokines)及受體媒介發炎過程影響眼睛表面與淚液腺體，導致淚液產生減少。

副作用：眼內壓上升、青光眼、白內障、繼發性感染。

用　途：眼用溶液、治療乾性角膜結合膜炎(keratoconjuntivitis sicca, KCS)。

5. 環胞素(Cyclosporine)

作　用：(1) 環胞素當作免疫調節劑，能抑制 T－細胞活化及抑制發炎反應。

(2) 研究顯示，局部使用 0.05%環胞素，能使發炎介質細胞激素中的 interleukin-6 濃度減少。

副作用：眼內壓上升、青光眼、白內障、繼發性感染。

用　途：(1) 治療自體免疫性疾病及防止移植器官產生組織排斥。

(2) 治療內生性葡萄膜炎(endogenous uveitis)。

(3) 治療自體免疫性疾病(autoimmune disease)，例如：修格連氏症候群(Sjogren's syndrome)引起的乾眼症。

(4) 眼用環胞素(Ophthalmic cyclosporine, Restsis®)能增加淚液產生，用於治療慢性乾眼症(chronic dry eye)及乾燥性角膜結膜炎(keratoconjuntivitis sicca)合併眼睛炎症。

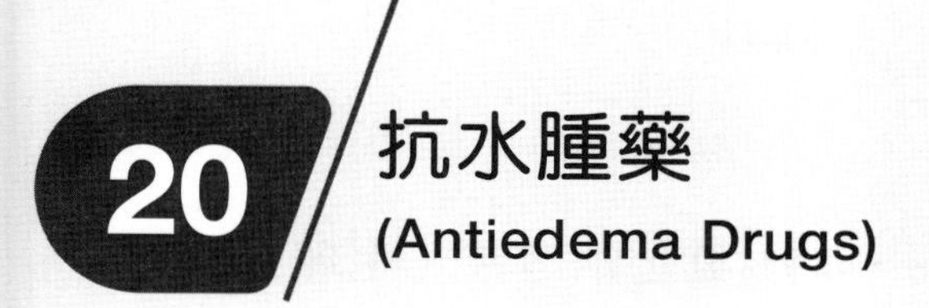

20 抗水腫藥 (Antiedema Drugs)

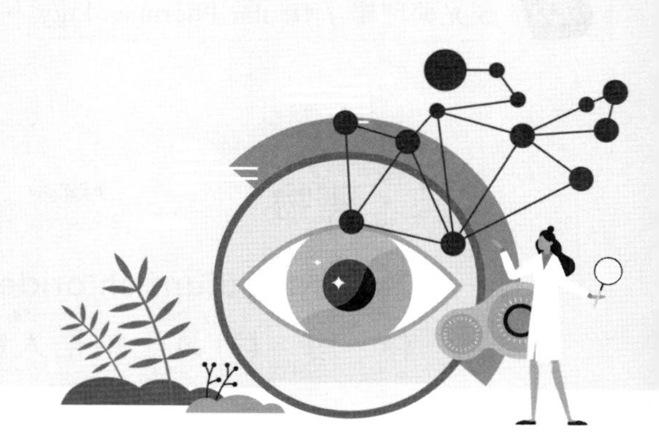

一、簡介

1. 滲透壓療法(osmotherapy)於西元 1904 年被應用於眼科治療，係利用口服高張生理食鹽水(hypertonic saline)使眼內壓降低。
2. 局部使用高滲透壓劑(hyperosmotic agents)在臨床上已被用於治療因內皮功能障礙引起的角膜水腫(corneal edema)。
3. 局部滲透壓療法(topical osmotherapy)能使淚膜張力增加，因此加速角膜液體的移動速率。
4. 引起角膜水腫的原因：
   (1) 生產外傷(birth trauma)。
   (2) 先天性角膜退化(corneal dystrophy)。
   (3) 手術引起外傷。
   (4) 發炎。
   (5) 狹角性青光眼。
   (6) 角膜內皮營養不良(Fuchs' dystrophy)。
5. 能降低角膜水腫的藥物
   (1) 玉米糖漿(Corn syrup)。
   (2) 葡萄糖(Glucose)。
   (3) 纖維素(Cellulose)。
   (4) 氯化鈉(Sodium chloride)。
   (5) 甘油(Glycerin, Glycerol)。
   (6) 木密醇(Mannitol)。

二、藥物

1. 氯化鈉(Sodium chloride)

作　用：(1) 氯化鈉是人體體液之組成，0.9%氯化鈉溶液（生理食鹽水）與淚液呈等張。

(2) 2~5%氯化鈉溶液(Hypertonic saline)屬於高張溶液（高滲透壓），用於治療角膜水腫。

(3) 5%氯化鈉軟膏最大療效時間約 3~4 小時。

副作用：(1) 0.9%氯化鈉溶液對角膜及結合膜沒有副作用。

(2) 5%氯化鈉會引起刺激及灼熱感。

用　途：(1) 治療水疱性角膜病變(bullous keratopathy)引起角膜水腫。

(2) 治療上皮外傷引起角膜水腫(corneal edema)。

2. 甘油(Glycerol, Glycerin)

作　用：(1) 甘油為澄明無色液體，能吸收水分及具有滲透壓作用。

(2) 甘油具有吸濕性(hygroscopic action)，能消除角膜上皮水腫。

(3) 急性青光眼(acute glaucoma)病人以口服甘油不能有效降低眼內壓，可改用靜脈注射木密醇(Mannitol)或碳酸酐酶抑制劑 Acetazolamide (Diamox®)。

副作用：使用高濃度甘油會引起疼痛、刺激及灼熱感。

用　途：(1) 局部 50~100% 甘油，在 1~2 分鐘能顯著改善角膜水腫症狀。

(2) 治療水疱性角膜病變(bullous keratopathy)，角膜內皮營養不良(Fuchs' endothelial dystrophy)及狹角性青光眼引起角膜水腫。

(3) 滲透壓劑(osmotic agents)甘油及木密醇(Mannitol)用於治療急性眼內壓上升。

3. 葡萄糖(Glucose, Dextrose)

作　用：(1) 30~50%葡萄糖溶液局部使用於眼睛，能消除角膜水腫。

(2) 高張葡萄糖溶液浸潰於眼睛約 30 分鐘能產生脫水作用(dehydrating action)，能消除角膜上皮水腫，作用可持續3~4 小時。

副作用：使用高濃度葡萄糖溶液會引起低度刺激感。

用　途：(1) 40%葡萄糖溶液的作用與 5%氯化鈉溶液相似。

(2) 治療角膜上皮水腫。

▼ 外用高滲透壓製劑(Osmotic Agents)

商品名	組成
Sochlor, 5% solution (OCusoft)	氯化鈉
Sochlor, 5% ointment (OCusoft)	氯化鈉
AK-NaCl 5% ointment (Akorn)	氯化鈉、無水羊毛脂、礦物油
Adsorbonac solution 2%及 5%	氯化鈉、聚乙烯吡咯烷酮(PVP)、水溶性聚合物
Ophthalgan	無水甘油
Glucose-40	40%葡萄糖，無水羊毛脂，軟石臘

MEMO

21 眼用色素 (Ocular Dyes)

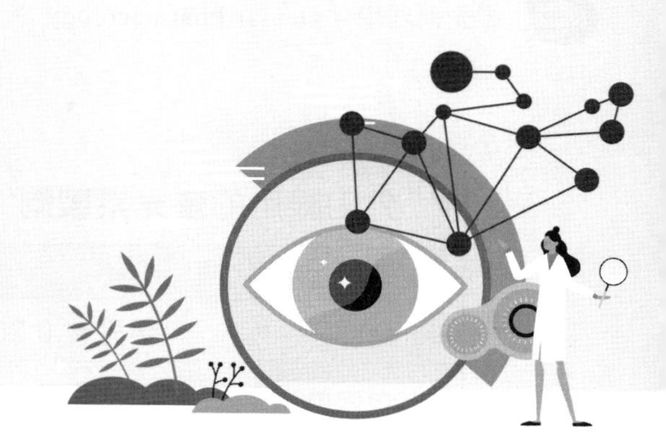

一、簡介

1. 最早被使用的眼用色素(ocular dyes)，例如：螢光素鈉(Sodium fluorescein)被應用於眼科診斷疾病。
2. 常用的眼用色素：
   (1) Sodium fluorescein。
   (2) Fluorexon。
   (3) Rose bengal。
   (4) Lissamine green。
   (5) Indocyanine green。
   (6) Methylene blue。

二、藥物

1. 螢光素鈉(Sodium fluorescein)

作　用：(1) 螢光素是一種廣用的眼用色素，具有親水性、副作用低及在視覺範圍具有良好的螢光性質等優點。

(2) 螢光素的吸收波長在 493 nm，放射波長在 520 nm，能產生黃綠螢光，對酸鹼值的改變敏感，在 pH=8 時，螢光強度最大。

(3) 許多因素會影響螢光素溶液的螢光，包括溶液濃度、酸鹼值、其他物質存在、吸收光線的波長與強度。

(4) 螢光素溶液最容易遭受綠膿桿菌汙染，因此臨床上作成單劑量製劑。

(5) Fluorescein 可併用 Proparacaine 或 Benoxinate 等局部麻醉劑。

▼ 外用眼用的螢光素製劑

商品名	組成
Fluress	螢光素 0.25%，benoxinate 0.4%，氯丁醇 1%
Fluoracaine	螢光素 0.25%，proparacaine 0.5%，thimerosal 0.01%
Ful-Glo Strips	螢光素 0.6 及 1.0 mg
Fluor-Strip	螢光素 9 mg，氯丁醇 0.5%，tween 80
Fluor-I-Strip	螢光素 1 mg，氯丁醇 0.5%，tween 80，緩衝液

▼ 靜脈注射用的螢光素製劑

商品名	組成及製劑
Fluorescite	螢光素 10%，5-ml ampule
Fluorescite	螢光素 25%，2-ml ampule 或 5-ml vial
AK-Fluor	螢光素 10%，5-ml ampule
AK-Fluor	螢光素 25%，2-ml ampule 或 5-ml vial

副作用：噁心、嘔吐、皮膚潮紅、過敏性搔癢。

用　途：(1) 局部眼用之用途：

a. 診斷眼睛表面完整性(ocular surface integrity)。

b. 隱形眼鏡的定位與處置。

c. 淚腺系統(lacrimal system)的診斷。

d. 量測眼內壓(intraocular pressure, IOP)。

(2) 靜脈注射螢光素血管攝影之用途：

a. 診斷視網膜血管病變。

b. 診斷脈絡膜血管病變。

2. Fluorexon

作　用：(1) Fluorexon 是螢光素鈉衍生物，呈黃棕色，具有極性基團，因此呈水溶性。Fluorexon 的染色作用與螢紅鈉相似。

(2) Fluorexon 與螢光素鈉相似，極易遭受細菌的汙染，因此作成單劑量滅菌容器。

副作用：Fluorexon 會使軟性隱性眼鏡染色。

用　途：(1) 用於幫助軟性隱性眼鏡(soft contact lenses)的固定。

(2) 用於評估混合設計(hybrid designs)，例如：SoftPerm lens。

3. Rose bengal

作　用：(1) Rose bengal 是螢光素鈉衍生物，具有明亮粉紅色或紫紅色、呈水溶性、對光敏感。

(2) Fluorexon 是一種廣用的色素，具有染色作用，廣用於診斷眼睛表面疾病。

副作用：Rose bengal 會使軟性隱性眼鏡染色。

用　途：(1) 乾性眼睛徵候群(dry eye syndrome)的差別診斷。

(2) 診斷修格連氏症候群(Sjogren's syndrome)。

4. Lissamine green

作　用：(1) Lissamine green 具有明亮藍色，能將退化細胞、死亡細胞、及黏液染色。染色時間較 Rose bengal 長。

(2) 1% Lissamine green 的染色作用與 1% Rose bengal 相似，但適用於對 Rose bengal 會過敏的病人。

副作用：置於結膜囊不會引起刺激作用。

用　途：診斷損傷的眼上皮細胞(membrane-damaged epithelial cell)。

5. Indocyanine green

作　用：(1) Indocyanine green (ICG)是水溶性 tricarbocyanine 色素，與螢光素(Fluorescein)不同，ICG 靜脈注射之後能迅速及完全與血漿白蛋白結合，因此不會滲透至微血管。

(2) ICG 在近紅外光 800-nm 波長，染色上皮及脈絡膜(choroids)僅吸收 21~38%光線；但 Fluorescein 在 500 nm 波長，能吸收 59~75%光線。

副作用：過敏反應。

用　途：(1) Indocyanine green 當作螢光色素，用於視網膜及脈絡膜的螢光血管影像攝影(angiography)。

(2) ICG videoangiography (ICGV)用於診斷脈絡膜異常，包括先天性異常、缺血性、發炎性及退化性疾病。

6. 亞甲基藍(Methylene blue)

作　用：(1) 亞甲基藍是一種苯胺色素(aniline dye)，性質與 Rose bengal 相似，能將退化及死亡的細胞、黏液及角膜神經染色。

(2) 在淚囊鼻腔造孔術(dacryocystorhinostomy)之前，亞甲基藍用於使淚囊(lacrimal sac)染色。

副作用：刺激眼睛組織。

用　途：(1) 5%亞甲基藍溶液用於角膜神經的染色。

(2) 在手術前將亞甲基藍注入淚囊內，能使淚囊染色。

(3) 亞甲基藍能使結晶性 lens capsule 染色，在白內障手術有助於視覺。

22 視網膜疾病的用藥 (Drug for Retinal Diseases)

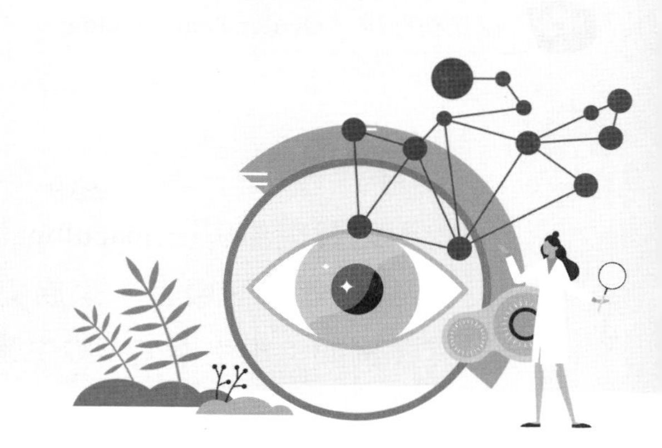

一、簡介

1. 視網膜疾病(retinal disease)會引起視覺喪失(blindness)。
2. 重要的視網膜疾病：
   (1) 頑強黃斑部水腫(recalcitrant macular edema)。
   (2) 年齡相關黃斑部退化或病變(age-related macular degeneration, ARMD)，又分為濕性(wet form)及乾性(dry form)黃斑部病變。
3. 視網膜疾病的治療方法及藥物：
   (1) 光動態療法(photodynamic therapy, PDT)
   Verteporfin, Rostaporfin。
   (2) 抗血管新生藥物(antiangiogenesis drug)
   Pegaptanib, Ranibizumab, Bevacizumab。
   (3) 腎上腺皮質類固醇(corticosteroids)及其衍生物
   Triamcinolone acetonide, Anecortave acetate。
   (4) 其他藥物
   Squalamine, Ruboxistaurin。
4. 會引起黃斑部病變(maculopathy)的藥物：
   (1) 抗瘧藥
   Chloroquine, hydroxychloroquine。
   (2) Phenothiazine 安神藥
   Chlorpromazine, Thioridazine。
   (3) 其他藥物
   Tamoxifen, Methoxyflurane, Canthaxanthin。

5. 引起黃斑部病變(maculopathy)的危險因子：長時間強光照射（看 3C 產品）、年齡、吸菸、家族史、心血管疾病、肥胖、缺乏抗氧化性維生素（例如：維生素 C、維生素 E、β-胡蘿蔔素等）和鋅。
6. 抗氧化物質能防止或延遲黃斑部病變的發生或惡化，例如：維生素 C、維生素 E、β-胡蘿蔔素、氧化銅和氧化鋅。
7. 研究證實，Carotenoids lutein、Zeaxanthin 及 Omega-3-長鏈不飽和脂肪酸，能防止或延遲黃斑部病變的發生或惡化。

二、藥物

1. Verteporfin

商品名：Visudyne。

作　用：(1) Verteporfin 是第二代光敏感劑(photosensitizer)，可由吡咯紫質原(protoporphyrin)合成，最大吸收波長約 689 nm。

(2) 靜脈注射 Verteporfin 能有效的蓄積於目標組織，其平均血清半衰期約 5 小時，低度在肝臟被代謝。

(3) Verteporfin 是一種斥水性物質，對低密度脂蛋白質(low-density lipoprotein)具有高度親和力，因此能影響脈絡膜新生血管作用(neovascularization)，包括血管收縮、血液細胞凝集及內皮細胞損傷。

(4) 光動態療法(PDT)需使用光敏感劑及特殊性選擇性光線及氧分子，其主要目的是破壞新生血管。

(5) 靜脈注射 Verteporfin 再以 Diode 雷射(689 nm)活化光敏感劑 Verteporfin，產生自由基選擇性破壞組織，例如：破壞新生血管。

副作用：視覺異常、光敏感反應、過敏反應。

用　途：靜脈注射，治療年齡相關黃斑退化(ARMD)之脈絡膜新生血管(VNV)。

2. Rostaporfin

商品名：Photrex。

作　用：(1) Rostaporfin 是第二代光敏感劑，用途與 Verteporfin 相似，其最大吸收波長約 664 nm。

(2) 靜脈注射 Rostaporfin 能有效的蓄積於脈絡膜新生血管，再以 Diode 雷射(664 nm)活化 Rostaporfin，產生選擇性破壞新生血管。

副作用：光敏感反應、過敏反應。

用　途：治療年齡相關黃斑退化(ARMD)之脈絡膜新生血管。

3. Pegaptanib

商品名：Macugen。

作　用：(1) Pegaptanib 是第一個被用於治療年齡相關黃斑退化(wet AMD)之脈絡膜新生血管的抗血管內皮生長因子藥物(anti-VEGF agent)。

(2) Pegaptanib 屬於選擇性血管內皮生長因子(vascular endothelial growth factor, VEGF)拮抗劑。

(3) Pegaptanib 是寡核苷酸(aptamers)與聚乙烯二醇(PEG)共價鍵鍵結的化合物，聚乙烯二醇能增加藥物的半衰期。

(4) Pegaptanib 能完全抑制血管內皮生長因子，因此具有抑制血管新生作用(angiogenesis)。

副作用：視覺異常、眼睛疼痛、眼內發炎。

用　途：玻璃體注射給藥(intravitreal injection)，0.3 mg 每六星期(q6w)，治療年齡相關黃斑退化(wet ARMD)。

4. Ranibizumab

商品名：Lucentis。

作　用：Ranibizumab 是一種重組人類 IgG_1 單株抗體，能拮抗血管內皮生長因子受體(VEGF receptor)，具有抗血管新生作用(anti-angiogenesis)。

副作用：視覺異常、眼睛疼痛、眼內發炎。

用　途：玻璃體注射給藥，0.5 mg 每四星期(q4w)，，能防止脈絡膜新生血管，治療年齡相關黃斑退化症(wet ARMD)。

5. Bevacizumab

商品名：Avastin。

作　用：(1) Bevacizumab 又名 rhuFAB VEGF，是一種重組人類 IgG_1 單株抗體，能拮抗血管內皮生長因子受體，具有抗血管新生作用。

(2) Bevacizumab 作用於 VEGF-A，能抑制血管增生(vascular proliferation) 及腫瘤生長。

(3) 糖尿病視網膜病變(proliferative diabetic retinoathy)、早產兒的視網膜病(retinopathy of prematurity)及黃斑水腫(macular edema)等眼睛疾病都與新生血管(neovascularization)有關，可使用 Bevacizumab 或 Ranibizumab 治療。

副作用：輕度高血壓。

用　途：(1) 玻璃體注射給藥，1 mg 每四星期(q4w)，能防止脈絡膜新生血管，治療年齡相關黃斑退化症(wet ARMD)。

(2) Bevacizumab 與 Fluororuracil 併用，治療結腸直腸癌。

6. Aflibercept

商品名：Eylea, VEGF Trap

作　用：(1) Aflibercept 是利用 VEGFR 1-鍵結區域與隔離 VEGF 重組而得之融合蛋白分子。

(2) Aflibercept 能與 VEGF 受體結合，抑制 VEGF 的作用，療效與 Ranibizumab 相當。

副作用：細菌性感染發生率增加。眼部感染或發炎的病患禁忌使用。

用　途：玻璃體注射給藥，用於治療非息肉狀脈絡膜血管病變(PCV)的血管新生性（濕性）年齡關性黃斑部退化病變。

7. Triamcinolone acetonide

商品名：Kenalog。

作　用：(1) Triamcinolone acetonide 是一種腎上腺皮質類固醇，廣用於治療視網膜疾病。

(2) Triamcinolone acetonide 能抑制磷脂質酶(phospholipase A_2)，因此阻止發炎介質前列腺素及白三烯素的合成。

(3) Triamcinolone 為斥水性物質，因此作用時間較長，用於輔助治療年齡相關黃斑退化症。

副作用：眼內壓上升、細菌性感染發生率增加。

用　途：(1) 玻璃體注射給藥，治療年齡相關黃斑退化症。

(2) 治療非感染性眼內炎(endophthalmitis)。

8. Anecortave acetate

作　用：(1) Anecortave 是一種抗血管新生或抑制血管新生類固醇(angiostatic steroid)。

(2) Anecortave 能使胞漿素原活化抑制劑(plasminogen activator inhibitor-1)增加，因此抑制胞漿素原(PG)及抑制血管新生。

副作用：眼內壓上升、白內障。

用　途：治療年齡相關黃斑退化症(ARMD)。

9. Squalamine

商品名：Evizon。

作　用：(1) Squalamine 是一種抗生素，對革蘭氏陽性及陰性細菌具有殺菌作用。

(2) Squalamine 也具有抗腫瘤及抗血管新生作用。

(3) Squalamine 能阻斷有絲分裂原誘導(mitogen-inducd)細胞增殖及內皮細胞移位。

副作用：肝臟毒害、肝臟轉移胺酶(transaminases)上升。

用　途：(1) 靜脈注射給藥，治療年齡相關黃斑退化症。

(2) 治療氧引起(oxygen-induced)視網膜病變、虹彩血管新生及雷射傷害引起脈絡膜新生血管。

10. Ruboxistaurin

商品名：Axxant。

作　用：(1) Ruboxistaurin 能使血管內皮生長因子－媒介(VEGF-mediated)視網膜血管的通透性減少、增加視網膜血液流量及抑制視網膜血管新生。

(2) Ruboxistaurin 能抑制蛋白激酶 C (protein kinase C)，因此抑制血管內皮生長因子(VEGF)的合成。

副作用：腹瀉、腸胃脹氣。

用　途：口服給藥，治療糖尿病視網膜病變(diabetic retinopathy)。

23 控制出血的用藥

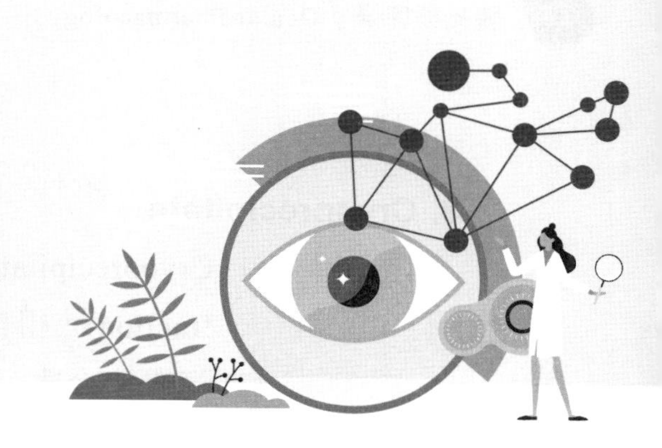

1. 胺基己酸(Aminocaproic acid)

商品名：Amicar, ACA。

作　用：(1) 胺基己酸的結構式與胺基酸離胺酸(lysine)相似，是胞漿素原活化劑（例如：Streptokinase 及 Urokinase）的競爭性抑制劑；能抑制 plasminogen 活化成胞漿素(plasmin)。

(2) 胺基己酸是血栓分解劑(fibinolytic agent)過量中毒時的解毒劑(specific antidote)。

藥動學：Aminocaproic acid 口服吸收迅速及由腎臟排除。

副作用：噁心、血管內栓塞、低血壓、肌病、腹瀉。

用　途：(1) 血友病(hemophilia)之治療。

(2) 纖維蛋白分解酶（SK 及 UK）的過量中毒之解毒劑。

(3) 防止顱內動脈瘤(intracranial aneurysms)之再度出血。治療手術後胃腸道出血。Aminocaproic acid 適合用於治療出血性疾病(bleeding disorders)。

(4) 用於治療外傷前房出血(traumatic hyphemia)的再出血(rebleeding)。

2. Tranexamic acid

商品名：Transamin。

作　用：Tranexamic acid 為胺基己酸(aminocaproic acid)衍生物，是一種纖維蛋白分解(fibrinolytic)抑制劑；能抑制胞漿素原活化劑(plasminogen activator)的作用。

副作用：低血壓、肌病、腹瀉。

用　途：(1) 口服吸收良好，治療血友病(hemophilia)。

(2) 纖維蛋白分解酶(streptokinase)的過量中毒之解毒劑。

3. Cryoprecipitate

作　用：(1) Cryoprecipitate 是一種人類血漿蛋白質(plasma protein fraction)，得自全血。

(2) 每單位冷凍沉澱品(Cryoprecipitate)含有 300 mg 之纖維蛋白原(fibrinogen)。

副作用：噁心、嘔吐。

用　途：(1) 治療肝臟疾病及血管內凝血異常。

(2) 用於治療 factor VIII 缺乏症。

(3) 治療甲型血友病(hemophilia A)。

(4) 治療類血友病(von Willebrand disease)。

4. Desmopressin acetate

商品名：DDAVP。

作　用：(1) Desmopressin 又名 Arginine vasopressin，能增加病人凝血因子 Factor VIII 的活性。

(2) Desmopressin 能活化 V_2-受體，治療流血疾病。

副作用：水中毒(water intoxication)。

用　途：(1) 鼻腔吸入，治療甲型血友病(hemophilia A)。

(2) 靜脈或皮下注射，用於治療類血友病。

(3) 用於治療夜尿(nocturnal enuresis)。

5. Ethamsylate

商品名：Wincynon。

作　用：(1) Ethamsylate 能抑制前列腺環素(prostacyclin)合成酶，防止前列腺環素引起血管舒張及抗血小板凝集作用。

(2) Ethamsylate (Cyclonamine)能防止小血管出血。

副作用：頭痛、藥疹。

用　途：(1) 防止手術後出血。

(2) 於白內障手術(cataract operation)，預防出血。

6. Aprotinin

商品名：Trasylol。

作　用：(1) Aprotinin 是一種絲胺酸蛋白酶(serine protease)抑制劑，可抑制血漿素(plasmin)之纖維蛋白溶解作用(fibrinolysis)及抑制血栓分解。

(2) Aprotinin 能抑制 plasmin-streptokinase 錯合物（接受血栓分解藥治療的病人）。

(3) Aprotinin 可以抑制血纖維蛋白溶酶原(plasminogen)之活化，具有止血作用。Aprotinin 不會抑制血小板凝集作用。

(4) Aprotinin 為 Kallikrein 抑制劑，能抑制發炎反應。

副作用：過敏反應(hypesensitivity reaction)。

用　途：(1) 於開心手術及肝臟移植手術，防止出血。

(2) 治療急性胰臟炎。

7. 凝血酶(Thrombin)

商品名：Thrombase houde。

作　用：Thrombin 能使全血及血漿凝固，與明膠棉(gelatin)併用，能形成血塊。

副作用：眼內發炎。

用　途：(1) 防止局部出血。

(2) 玻璃體切除術(virectomy)，防止局部出血。

8. 維生素 K (Vitamin K)

來　源：(1) Phylloquinone (K_1)存在於綠色蔬菜。

(2) Menaquinones (K_2)可由動物的腸道菌叢產生，尤其是革蘭氏陽性細菌。

(3) Menadione (K_3)可由人工合成。

作　用：維生素 K 能促進肝臟生合成凝血因子II (prothrombin)、VII (proconvertin)、IX (thromboplastin)、X。

副作用：(1) 大劑量的維生素 K 會引起 primaquine-sensitive anemia（溶血性貧血），也會加重肝臟疾病及產生黃疸。

(2) Menadione 又名 Vitamin K_3，是人工合成的維生素 K，用於新生兒會引起溶血性貧血及核黃疸。

缺乏症：瘀血、流鼻血、血尿、胃腸道出血、手術後流血。

用　途：(1) 治療凝血酶原過低症引起的流血。

(2) 作為口服抗凝血藥(coumarins)中毒的解毒劑。

(3) Phytonadione 又名 Vitamin K_1，能促進凝血因子 II、VII、IX 及 X 的形成，以肌肉注射給藥，用於預防新生兒之出血疾病。

24 血栓症的用藥

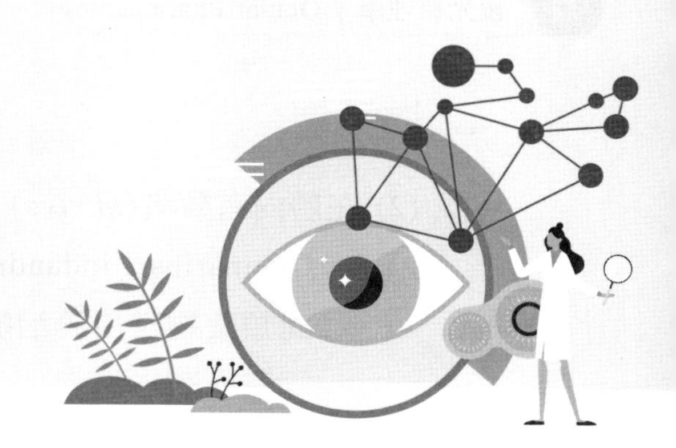

一、簡介

1. 當人體血管受到損傷，會有許多止血（凝血）機轉被引發，以防止流血過多。人體可經由許多方法來達到止血的目的，例如：(1)血管痙攣、(2)血小板的形成、(3)血液凝固及(4)纖維組織的生長。

2. 血液凝固(blood coagulation)包括：
   (1) 外在系統，是由血管壁的損傷或血壁外組織的損傷所引發。
   (2) 內在系統，是由血液本身開始。

3. 能防止或治療血栓性栓塞病(thromboembolic disease)之藥物：
   (1) 抗凝血藥(anticoagulants)
      a. 黏多醣類(mucopolysaccharides)：Heparin, Enoxaparin。
      b. 香豆素類(coumarins)：Bishydroxycoumarin, Warfarin。
      c. Indandiones：Phenidione, Anisedione。
   (2) 抗血小板藥(antiplatelet drugs)
      a. cyclooxygenase 抑制劑：Aspirin。
      b. phosphodiesterase 抑制劑：Dipyridamole。
      c. ADP pathway 抑制劑：Ticlopidine, Clopidogrel。
      d. glycoprotein IIb / IIIa 抑制劑：Abciximab, Eptifibatide。
   (3) 血栓分解藥(thrombolytic drugs)。

4. 能干擾凝血因子，因而阻止血液凝固的藥品稱之抗凝血藥(anticoagulant drugs)，抗凝血藥分為二大類：
   (1) 在體外有效者(*in vitro*)：
      a. 草酸鹽(Oxalate)、檸檬酸鹽(Citrate)或乙二胺四乙酸(EDTA)。
      b. 此類藥物常用於保存全血。

(2) 在體內有效者(*in vivo*)：

a. Coumarins、Indandiones、Heparin 及 Enoxaparin。

b. 此類藥物常用於治療血栓症。

二、系統性抗凝血藥(Systemic Anticoaulants)

1. 肝素(Heparin)

結　構：(1) 肝素是由磺化葡萄糖胺與葡萄糖醛酸組成的黏多醣化合物(mucopolysaccharides)，呈強酸性，通常製成鈉鹽。商業上，肝素係得自牛的肺臟或豬的小腸黏膜；肝素大量儲存於肥胖細胞(mast cells)。

(2) 肝素依分子量大小分類：

a. 高分子量的肝素(unfractionated heparin, UFH)。

b. 低分子量(LMW)的肝素：

Enoxaparin (Lovenox)、Dalteparin (Fragmin)、Tinzaparin (Innohep)、Ardeparin (Normiflo)、Nadroparin (Fraxiparine)及 Reviparin。

作　用：(1) 肝素於試管中和活體內皆有抗凝血的活性。

(2) 肝素需與血漿蛋白酶抑制劑(antithrombin III)結合後，此結合產物才能迅速再與凝血酶結合，產生構形改變，再抑制凝血因子凝血酶(thrombin)。

(3) 低分子量的肝素抑制活化的 anti-factor Xa 作用較強，但對抗凝血酶(antithrombin)的作用比高分子量的肝素較小。肝素的片段(heparin fragments)，同樣具有抗凝血作用。

(4) 低分子量肝素與高分子量肝素之不同點為前者抑制 Xa 大於 IIa（antithrombin / anti-factor Xa 活性之比率是增加）。

(5) 低分子量的肝素具有肝素相似的作用，但皮下注射的生體可用率增加及半衰期較長，血小板減少症發生率較低、內出血及骨質缺少症(osteopenia)危險性低及所需劑量較小（每天 1 或 2 次）。

(6) 肝素使用期間應監測病人的部分凝血活酶時間(activated partial thromboplastin time, aPTT)。

(7) 肝素(Heparin)不會穿透胎盤屏障，故適用於孕婦。

副作用：(1) 使用過量的肝素會引起傷口及黏膜的出血。

(2) 輕度血小板減少症(mild thrombocytopenia)。

(3) 使用 Heparin 之病人，若再口服 Aspirin，有流血之傾向，是因為抑制血小板功能。

(4) 皮下注射部位會引起過敏反應。

拮　抗：(1) 肝素中毒之解毒劑是魚精蛋白(Protamine sulfate)。

(2) 1 mg Protamine sulfate 可中和 100 單位之 Heparin。

(3) 硫酸魚精蛋白拮抗肝素之作用屬於化學性拮抗。

藥動學：(1) 肝素不能經由胃腸道及舌下吸收。

(2) 肝素以皮下注射或靜脈注射能立刻呈現藥效。

用　途：(1) 靜脈滴注，治療肺栓塞症(pulmonary embolism)。

(2) 治療視網膜動脈及靜脈阻塞。

(3) 治療非穩定型心絞痛(unstable angina)。

(4) 治療角膜潰瘍。

2. Danaparoid

商品名：Orgaran。

作　用：(1) Danaparoiud 是一種 nonheparin glycosaminogycans，具有抗凝血酶(antithrombin)作用，能抑制 factor Xa。在治療劑量不會延長凝血酶原時間(PT)或 aPTT。

(2) Danaparoiud 之半衰期約 24 小時。腎衰竭病人應監測 anti-factor Xa 及調整劑量。

副作用：血小板減少症。

用　途：皮下注射，預防靜脈栓塞症(deep venous thrombosis)。

3. Drotrecogin alfa

商品名：Xigris。

作　用：Drotrecogin 為重組人類活性 protein C，能抑制 factors Va 及 VIIIa 的蛋白分解去活性作用；也具有抗炎作用。

副作用：內出血。

用　途：靜脈注射，治療靜脈栓塞症。

4. Hirudin

商品名：Hirulog。

作　用：(1) 水蛭素(Hirudin)得自水蛭(*Hirudo medicinalis*)，Hirudin 是直接性不可逆性 thrombin 抑制劑(DTI)，其作用不需要 antithrombin III 之存在（媒介）。

(2) 水蛭素已由 DNA 重組技術而得，水蛭素是強力及專一性凝血酶(thrombin)抑制劑。

(3) 使用水蛭素應監測病人的 aPTT。

副作用：內出血，較 Heparin 不易產生血小板減少症之副作用。

用　途：皮下注射，治療靜脈栓塞症。

5. Lepirudin

商品名：Refludan。

作　用：(1) Lepirudin 為 65 個胺基酸之多胜肽，是直接性不可逆凝血酶(thrombin)抑制劑。

(2) Lepirudin 的抗凝血作用不需要依靠 antithrombin III，Lepirudin 對血小板及流血時間的影響較小。

副作用：內出血。產生 antihirudin 抗體；使用 Lepirudin 應監測病人的 aPTT。

用　途：(1) 靜脈注射，治療靜脈栓塞症。適用於 Heparin 引起血小板減少症(HIT)之病人。

(2) 使用肝素如引致血栓栓塞症(thromboemobolism)時，應立即停藥，可改用 Argatroban、Hirudin 或 Bivalirudin 等抗凝血劑。

6. Bivalirudin

商品名：Angiomax。

作　用：(1) Bivalirudin 為 20 個胺基酸之多胜肽，是直接性凝血酶(thrombin)雙價抑制劑。

(2) Bivalirudin 作用快及作用時間短，半衰期 25 分鐘。

副作用：內出血，產生 antihirudin 抗體。

用　途：靜脈注射，治療靜脈栓塞症。

7. Argatroban

商品名：Angiomax。

作　用：(1) Argatroban 為合成的精胺酸(L-arginine)衍生物，是低分子量的 thrombin 抑制劑；需要持續靜脈滴注給藥，並監測病人的 aPTT。

(2) Argatroban 的清除不受腎功能影響，但受肝功能影響，Argatroban 被 cytochrome P450 代謝，半衰期短，約 40~50 分鐘。

副作用：內出血。

用　途：靜脈注射，治療靜脈栓塞症；適用於肝素-引起血小板減少症之病人(HIT)。

8. 口服抗凝血藥(Oral anticoagulants)

藥　物：(1) 4-Hydroxycoumarins 衍生物：

a. Warfarin (Coumadin)

b. Dicumarol (Bishydroxycoumarin)

c. Phenprocoumon

d. Acenocoumarol

(2) 1,3-Indandione 衍生物：

Anisindione, Phenidione

作　用：(1) 口服抗凝血藥係指香豆素(Coumarins)及 Indandiones 化合物，此類抗凝血藥在活體內(*in vivo*)才有抗凝血作用。

(2) 口服抗凝血藥能阻斷羧化反應(carboxylation)，干擾維生素 K 依賴性凝血因子II、VII、IX、X的合成，及抑制抗凝血因子 protein C 及 S。

(3) 口服抗凝血藥能阻礙肝臟利用維生素 K 製造凝血酶原(prothrombin, II)。

(4) 香豆素(Coumarins)及 Indandione 化合物為還原酶(vitamin K epoxide reductase)抑制劑。

藥動學：(1) 香豆素(Coumarins)抗凝血藥的作用受許多因素的影響，包括吸收速率、代謝、食物及遺傳因素。

(2) Coumarins 與血漿白蛋白的結合率高，許多藥物或臨床因素會影響體內白蛋白的濃度或影響抗凝血藥與白蛋白的結合，因而影響抗凝血作用。

(3) Coumarins 易由胃腸道吸收及主要被肝臟微粒體酵素代謝。

副作用：(1) 使用 Coumarins 若沒有追蹤凝血酶原時間(prothrombin time, PT)，凝血酶原濃度嚴重的被抑制，會引起血尿或胃腸道及腦部內出血。

(2) 使用 Coumarins 時，需隨時監測病人的凝血酶原時間及治療效果。為了校正實驗室檢查的差異性，目前臨床主要使用國際標準化比率(international normalized ratio, INR)。

(3) 口服抗凝血藥服用藥物之後的 8~14 時，應採血液檢品及監測病人的 INR：

$INR = (PT_{pt} / Pt_{ref})^{ISI}$

此處 ISI = International Sensitivity Index

目標 INR 值為 2~3，相當於 PT ratio 1.2~1.5。

(4) 孕婦禁忌服用 warfarin，且內出血後果最嚴重。

解　毒：使用過量的口服抗凝血藥引起嚴重的內出血，其中毒的處理方法：

(1) 輸血(fresh plasma or whole blood transfusion)。

(2) 靜脈注射維生素 K_1 (Phytonadione)。

交互性：(1) Barbiturate、Carbamazepine 及 Rifampin 會誘導肝臟酵素 CYP2C9，因此會增加 Warfarin 的代謝。

(2) Amiodarone、Ketoconazole、Cotrimoxazole、Fluoxetine、Metronidazole、Isoniazide、Tolcapone、Cimetidine、Clopidogrel、Zafirlukast 及 Disulfiram 會抑制 CYP2C9，因此會減少 Warfarin 的代謝。

(3) Clofibrate 及 Gemfibrozil 會增加 Warfarin 的抗凝血作用，會使病人有出血的危險。

(4) Aspirin 會增加 Warfarin 的抗凝血作用。

(5) Sulfinpyrazone 及 Phenylbutazone 併用 Warfarin，會增加 Warfarin 之抗凝血作用。

交互作用：Coumarins 抗凝血藥會與其他藥品產生相互作用，因而影響抗凝血作用。

與 warfarin 相互作用的藥品	可能機轉
1. 會加強 Warfarin 作用的藥品：	
某些抗生素	減少 Vitamin K 的產生。
Cholestyraine	減少 Vitamin K 的吸收。
Anabolic steroids	減少凝血因子的合成。
Aspirin, Clofibrate, Diazoxide, Mefenamic acid, Nalidixic acid, Phenylbutazone	競爭於血漿蛋白結合位置。
2. 會減少 Warfarin 作用的藥品：	
Barbiturate, Carbamazepine, Ethanol, Griseofulvin, Rifampin, Haloperidol	誘導肝臟微粒體酵素，促進 Warfarin 的肝臟代謝。
3. Warfarin 會加強其他藥品的作用	
Phenytoin, Tolbutamide	競爭於血漿蛋白結合位置。

用　途：(1) 防止靜脈栓塞症(deep venus thrombosis, DVT)。
(2) 防止肺栓塞症(pulmonary emboli, PE)。
(3) 治療視網膜靜脈阻塞(retinal vein occlusion)。

▼ Coumarin 及 Indanedione 之劑量

抗凝血藥	初期劑量(mg)	維持劑量(mg)	口服錠劑(mg)
1. Dicumarol	200~300	25~200	25~100
2. Warfarin sod.	10~15	2~10	2~10
3. Warfarin sod.	40~60	2.5~10	5
4. Anisindione	300	25~250	50
5. Phenprocoumon	24	0.75~6	3

三、血栓分解藥(Thrombolytic Drugs)

1. 鏈球菌激酶(Streptokinase)

商品名：Streptase。

作　用：(1) Streptokinase 是一種酵素，在纖維蛋白(fibrin)存在時是一種胞漿素原活化劑，溶解纖維蛋白凝塊最有效。

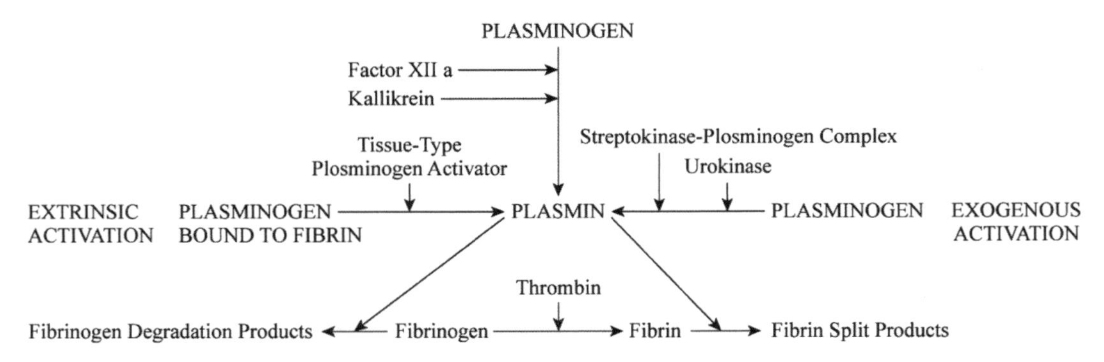

(2) Streptokinase 為血栓溶解劑，與胞漿素原形成 1:1 錯合物，能促進胞漿素原(plasminogen)形成胞漿素(pasmin)；具有間接溶解血栓的作用。

副作用：內出血、過敏反應（抗原性）。

用　途：(1) 靜脈滴注給藥，治療急性肺栓塞、靜脈栓塞、急性心肌梗塞及急性動脈栓塞等。

(2) Streptokinase 治療視網膜動脈及靜脈阻塞。

2. Anistreplase

商品名：Eminase, APSAC。

作　用：(1) Anistreplase 含有人類胞漿素原及細菌 streptokinase 之錯合物，經由醯化反應保護酵素活性位置。在體內保護性醯基會被水解及產生活性的 streptokinase-proactivator 錯合物，再促進胞漿素原(plasminogen)形成胞漿素(plasmin)。

(2) Anistreplase 是一種胞漿素原活化劑，靜脈給藥；對血栓有高度選擇性及分解血栓作用較強，半衰期約 90 分鐘。

副作用：內出血、過敏反應（抗原性）。

用　途：靜脈滴注給藥，治療急性肺栓塞、靜脈栓塞、急性心肌梗塞及急性動脈栓塞等。

3. 泌尿激酶(Urokinase)

商品名：Abbokinase。

作　用：(1) Urokinase 是人類腎臟合成之酵素，可由人類的尿液分離而得，是一種胞漿素原活化劑，能直接促進胞漿素原形成胞漿素。

(2) Urokinase 具有直接纖維蛋白溶解作用。

(3) Urokinase 不具有抗原性、作用強，但價格昂貴。

用　途：靜脈滴注給藥，治療視網膜動脈及靜脈阻塞、急性肺栓塞、靜脈栓塞、急性心肌梗塞及急性動脈栓塞等。

4. 組織胞漿素原活化劑(Tissue plasminogen activator)

藥　物：Alteplase (Activase®)。

作　用：(1) t-PA (Alteplase)是由重組 DNA 技術而得之人類 t-PA 之製劑，含有 527 個胺基酸，是一種絲胺酸蛋白酶(serine protease)，為血栓分解藥

(2) Alteplase 具有直接纖維蛋白溶解作用，以靜脈給藥，能將血栓分解。

(3) t-PA 需先與纖維蛋白(fibrin)之離胺酸(lysine)結合位置形成錯合物，此錯合物能高度將沒有活性的胞漿素原形成胞漿素。

來　源：t-PA (Alteplase)可由血液及血管等組織分離而得或由重組 DNA 技術。Alteplase 的體內半衰期約 5~10 分鐘，是血栓溶解劑中半衰期最短的。

副作用：內出血，Alteplase 不具有抗原性。

禁忌症：嚴重胃出血、高血壓病史、嚴重內出血、急性心肌炎的病人禁忌使用血栓溶解劑。

用　途：(1) 玻璃體注射，治療視網膜動脈及靜脈阻塞。

(2) Alteplase 可作為 Streptokinase 的代用品，本品以靜脈注射給藥治療急性心肌梗塞症(AMI)。

(3) 靜脈注射治療多發性臟栓塞及中央靜脈深層靜脈栓塞症。

5. Reteplase

商品名：Retavase®。

作　用：(1) Reteplase 由重組 DNA 技術而得，是一種絲胺酸蛋白酶(serine protease)，因為缺乏主要的纖維蛋白(fibrin)−鍵結區域，所以對纖維蛋白(fibrin)−專一性比 Alteplase 較小。以靜脈給藥，能將血栓分解。

(2) Reteplase 的半衰期較 Alteplase 長，能將胞漿素原(plasminogen)活化形成胞漿素(pasmin)。

副作用：內出血。

用　途：(1) Reteplase 以靜脈注射給藥治療急性心肌梗塞症(AMI)。
(2) 靜脈注射治療多發性栓塞及中央靜脈深層栓塞症。
(3) 靜脈注射治療大腦出血之中風病人。

6. Tenecteplase

商品名：TNKase®。

作　用：Tenecteplase 是由重組 DNA 技術而得，為 t-PA 的變種，為血栓分解劑，能促進胞漿素形成。

副作用：內出血。

用　途：(1) 以靜脈注射給藥治療急性心肌梗塞症(AMI)。
(2) 注射治療多發性栓塞及中央靜脈深層靜脈栓塞症。

▼ 溶解血栓藥物(Thrombolytic Drugs)之半衰期

溶解血栓藥物	半衰期（分鐘）
1. Streptokinase	40~80
2. Urokinase	15~20
3. Tissue plasminogen activator (t-PA), Alteplase	5~10（最短）
4. Anisoylated plasminogen streptokinase comples	90（最長）

四、抗血小板藥(Antiplatelet Drugs)

抗血小板藥能阻止血小板的凝集(platelet aggregation)，可用於防止血管栓塞的形成，預防腦中風、冠狀動脈疾病及人工心臟瓣膜之患者引起栓塞症。

1. 非類固醇抗炎藥(NSAIDs)

作　用：(1) Aspirin (Acetylsalicylic acid)能不可逆性乙醯化及共價鍵抑制血小板的環氧化酶(cyclooxygenase-1)，阻止血栓素(thromboxane A_2, TXA_2)的形成，因此抑制血小板的凝集機能。

(2) Indomethacin、Ibuprofen 及其他非固醇類抗炎藥是環氧化酶(cyclooxygenase)可逆性抑制劑，能抑制血小板的機能，作用時間較短。

副作用：消化性潰瘍、加重氣喘。

用　途：(1) 防止或治療心臟血管疾病，尤其心肌梗塞及中風。

(2) 預防視網膜靜脈阻塞。

(3) 預防視網膜病變(diabetic retinopathy)。

2. Sulfinpyrazone

商品名：Anturane。

作　用：(1) Sulfinpyrazone 能競爭性及可逆性抑制血小板的環氧化酶(cyclooxygenase-1)。

(2) Sulfinpyrazone 與 Aspirin 不同，本品不會影響正常人的流血時間(bleeding time)及血小板凝集作用。

副作用：消化性潰瘍、血液毒害。

用　途：防止心肌梗塞引起突發性死亡。

3. Dipyridamole

商品名：Persantine。

作　用：Dipyridamole 能干擾血小板的凝集作用，也是血管舒張劑(vasodilator)。

機　轉：(1) Dipyridamole 能抑制磷酸二酯酶(phosphodiesterase)的活性，因而使細胞內的 cyclic AMP 濃度增加。

(2) Dipyridamole 作用在 adenosine A_2 受體及能抑制 adenosine 的攝取。

副作用：頭痛。

用　途：(1) Dipyridamole 與 Warfarin 或 Aspirin 併用，用於人工心臟瓣膜的病人，防止產生血栓。

(2) Aggrenox 含有 Dipyridamole 200 mg 及 Aspirin 25 mg，用於預防中風。

(3) 可用在心臟外科手術來防止血小板凝集。

4. Cilostazol

商品名：Pletal。

作　用：Cilostazol 是一種磷酸二酯酶抑制劑(phosphodiesterase inhibitors)，能使細胞內 cyclic AMP 增加，促進血管擴張及抑制血小板的凝集。

藥動學：Cilostazol 在體內被 CYP3A4 代謝，因此會與其他藥物產生相互作用。

副作用：頭痛、心室心博過速。

用　途：Cilostazol 口服給藥，主要使用於治療間歇性跛行(intermittent claudication)。

5. Ticlopidine

商品名：Ticlod。

作　用：(1) Ticlopidine 是 thienopyridine 衍生物，能抑制血小板的 purinergic $P2Y_{12}$受體。

(2) Ticlopidine 是一種前驅藥，被肝臟酵素代謝形成活性的硫醇代謝物；作用開始較慢，需時數天才有抗血栓作用。

(3) Ticlopidine 能抑制 Gi-coupled 血小板活化的 ADP 路徑，減少血小板的凝集。

副作用：(1) 再生不能性貧血、無顆粒性白血球減少症、嗜中性白血球減少症(neutropenia)。

(2) 會產生栓塞性血小板減少性紫斑症(TTP)。

(3) 肝臟 AST 及 ALT 上升、黃疸。

(4) 嘔吐、消化不良、腹瀉。

用　途：(1) 預防血栓症及不穩定型心絞痛(unstable angina)。

(2) 預防栓塞型中風(stroke)及缺血性心臟病。

(3) 用於進行置放冠狀動脈支架之病人以預防血栓。

6. Clopidogrel

商品名：Plavix。

作　用：(1) Clopidogrel 血小板的 purinergic $P2Y_{12}$ 受體拮抗劑。

(2) Clopidogrel 是一種前驅藥，因此作用開始較慢，被肝臟酵素代謝形成活性代謝物。

(3) Clopidogrel 能抑制血小板上的 ADP–受體，減少血小板的凝集。抗血小板的作用時間 7~10 天。

(4) Clopidogrel 與 Aspirin 併用，具有協同作用。

副作用：(1) 血小板減少症及白血球減少症的副作用較小。

(2) 肝臟 GOT 及 GPT 上升、黃疸、胃腸道異常。

用　途：(1) 預防血栓症及不穩定型心絞痛(unstable angina)。

(2) 減少栓塞型中風及心肌梗塞之發生率。

7. Abciximab

商品名：Reopro。

作　用：(1) Abciximab 是一種 Fab 片段人類單株抗體，能直接抑制血小板表面醣蛋白 IIb / IIIa 受體。

(2) 靜脈給藥，可與 Aspirin 或 Heparin 併用，能阻止血小板凝集。

(3) Abciximab 的半衰期約 30 分鐘，但作用時間長。

(4) 缺乏血小板醣蛋白 IIb / IIIa complex 的病人會引起出血病症，這種病人稱之血小板官能不足症(Glanzmann's thrombasthenia)。

副作用：出血、血小板減少症。

用　途：Abciximab 注射給藥，預防栓塞症、急性冠狀動脈症狀(acute coronary syndromes)。

8. Eptifibatide

商品名：Integrilin。

作　用：(1) Eptifibatide 是合成品，為血小板凝集抑制藥。

(2) Eptifibatide 是一種$\alpha_{IIb}\beta_3$受體抑制劑。

(3) Eptifibatide 能與纖維蛋白原(fibrinogen)結合，再抑制血小板 glycoprotein IIb / IIIa integrin 受體。

(4) Eptifibatide 與 Aspirin 或 Heparin 併用，具有協同作用。

副作用：出血。

用　途：(1) 預防血栓症，減少栓塞型中風及心肌梗塞之發生率。

(2) 靜脈給藥，預防急性冠狀動脈症及不穩定型心絞痛。

9. Tirofiban

商品名：Aggrastat。

作　用：(1) Tirofiban 是合成小分子之非胜肽衍生物，為血小板$\alpha_{IIb}\beta_3$受體抑制劑，但不作用於 Vitronectin 受體。

(2) Tirofiban 的作用機轉與 Eptifibatide 相似。

副作用：出血。

用　途：(1) 注射給藥，預防血栓症、減少栓塞型中風及心肌梗塞之發生率。

(2) 靜脈給藥，治療 non-Q-wave 心肌梗塞、預防栓塞症、急性冠狀動脈症狀、不穩定型心絞痛。

10. Pentoxifylline

商品名：Trental。

作　用：Pentoxifylline 為甲基化黃嘌呤(xanthine)衍生物，又稱為流變修飾藥(rheologic modifier)，能促進紅血球細胞的流變性質。

副作用：噁心、嘔吐。

用　途：(1) 口服給藥，治療阻塞性視網膜血管疾病。

(2) 口服給藥，主要使用於治療間歇性跛行。

(3) 治療週邊血液循環障礙。

複習試題 24

C 01. 下列何藥用於對抗過量 Warfarin 引致之出血？
(A)Menadione (B)Phenindione (C)Phytonadione (D)Protamine

B 02. 下列何藥是 Serine protease 抑制劑，可抑制血漿素(Plasmin)之纖維蛋白溶解作用(Fibrinolysis)？
(A)Aminocaproic acid (B)Aprotinin
(C)Bivalirudin (D)Tranexamic acid

A 03. 下列何藥之主要作用機轉為抑制 Plasminogen 形成 Plasmin？
(A)Aminocaproic acid (B)Phenindione
(C)Protamine (D)Urokinase

C 04. 下列何種凝血因子之生合成不需維生素 K 之參與？
(A)Prothrombin (B)凝血因子 VII
(C)凝血因子 VIII (D)凝血因子 X

D 05. 下列何者的作用機轉與 Vitamin K cycle 有關？
(A)Aminocaproic acid (B)Dipyridamole (C)Heparin (D)Warfarin

A 06. 下列何者可以拮抗 Bishydroxycourmarin 之抗凝血作用？
(A)Vitamin K (B)Thromboplastin (C)EDTA (D)Phenindione

C 07. 下列對於抗凝血劑肝素(Heparin)的敘述，何者錯誤？
(A)存在肥胖細胞(Mast cells)中
(B)不會通會胎盤
(C)口服吸收效果很好
(D)在體內和體外都有抗凝血功能

C 08. 下列血小板抑制劑何者是血小板 ADP 受體的拮抗劑？
(A)Tirofiban (B)Aspirin (C)Clopidogrel (D)Dipyridamole

C 09. 下列何種藥物會抑制 Warfarin 之代謝？
(A)Aspirin (B)Cholestyramine (C)Cimetidine (D)Rifampin

D 10. 下列何者會降低口服抗凝血劑 Warfarin 的作用？
(A)Phenylbutazone (B)Heparin (C)Cimetidine (D)Vitamin K

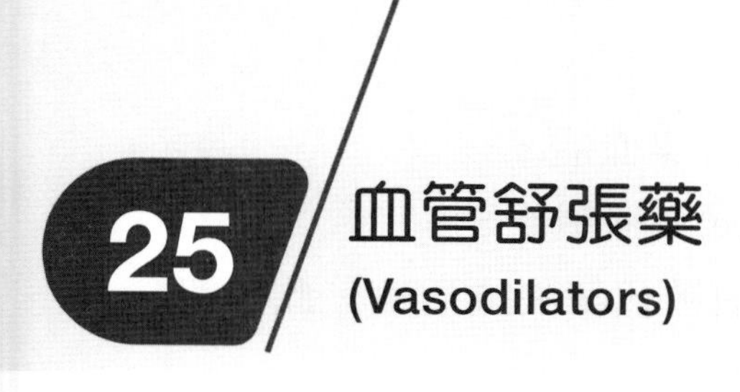

25 血管舒張藥 (Vasodilators)

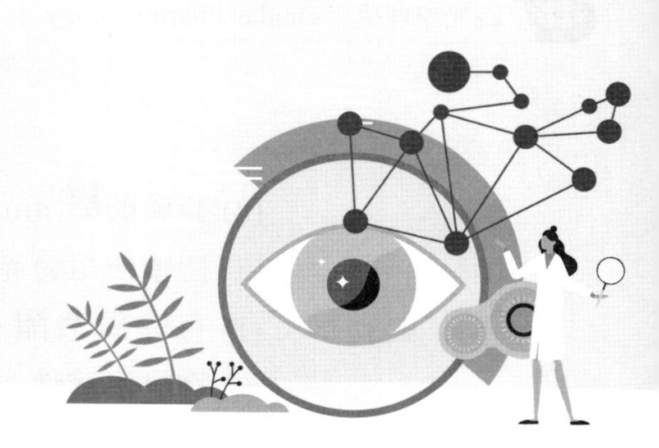

1. Sildenafil

商品名：Viagra。

作　用：(1) Sildenafil 是磷酸二酯酶-5 (phosphodiesterase-5, PDE-5)抑制劑，能使 cGMP 增加，引起血管舒張作用。

(2) Sildenafil 會加強三硝基甘油酯(Nitroglycerin)的血管舒張作用，引起嚴重低血壓。

副作用：視覺異常。

用　途：治療陽萎、肺動脈高壓。

相似藥：(1) Tadalafil。

(2) Vardenafil。

2. Nitroglycerin

商品名：NTG。

作　用：(1) 有機硝酸酯與亞硝酸酯能使痙攣的冠狀動脈血管擴張及增加血液灌流到缺血的心臟。低劑量對靜脈擴張的效應比對動脈擴張顯著。

(2) 能擴張心肌表層的冠狀動脈，及減少心臟氧的需求，而疏解心絞痛。

機　轉：(1) 有機硝酸酯與亞硝酸酯能釋放一氧化氮(NO)，再活化細胞質的鳥苷酸環化酶(guanylate cyclase)。

(2) 有機硝酸酯能活化細胞質的鳥苷酸環化酶，促進平滑肌細胞內 GTP 形成 cyclic GMP (cGMP)，cGMP 使血管平滑肌鬆弛。

副作用：(1) 常見副作用：血管性頭痛、姿態性低血壓、反射性心跳加快。

(2) 亞硝酸酯(nitrites)會發生變性血紅素血症。

(3) 持續使用會產生耐受性(tolerance)及依賴性。

藥動學：(1) 有機硝酸酯在體內於肝臟迅速被代謝失去活性，此代謝物呈水溶性並迅速經由腎臟排出。

(2) 三硝基甘油酯(Nitroglycerin)為高脂溶性藥物，可經由舌下黏膜吸收，可避免藥品在肝臟被首渡代謝(first-pass effect)。

(3) Nitroglycerin 可經由口服、舌下、局部及靜脈注射給藥。

用　途：(1) Nitorglycerin 舌下錠投與治療穩定型心絞痛及血管痙攣型心絞痛(vasospastic angina)。

(2) 治療充血性心臟衰竭(congestive heart failure)。

3. Nifedipine

商品名：Adalat。

作　用：(1) 鈣離子通道阻斷劑能干擾鈣離子流入血管平滑肌內，產生冠狀動脈血管擴張作用。

(2) 鈣離子通道阻斷劑，尤其 Dihydropyridine 類，能使周邊血管擴張，減少周邊血管阻力，而使阻力降低。

(3) Dihydropyridine 類之 L-type 鈣離子通道抑制劑具有顯著周邊血管舒張作用，但不抑制房室傳導。

(4) L-type 鈣離子通道抑制劑對心臟竇房結(SA node)及房室結(AV node)之抑制作用大小為：

Verapamil > Diltiazem > Nifedipine。

副作用：(1) 常見副作用為低血壓、潮紅(flushing)、頭痛。

(2) Verapamil 及 Diltiazem 具有抑制心肌作用及房室傳導阻滯(AV block)，禁忌使用於充血性心衰竭之病人。

(3) Dihydropyridine 衍生物，例如：Nifedipine，會引起反射性心律加快(tachycardia)。

(4) Verapamil 較易引起便祕。

用　途：(1) 治療冠狀動脈痙攣引起的異型心絞痛病人。
(2) 治療高血壓。
(3) Verapamil 常用於治療心律不整。

4. Captopril

商品名：Capoten。

作　用：(1) Captopril 是一種血管增壓素轉化酶(angiotensin converting enzyme)抑制劑，能阻止血管增壓素 angiotensin I 代謝形成活性的 angiotensin II。
(2) Captopril 能減少 bradykinin 的代謝；bradykinin 是強力血管舒張物質，能刺激血管內皮 NO 及 prostacyclin 釋放。

副作用：(1) 咳嗽、血管性水腫。
(2) 蛋白尿、嗜中性白血球減少症、低血壓、味覺異常。
(3) 腎功能不全病人會產生高血鉀症。
(4) 孕婦禁忌使用。

用　途：(1) 治療各類型高血壓及治療糖尿病併發高血壓。
(2) 治療血管性痙攣(vascular spasm)。
(3) 治療慢性充血性心臟衰竭(congestive heart failure)。

5. Enalapril

商品名：Vasotec。

作　用：Enalapril 是一種酯類前驅藥，口服的生體可用率較高，在體內被肝臟酯酶水解形成活性的 Enalaprlat，才能抑制血管增壓素轉化酶(ACE)。活性的 Enalaprilat 作成注射劑，以靜脈注射治療高血壓危急。

副作用：咳嗽、血管性水腫、高血鉀。

用　途：治療各類型高血壓及充血性心臟衰竭。

6. Losartan

商品名：Cozzar。

作　用：(1) Losartan 是最早被上市的非胜肽類血管收縮素 II (angiotensin II)受體拮抗劑，能與血管收縮素 II 競爭，阻斷 angiotensin II (AT_1)受體。

(2) Losartan 口服劑量的 14%在體內形成 5-羧酸代謝物 EXP 3174 對 AT_1 受體拮抗作用比 Losartan 強。

副作用：低血壓、高血鉀、寡尿症、氮血症、急性腎臟衰竭。

用　途：(1) 口服 25~100 mg，治療高血壓。

(2) 使用 ACE 阻斷藥出現乾咳之高血壓病人，最常用的取代藥是 Losartan 等 angiotensin II 受體拮抗劑。

26 金屬螯合劑 (Chelating Agents)

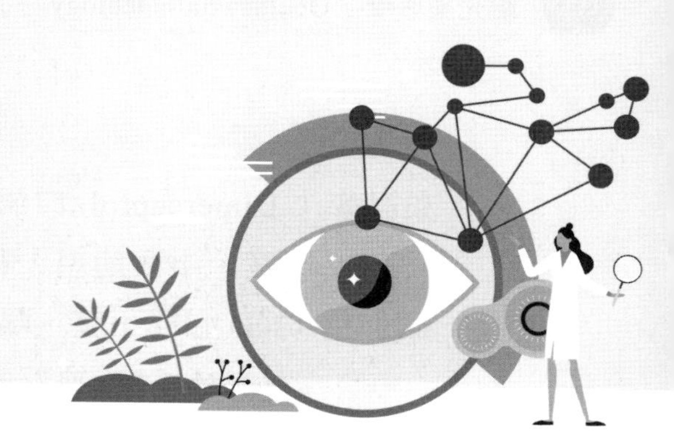

1. Edetate calcium disodium

商品名：EDTA, Versenate。

作　用：(1) 乙二胺四乙酸二鈉鈣(Edetate calcium disodium)能與金屬離子形成螯合物，能螯合鉛，於體內與鉛形成安定水溶性錯合物，迅速經由腎臟排出。

(2) 肌肉注射，吸收良好；靜脈注射，應防止栓塞性靜脈炎(thrombophlebitis)。

藥動學：胃腸道吸收率 5%；以靜脈注射，半衰期約 20~60 分鐘。

副作用：腎臟毒害、低血鈣痙攣(hypocalemic tetany)。

用　途：(1) 注射給藥，鉛中毒之治療劑與診斷劑。

(2) 治療鎘中毒(cadmium poisoning)。

2. Pentetic acid

商品名：DTPA。

作　用：Pentetic acid 又名 Diethylenetriaminepentaacetic acid，與 EDTA 相似，是聚羧酸螯合劑，但對大多數重金屬具有螯合作用。

用　途：鉛中毒及放射性金屬中毒之治療劑。

3. Dimercaprol

商品名：BAL (British antilewisite)。

作　用：(1) Dimercaprol 又名 BAL，與金屬螯合是利用其硫醇基(−SH ,mercapto gr.)，BAL 與砷能形成無毒之 2:1 五員環錯合物，並迅速被排出體外。

(2) Dimercaprol 製成 5%或 10%之注射液，以花生油作為溶某，供肌肉注射。

藥動學：Dimercaprol 口服不吸收，肌肉注射於 30~60 分鐘達尖峰濃度，半衰期短，在 4 小時內完全排泄。

副作用：(1) 心律不整、嘔吐、頭痛。
(2) G-6-PD 缺乏的病人使用 BAL 會引起溶血性貧血。
(3) 肝臟功能不良的病人，禁忌使用，除非病人砷中毒。

用　途：(1) 治療砷、汞、銻、鉍及金之中毒。
(2) Dimercaprol 與 $CaNa_2$ EDTA 併用，治療鉛急性中毒。

4. Succimer

商品名：Chemet。

作　用：(1) Succimer 又名 2,3-dimercaptosuccinic acid，在體內形成半胱胺酸(cysteine)與二硫化物(disulfide)之混合物，能螯合鉛。
(2) Succimer 不能移除鋅、銅或鐵，但能螯合砷、鎘及汞。
(3) Succimer 與 $CaNa_2$ EDTA 併用，能促進鉛的排除。

副作用：(1) 肝臟酵素轉移胺酶(transaminase)上升。
(2) 噁心、嘔吐、腹瀉、食慾減退。

用　途：治療兒童的鉛之中毒。

5. Penicillamine

商品名：Cuprimine, Depen。

作　用：(1) 青黴胺(Penicillamine)又名 D-3-mercaptovaline，臨床上使用 D-isomer 能螯合人體組織中之銅(Cu)、汞(Hg)、鉛(Pb)及鋅。
(2) Penicllamine 能減少風濕樣因子 IgM 的濃度，具有免疫抑制作用。

藥動學：(1) Penicillamine 由胃腸道吸收良好(40~70%)；食物、制酸劑及鐵會減少 Penicillamine 的吸收。
(2) Penicillamine 的排除主要途徑是經由腎臟排出，腎功能不良的病人，不適用此藥。

副作用：(1) 過敏、系統性紅斑性狼瘡。
(2) 血液毒害、再生不良性貧血、顆粒性白血球減少症。
(3) 腎臟毒害、蛋白尿、血尿(hematuria)。

用　途：(1) 口服給藥，威爾森病(Wilson's disease)的最佳治療劑。
(2) 治療銅、鉛、金或汞中毒。
(3) 治療抗風濕樣關節炎(rheumatoid arthritis)。

6. Trientine

商品名：Cuprid。

作　用：Trientine 又名 Triethylenetetramine，是一種排銅劑(cupriuretic agent)，治療威爾森病(Wilson's disease)，作用比 Penicillamine 小，口服有效。

副作用：Trientine 會引起鐵缺乏症。

用　途：空腹口服給藥，治療威爾森病(Wilson's disease)。

7. Deferoxamine

商品名：Desferal。

作　用：(1) Deferoxamine 能將鐵由蛋白質或組織中移除，但不能與血紅素(hemoglobin)中之鐵結合。促進鐵自腎臟排泄。
(2) Deferoxamine 對鐵的親和力大於鈣。

藥動學：Deferoxamine 口服吸收差，以靜脈注射給藥最佳。

副作用：過敏反應、藥疹、腹瀉、神經毒害。

用　途：(1) 靜脈注射給藥，治療鐵中毒。
(2) 肌肉注射給藥，治療慢性鐵中毒。
(3) Deferoxamine 合併血液透析，用於治療腎衰竭病人之鋁中毒。

複習試題 26

B 01. 下列藥物何者主要作用鐵(Iron)中毒的解毒劑？
(A)$CaNa_2$ EDTA (B)Deferoxamine
(C)Succimer (D)Penicillamine

A 02. 下列何種藥物可作為 Acetaminophen 過量中毒的解毒劑？
(A)Acetylcysteine (B)Penicillamine
(C)Alanine (D)Naloxone

B 03. 銅中毒時的首選解毒劑？
(A)EDTA (B)Penicillamine
(C)Deferoxamine (D)Dimercaprol

A 04. 下列哪一種藥物為鐵離子之主要解毒劑？
(A)Deferoxamine (B)Succimer
(C)Unithiol (D)Dimercaprol

A 05. 下列哪一種金屬慢性中毒會引起震顫(Tremor)、情緒不穩（對刺激易興奮或不安）以及牙齦及口腔黏膜發炎？
(A)汞 (B)鉛 (C)銅 (D)砷

B 06. 鉛中毒時，下列哪一種藥物最常與 $CaNa_2$ EDTA 併用以促進鉛的排除？
(A)Deferoxamine (B)Dimercaprol
(C)Penicillamine (D)Succimer

A 07. 氰化物中毒時，下列何種藥物為適當的解毒劑？
(A)Hydroxycobalamin (B)Succimer
(C)Penicillamine (D)Dimercaprol

C 08. 小孩鉛中毒時，下列哪一種解毒劑可口服且較安全？
(A)Dimercaprol (B)$CaNa_2$EDTA
(C)Succimer (D)Penicillamine

B 09. 下列藥物中，何者可以肌肉注射方式投予，用作砷中毒之解毒作用的初期治療？
(A)Na_2EDTA (B)Dimercaprol
(C)Penicillamine (D)Succimer

D 10. 除了做為鐵之螯合劑外，Deferoxamine 尚可做為下列何種金屬之螯合劑？

(A)鉛 (B)砷 (C)汞 (D)鋁

A 11. Succimer 是一種：

(A)鉛或砷中毒之解毒劑 (B)抗生素

(C)止瀉劑 (D)驅蟲藥

MEMO

27 維生素及鋅缺乏症

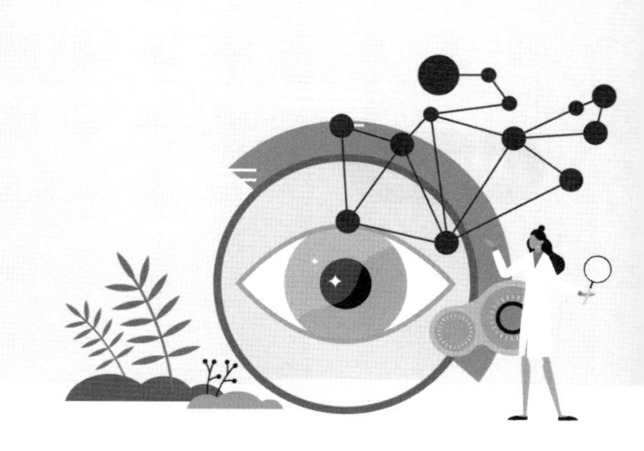

▼ 維生素及鋅缺乏症對眼睛的影響

缺乏症	影響眼前段 (Anterior segment)	影響眼後段 (Posterior segment)
Vitamin A (Retinol)	結膜乾燥比托斑點 (Bitot's spots)、結膜乾燥症、角膜軟化症(keratomalacia)	夜盲症(nyctalopia)、視網膜色素減退症
Vitamin B_1 (Thiamine)		視神經萎縮
Vitamin B_6 (Pyridoxine)	結膜新生血管	視網膜回旋形萎縮 (gyrate atrophy)
Vitamin B_{12} (Cyanocobalamin)		視神經萎縮
Vitamin E (Tocopherol)		黃斑部病變 (macular degeneration)
Folic acid		視網膜靜脈阻塞
Vitamin K_1 (Phytonadione)	結膜出血、前房出血(hyphema)	視網膜出血
鋅(Zinc)		黃斑部病變、視網膜色素上皮病變

MEMO

引起眼睛不良反應的藥物
(Adverse Drug Reactions)

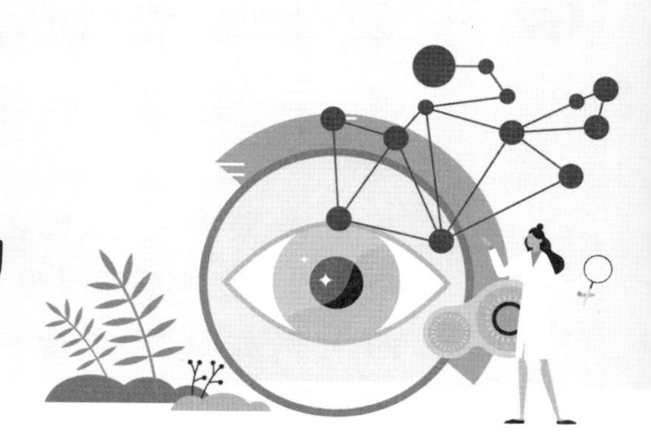

一、藥物不良反應

1. 藥物不良反應(adverse drug reactions)：簡稱 ADRs，指藥物於正確之用法與正常劑量下產生任何不適的、有害性或非預期、非期望之藥物反應，此項反應與藥品間應具有合理之相關性者。

2. 藥品於上市前所做人體臨床試驗(clinical trial)得知不良反應資料並無法完全確保上市後用於每個人身上之安全性，且人種之差異性也可能產生特異之反應，故「藥物不良反應通報系統」能匯集國內醫療專業人員與民眾所通報之藥物不良反應資料，經呈報專家評估、統計及轉送衛生福利部做必要性之處置。以期能快速發現藥物不良反應，提升全民用藥安全。

3. 藥品上市後，當懷疑因藥品引起的嚴重不良反應發生時，醫療機構、藥局、藥商應在嚴重藥物不良反應通報辦法規定期限內進行通報，民眾亦可主動通報相關不良反應。

4. 藥物不良反應分為 type A 及 type B；type A 與藥品劑量具有相關性(dose dependent)，type B 與劑量無關(dose independent)，但致命性高。

二、Type A 藥物不良反應

1. Type A 藥物不良反應之發生與否，常與藥物已知之藥理作用相關、及與給藥的劑量(dose-dependent drug reaction)及給藥的途徑，有關聯性。其發生往往是可以避免。Type A 藥物不良反應，大多是輕微的反應，極少有致命的危險性。

2. Type A 藥物不良反應之發生通常是由於藥物動力學或藥物效力學異常產生的過度性藥理反應。這些藥理反應可能是為了達到治療目的引起的，例如胰島素會引起低血糖反應，三環抗憂鬱藥(trcyclic antidepressants)的抗膽素作用會引起視力模糊、口乾(dry mouth)與尿液滯留（積尿）。
3. 劑量關係之藥物不良反應產生了治療指數(therapeutic index, TI)或毒性／治療比率，係指治療劑量與中毒劑量的範圍，該比率愈大愈好。
4. 治療指數(therapeutic index)或毒性／治療比率較低，或安全範圍較低的藥物（例如，稍微超過治療劑量會引起中毒）又被稱「高危險型藥物(high-risk drugs)」。

三、Type B 藥物不良反應

1. Type B 藥物不良反應之發生與否，與給藥的劑量及給藥的途徑，沒有關聯。
2. 特異性體質反應(idiosyncratic reaction)、免疫反應(immunologic reaction)、及過敏反應(allergic reaction)屬於 Type B 藥物不良反應。例如，使用 Allopurinol 及 Carbamazepine 後發生史蒂芬斯－強森綜合症(Stevens-Johnson syndrome)。例如 Hydralazine 及 Procainamide 會引起系統性紅斑性狼瘡(SLE)。
3. 有關藥物不良反應之免疫學(immmunological basis)及藥理基因多型(pharmacogenetic polymorphism)屬於 Type B 藥物不良反應。
4. 藥物過敏反應(hypersensitivity reaction)涉及抗體媒介(antibody-mediated)及細胞媒介(cell-mediated)，Type I~III 過敏反應屬於抗體媒介，Type IV 過敏反應屬於細胞媒介。

5. 第一型過敏反應(Anaphylaxis, Immediate Hypersensitivity)
   (1) 藥物或代謝物與免疫球蛋白 IgE 作用在特異性細胞，使過敏介質(histamine, leukotrienes)釋放，引起氣喘、蕁麻疹或血管性水腫等。
   (2) 會引起過敏性休克(anaphylaxis reaction)的藥物：Penicillins, Streptomycin, Procaine, Polypeptide hormones, Dextran。

6. 第二型過敏反應(Cytotoxic reactions)
   (1) 循環免疫球蛋白 IgG、IgM 或 IgA 與藥物反應作用在細胞上，產生抗原–抗體錯合過敏反應。
   (2) 會引起血小板減少症的藥物：Quinidine, Quinine, Digitoxin。
   (3)會引起溶血性貧血(hemolytic anemia)的藥物：Penicillins, Rifampicin, Cephalosporins, Methyldopa。

7. 第三型過敏反應(Immnune-complex Reactions)
   (1) 抗體 IgG 與循環的抗原反應，使血管內皮破壞，例如 Penicillins, Sulfonamides 放射線阻介質(radiocontrast agents), Phenytoin。
   (2) 第三型之典型反應是血清疾病(serum sickness)，會引起關節炎、藥疹及發燒。
   (3) 青黴素(Penicillins)會引起腎絲球腎炎(glomerulonephritis)。

8. 第四型過敏反應(Delayed Hypersensitivity Reactions, DTH)
   (1) 第四型過敏反應涉及細胞媒介，約 2~3 天產生過敏反應，例如 T 淋巴球被 hapten-抗原錯合體敏感化，因而引起炎症反應。
   (2) 局部麻醉劑、抗組織胺藥、外用抗生素及抗黴菌藥會引起接觸性皮膚炎屬於第四型過敏反應。

四、引起眼睛不良反應的藥物

1. 青光眼(Glaucoma)

   (1) 抗癲癇藥 Topiramate (Topamax®)，會引起脈絡膜積液(choroidal effusion)，因此引起閉角型青光眼(angle-closure glaucoma)。

(2) 系統性或眼用腎上腺皮質類固醇(Corticosteroids)，會引起眼內壓上升及青光眼。

(3) 抗膽鹼性藥物(anticholinergic drugs)及三環抗憂鬱藥(tricyclic antidepressants)會使眼內壓增加，因而加重青光眼。

(4) 抗帕金森藥物 Benztropine 及 Trihexyphenidy 具有抗膽鹼性作用，會使眼內壓增加，因而加重青光眼。

(5) 會引起或會加重青光眼 open-angle glaucoma 的藥物：

腎上腺皮質類固醇、Fenoldopam、眼用抗膽鹼性藥、血管舒張劑、Succinylcholine 及 Cimetidine。

(6) 會引起或會加重青光眼 closed-angle glaucoma 的藥物：

抗膽素性藥、擬交感興奮藥、三環抗憂鬱藥、Phenothiazine 抗精神病藥、Ipratropium、Benzodiazepines 鎮靜安眠藥、茶鹼(Theophylline)、Fluoxetine、Venlafaxine、H_1–抗組織胺藥，Topiramate、四環黴素(Tetracycline)，及單胺氧化酶抑制劑。

2. 視網膜(Retina)

(1) 抗風濕性關節炎藥及抗瘧疾藥 Hydroxychloroquine (Plaquenil®)及 Chloroquine，會引起視網膜病變(central retinopathy)。

(2) 雌性激素受體拮抗劑 Tamoxifen (Nolvadex®)，會引起結晶性黃斑病變(crystalline maculopathy)。

(3) 抗癲癇藥 Vigabatrin (Sabril®)，會引起雙側同心視野收縮症狀(bilateral concentric visual field constriction)。

3. 視神經(Optic Nerve)

(1) 磷酸二酯酶抑制劑(phosphodiesterase-5 inhibitors)：例如 Sildenafil (Viagra®)、Tadalafil (Cialis®)及 Vardenafil (Levitra®)，會引起非動脈型缺血性視神經病變(nonarteritic ischemic optic neuropathy, NAION)。

(2) 抗結核藥 Ethambutol (Epbutol®)，會引起球後視神經炎(retrobulbar neuritis)及顏色辨別障礙，最好每月監測病人的視覺。

(3) 長期使用 Chloramphenicol 及 Rifampin (Rifadin®)，會引視神經病變。

4. 眼前段(Anterior Segment Eye)

(1) 長期使用腎上腺皮質類固醇(Corticosteroids)，會引起白內障(cataract)及視力減退。

(2) Rifabutin 併用 Clarithromycin 或 Fluconazole 治療鳥型耐酸性分枝桿菌(mycobacterium avium complex, MAC)感染，會引起虹膜睫狀體炎(iridocyclitis)及眼前房積膿(hypopyon)。

5. 角膜及眼瞼(Cornea Coryanghiva and Eyelids)

(1) 抗心律不整藥 Amiodarone 會引起藥物沉著於角膜。

(2) Phenothiazine 抗精神病藥物 Chlorpromazine 及 Thioridazine 會引起棕色藥物沉著於角膜、結合膜及眼瞼。

抗精神病（思覺失調症）藥物，例如 Chlorpromazine、Prochlorperazine 及 Fluphenazine 會引起可逆性複視(diplopia)、近視(myopia)及轉眼障礙(oculogyric crisis)。

(3) 四環黴素(Tetracycline)會引起黃色藥物沉著於結合膜及引起光敏感的副作用。服用 Minocycline (Minocin®)會引起藥物沉著於眼瞼內側區(interpalpebral zone)。

(4) 抗風濕性關節炎藥金鹽(Gold salt)會引起藥物沉著於角膜及結合膜，又稱為金質沉著病(chrysiasis)。

(6) Indomethacin、Atovaquone、Choroquine、Hydroxychloroquine 及 Rifampin 會引起藥物沉著於角膜。

6. 眼表(Ocular Surface)

維生素甲酸衍生物 Isotretinoin (Accutane®)會引起眼表黏膜乾燥化及引起乾眼症(dry eye)與瞼板腺功能障礙(meibomian gland dysfunction, MGD)。

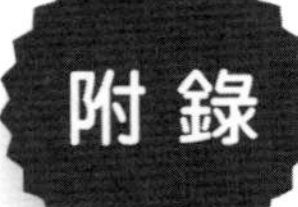

附錄 嚴重藥物不良反應通報辦法

中華民國 93 年 8 月 30 日行政院衛生福利部訂定發布

第 1 條　本辦法依藥事法（以下簡稱本法）第四十五條之一規定訂定之。

第 2 條　本辦法所稱之藥物係指本法第四條所稱之藥物。

第 3 條　因藥物所引起之嚴重藥物不良反應發生時，醫療機構、藥局、藥商應依本辦法填具通報書，連同相關資料，向中央衛生主管機關或其委託機構通報。

第 4 條　本辦法所稱之嚴重藥物不良反應，係指因使用藥物致生下列各款情形之一者：(1)死亡；(2)危及生命；(3)造成永久性殘疾；(4)胎嬰兒先天性畸形；(5)導致病人住院或延長病人住院時間；(6)其他可能導致永久性傷害需做處置者。

第 5 條　醫療機構及藥局應於得知前條第一款及第二款之嚴重藥物不良反應之日起七日內，依第三條規定辦理通報，並副知持有藥物許可證之藥商。

前項通報資料如未檢齊，應於十五日內補齊。

第一項通報資料如需持有藥物許可證之藥商提供產品相關資料，藥商不得拒絕。

第 6 條　持有藥物許可證之藥商於得知嚴重藥物不良反應之日起十五日內，依第三條規定辦理通報。

第 7 條　醫療機構、藥局及藥商依本辦法辦理通報，得以郵寄、傳真或網路等方式為之。

前項通報方式，於緊急時，得先行以口頭方式通報，並應於期限內完成書面通報。

第 8 條　中央衛生主管機關或其委託機構，於必要時，得向醫療機構、藥局及藥商請求提供嚴重藥物不良反應病人之就醫記錄、給藥記錄或產品資料，醫療機構、藥局及藥商不得拒絕。

第 9 條　本辦法自發布日施行。

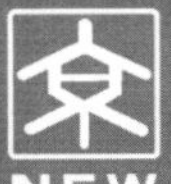

NEW
WCDP

新文京開發出版股份有限公司

新世紀・新視野・新文京 — 精選教科書・考試用書・專業參考書